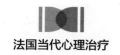

法国当代心理治疗

# 如何帮助酒精成瘾者
## 酒精相关障碍者陪护指南 第二版

Guide de l'accompagnement des
personnes en difficulté avec l'alcool, 2ᵉ édition

[法] 亨利·戈梅兹 / 著
Henri GOMEZ

何素珍 / 译
HE Suzhen

U0394994

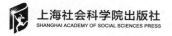

上海社会科学院出版社
SHANGHAI ACADEMY OF SOCIAL SCIENCES PRESS

献给所有的治疗师、嗜酒者及其近亲属,以及过去和将来相关的决策者。

怀念罗贝尔、弗朗索瓦丝和托马斯。

"等待和依赖别人或国家容易却危险。让我们摆脱这种令人压抑的愚钝。免得我们的无为成为一种有悖人性的犯罪。我们每个人在等着他人开始做什么的时候,其实什么也没发生改变。"

亨利·格鲁埃,即皮埃尔神父

# 目 录

Ⅰ

# 第二版前言

## 致 读 者

在我们无规律可循的生命河流中,我们很难利用好时间,所以我们都应该务实些。那么,你们是否认为还需要写我们当下的生活？文字可用来发人深思、慰藉心灵,但是在如今这个各种电子信息、社交网络横行的时代,文字创作是否得不偿失？大部分有益的作品因缺少媒体对大众的销售宣传,能产生的影响有限且短暂,加之内容没紧跟时代脚步,就更没影响力了。越往后发展,口耳相传的方法和电子信息交流将削弱纸质作品原有的重要性。然后,一旦作者被定位、被认可,他的影响力又何在呢？作者自己也参与构建了这个虚幻的新生事物,它是大众消遣方式的延伸。如果作者成为政治革新者,他会帮助开明的决策者调整公众应有的智慧。可矛盾的是,他又会向那些忍受现有社会秩序的人们宣扬批判精神。这种双重性的典型例子就是马基雅维利的《君主论》。普世性原则要求我们用丰富的视角,以一个受伤小孩的眼光来看待这个世界,就像《小王子》一样。

在书籍阅读方面,皮埃尔·巴雅尔[①]的贡献具有革新意义。这位心理分析师让我们意识到我们出版的书籍,哪怕是冰山一角,也是丰富的。有时,刚完成的书稿因为被出版商拒绝就"夭折"了。或者放在几个书架上短暂展示后,就沦为废纸被碾碎。其实,书的封面可以吸引读者的眼球。一个引人注意的书名会吸引读者一探究竟。但之后,读者常常会中途放弃,这其实都不需要理由。我们现在手头上就有两本书可供读者参考,我们之后将会提到书名、作者和摘要。因此,最平庸的作者也可以利用这两个完整部分。引言和结束语是专门给那些没有时间看书,但受过教育,还有平常不习惯看书的人看的。这些勇敢的人应该被宠爱,一旦他们有兴趣开始看,不管是按顺序看,前后对照着看,节选部分来看,还是边看边画线注解,或是借用书签和笔记的方式来看,他们都可能鼓起勇气啃完整本书。这种因人而异的阅读方式最终会创作出一本新书,一本属于他们自己的书,一本任何人都不能解读只有等到他们自己编辑和出版后才能看懂的书。

读者,尽管你可能时间有限,但是如果你愿意屈尊读后面的引言,你将带我走出孤独的世界。其他部分看不看就由你自己决定吧。

## 致无暇看书的读者

嗜酒者,与我们无关。

---

① Bayard, Pierre, Comment parler des livres qu'on n'a pas lu, les éditions de Minuit, 2007.

我们跟酗酒的人没有关系,他们违背传统,用不适当的方式喝酒吃饭,举止不佳,影响不好。我们和他们,互不影响。

然而,酒精的非正常使用越常见,在不良嗜好成瘾方面,酗酒问题就越不成问题,正常饮酒与酗酒的界限也就越模糊。

如果说嗜酒者是我们的一面镜子呢?那一面更好地反映我们人类逃避什么,却不曾找寻的镜子。这面镜子折射了一个窘迫迷茫的社会,这就是我们的社会。

如何来定义"嗜酒者"这个词呢?定义必须简单,又不会引起争议:嗜酒者,其饮酒方式无疑是有害的。对他们自己,亦对他人。因此,治疗活动涉及的范围也就明确了。

如果饮酒是为了寻求刺激胜过出于个人兴趣爱好,而喝醉成为精神或身体不适的人每周、每天或者间断性调节方式,那么我们面临的是一个滥用问题。这种偏差会对生活的方方面面产生不良影响:比如工作、夫妻关系、小孩和自尊心等。如果饮酒者继续这样,就会走入死胡同。消费行为的失控在一段时间内表现为控制需求,之后就成为一个转折点。这个过程的最终结果就是产生依赖。依赖是该过程的发展顶点,代表了被与认知障碍相关的力比多俘虏。一旦被酒精控制,就无安全感可言。所谓的认知失调就首当其冲了。认知失调不会因戒酒而消失,它往往之前就一直存在。它们只是变得严重了。酒精依赖患者对自身,对自己的身体,对自己的时间和对自己的选择等都感觉陌生,甚至冷漠对待。他用否定、最小化"错误念头"和谎言的方式来反对显而易见的事。哪怕一丁点的困难和任何的机会都会成为饮酒的借口。他会不安、无聊和遗忘,丧失欲望,感觉空虚。

现代的酒精消费模式,也就是英式的醉酒行为,已经让我们提前步入一个时期,就是喝酒与精神管理和社交生活有不可调和的矛盾的时代。成瘾就是内部调和的结果,酒精成为所有事物的连接点。酒瘾成因包括酒精本身的诱惑、药理病因、产生镇静、欣快感和带来麻醉效果,还有酒精引起的感官效应以及无意识状态下酒精带来的感受。酒瘾是与情感安全有关的病理学的症状和因素,是身心治疗个性化不足的表现。这种不足表现为饮酒产生幻觉,对放弃、分离、颓废感到焦虑。这还需要考虑到大量的历时性因素:比如基因、精神病理、家庭、文化、社会以及事件因素。而神经生物学上说的脆弱在很多病例中都起决定性作用。同时,它还受周围环境背景的影响。

对其他精神药物包括对药品的成瘾,还有从前和现代的强迫行为,它们都与病理性饮酒现象同时存在,先于它出现或者偶尔在它之后出现。香烟、大麻、啤酒会导致烈性酒的饮用。而葡萄酒是经过精美包装的,费用高,不易消费。在如今的这个时代,成瘾的患者几乎都是对多种药物依赖,如果同时服用精神活性药物的话,这种多重依赖相互间会产生联动和叠加效应。这就要看是单独酒精成瘾问题①,还是心理机能部分成瘾的问题。在大量的病例中,除了丁丙诺啡、美沙酮这类镇静药品常作为替代性药物——它们最大的优势就是可自由获得,合法且相对便宜——酒精其实也起补充和替代品的作用。物质成瘾带来不良的风气,而法律禁止这些行为,所以警察到处都是。

没有人敢质疑成长环境因素对一个小孩成长的影响。根据对小孩施加的暴力模式,家庭环境可以分为三种类型:创伤型、温和

---

① Monjauze, Michèle, La part alcoolique du soi, Interéditions, 2011.

型和严厉型,它们可以使孩子形成条件反射,产生模仿效应。一旦放纵到对孩子缺少关注,不能为孩子树立规矩的地步,那么放纵也会是一种暴力。酒精成瘾常常是家庭功能的障碍症状和产生因素,它造成了世代和性别认知的混淆,还有违法行为。这种循环效应体现在配偶身上。比如,嫁给一个嗜酒者后,试问多少女孩也会成为嗜酒者?治疗师需要了解患者的经历,如果患者对自己家庭情况和情感背景有自己的想法,患者要对这些进行自我阐述。患者如果注意到家人会影响自己病情发展,那就可以从家人的角度,重新审视他自己以前的情况以及他的变化过程。与周围可能帮助到的或者有问题的人见面对治疗而言是一个重要的阶段。

对于这种无法言明的痛苦,尤其当饮酒者要摆脱酒精依赖的时候所承受的痛苦,当然还有其他病理学的解释。痛苦可以用身体语言来表达,也可以发展成心理功能紊乱和身心疾病。第一种可能性:器官受损,但是在解剖学上什么也看不出来。第二种可能性:病变突显,皮肤改变,黏膜出血,一场严重的疾病就威胁到了患者的生命。身体上出现像圣塞巴斯蒂安那样的疮、瘢痕和穿洞症状①。

情感障碍,如极度焦虑、压抑、双相情感障碍,都容易滋长成瘾行为。它们起不到保护作用,充其量能帮助理解精神病理学,理解内在的生理结构:边缘组织,不稳定又管理复杂的自恋症、精神病,还有常常会首先提到的神经官能综合征。结合成瘾发病率分析精神病理学障碍比反过来分析更合理。成瘾群体越来越少被固定只

---

① 编者注:圣塞巴斯蒂安为天主教圣徒,古罗马禁卫军队长,在教难时期被罗马帝国皇帝戴克里先下令乱箭射死,奇迹生还。

属于某一个人群。他们的精神资源越来越被分散。因此须警惕:酗酒问题是一个复杂的病理学问题,整体预后会越来越严重。

线性因果关系属于简单决定论的范畴。同一个原因可以产生截然相反的效果。它可以导致一种在罗夏墨迹测验中可定位的心理缺陷(蒙若兹术语),还会导致一种几十年后,在患者退休或其小孩离开身边的时候,因失去生活重心,偶尔会表现出来的根本性缺陷(巴林特术语)。它还会对精神产生影响,使人从青少年起就处于不利地位。世俗生活本身的细节可以对最差的,也可以对最好的事物产生结构效应。当然,习惯危险也可以较好地增强抗击能力来战胜厄运。

理解首先可以用来帮助诠释如何减轻羞耻感和犯罪感。有距离的同理心促使嗜酒者在治疗中,坚持不懈,尽管他仍会复饮。不可预见的因素,不仅指临床直觉,还有偶然的细节或者情境变化,所有这些都对与酒精保持多远的距离产生作用,也可能会挫败原先的决心和预期。等待一切都成熟时,嗜酒者就会拒绝承认蒙若兹的悖论:"既然我不能戒酒,我就滴酒不沾。"与所有期待相反,先接受,然后承担责任再到主动采取措施,他们经历了学习、进步和改变这几个阶段。分裂给人一种双重人格的印象,这种印象会因为饮酒行为而更加明显。这种形象的存在同时也说明当事人自己身上有一部分是与对事实的合理评价相容的。之后他身上就会出现双重性,这需要他做出折中的选择。而治疗师必须要鼓励这适应相容的部分,减弱能让这部分发挥作用的因素的作用,从而激励患者承受自己的恐惧,而不是采用嗜瘾和空想来填补。他必须激励患者拿出勇气,并结合批判精神和创造力。在最困难的时刻,治疗师必须表现出自己有空余时间来接待患者,就像酒瓶对酒而言,除了要和他对话,还要让他自己不要沉沦。

尤其在关系建立的第一阶段嗜酒者很难应对:太靠近,让他们觉得困扰,而距离太远了,就会感觉治疗师缺位,既要做得不知不觉又要体现他们的存在。他们的状态与治疗师的状态不同。因此,与其说与他对话还不说谈论他,这样更有意义。简单的会谈有自己的特点,因为通常在刚开始的几次见面时,患者并没有什么要求,而后才成为操控思想的人。只有倾听他说话,才能找到话语提示的依据,不然,治疗师需要应对患者说错的话和遣词造句上的困难。面对一个不爱说话或者不善于表达合适想法的患者时,话语提示不能是只有单一意思的话,或者是治疗师的陈词滥调,微妙的辩证可以让患者多说些话,延长这个谈话,这就为建立有利的关系打下基础。有治愈作用的话并不是有逻辑、合理的话,因为嗜酒者的耳朵听到这些老生常谈的话会不适,而更应该是一些有些矛盾,包含自由的联想和寓意的话。为了帮助患者摆脱痛苦饮酒经历的不幸,只要给他引用其他嗜酒者讲述的自己主动采取措施的事迹就行了。比如在社交中不用高脚玻璃杯喝上一杯香槟酒或者一杯葡萄酒是不文明的行为,抽烟亦是如此。

解释在治疗关系中有自己的作用,这对其他任何疾病都一样。但是解释不是往脑袋里填充那些无用的认识,而是要让患者有概念,用来帮助理解不饮酒的必要性。不需要让他成为解剖病理学家,只要用一个简单的图表让他能理解就可以了。让人产生反复冲动性快感的饮酒需求来自间脑和大脑伏隔核区域,而饮酒的意愿却不是在这里产生。因为连续饮酒让酒精依赖者产生饮酒的条件反射,这会让能力出现倒退:脑前叶是控制人智力和思考的区域,它受制于原始大脑的指令,老鼠和我们在这方面都是一样的。

这样，问题就简单了，我们是否要同意把我们身上这种能力类比成老鼠身上的能力，或者是否要承担自知之明和正确认识的风险？

在团体内使用话语提示："我承认刚刚说的话……"临床酒精病学颠覆了诺克医生的看法：嗜酒者的身体状况也可以保持良好，而不应该忽视这一点。这对不饮酒者不利，因为他们为了追求更好的幻觉，希望嗜酒者状态不好。

亲属和国家面对他们采取的态度是规范化诱导。这把嗜酒者看成一个行为偏差者，需要克制他们的过分行为。从视觉领域上看，视野就局限到酒瓶身上了，而人的手就拿着这个瓶子。嗜酒者是司法系统的目标之一，是精神病治疗机构的客户群之一。酒精病学作为社会医学的一个领域，它是根据嗜毒者的治疗模式建立的：给他们开一些药，并且必须对他们实行跟踪治疗。但是酗酒问题因为临床实践的不足，治疗服务不相符，以及相关的实践研究领域的缺位而变得严重了。

只使用一种解读框架会引起评价错误，减少治疗使用的技巧。即使没有法规协议，除了专业人士外，还是可以发挥这些技巧的治愈功效。意想不到的是治疗的组成成分。我们不能忽视，作为有治愈作用的成分中的不理智和主观力量，提供建议这种技巧虽然不受精神分析鼻祖弗洛伊德的青睐，但是它还是一种有力的手段。

把治疗阶段限定为没有后续指导陪护的住院，不注意建立治疗关系联盟的情况，这适合集体心理治疗的逻辑。住院总是要成为就近治疗计划的一部分。即使急诊时间是一个可以谈论酒精问题的场合，但是急诊不在治疗阶段内。然而，即使患者有自恋和依恋人格障碍，有找治疗专家的消费需求，但是这也没有指明在短期住院疗程后的治疗中，治疗师是否要一直围着嗜酒者不放手。这就是说,嗜酒者可以从与几个临床医生的联系中获得益处。任何一个酒精病学专家不会对此耿耿于怀。酗酒问题的治疗不适合在两者关系模式中进行。每个孩子都需要父母亲,这两者能给他两种定位,一个给予情感,一个设定限制。用莫里斯·柯尔克的说法就是双焦点跟踪,它对青少年酗酒案例来说是必需的。交流团体的融洽环境氛围在这种平等的关系和临床医生"我"的双重性质中得以体现,这种交流团体即可以满足这些需求。

可能嗜酒者长时间来都是独自一人尝试戒酒,但是这不意味着治疗师可以采取听之任之的态度,把他那儿当成收容所,看成一个被动,让人感觉被轻视,产生情感幻想的地方。在嗜酒者采取治疗步骤的初始阶段,他丝毫想不到那些对他可能是有用的。他有防御和偏见,有时这些防御和偏见因为让人失望的治疗经验而被强化了。如果他曾经对毒品有过需求,那他肯定是不会好好遵守规则的人。只有在违背这些限制的时候,他们才知道底线在哪里。而参加活动收取费用最终会让患者对治疗机构不感兴趣。从这个角度看,这方面的治疗都比不得一次肝硬化或者正骨治疗。心理治疗需要时间和技巧知识。

这种治疗需要一种理论和稳定的框架结构,以应对各种不同的患者。有一件事是确定的,就是嗜酒者不拥有回应他们躯体需求的临床医生。从整体上来看,尽管治疗资源在城郊外越来越贫乏,但是躯体疾病还是能找到治疗师。而心理疾病的治疗资源就少很多了。我们需要擅长成瘾问题的临床酒精病学专家、临床心理学家,能充当治疗师角色的配偶和孩子,还有可以发展出创造性手段的治疗师。虽然职业专家在社保医保支付和有可操作资金的目标合同的帮助下,可以对所有人实施治疗,但是他们还是相对稀缺。"浪费型社会"提供的数据与事实相反，随机进行的花费高昂的研究却没能得到说明问题的答案，这也违背了当初正确的认识、经验、创新意识和最明显的需求。这种科学研究，如果我们可以称之为科学研究的话，不利于专业领域的临床医生职业发展，因为后者研究领域很宽泛。现在我们会根据患者的特点，提出一个合适的治疗程序，但是实际上是患者自己根据仅有的几个治疗团体给他们提供的套餐服务进行选择。

在危机的借口下，未被正式提出的社交进化论这种说法在很多领域都有所体现，并且在不受抨击的情况下得到强化。这个概念不局限于嗜酒者，尽管酒精最终可能出现在未售出的货物之列。在很多方面，嗜酒者就是一个"模范公民"：同性恋嗜瘾者既是生产者又是消费者，他们让各种形式的治疗机构都能维持下去，在烟草的复合作用下，他们比其他人要早死亡十年。

尽管葡萄酒或者其他酒在文化上有高雅的寓意，也代表了享乐主义，但对酒的错误使用并不能说明应该把它们妖魔化。支持或反对酒的辩论都有超现实的一面。我们可以想想每年的酒产量，要知道，每年 50％的酒精饮品被 10％的人口消耗。这些饮品的商业售卖形式很明显是为了让青少年产生习惯饮用烈性酒的行为。预防不能仅仅局限于让他们加强警惕、常规性的短暂干预，这最终不能有效地把酒精滥用控制在私人范围内。短暂干预指的是在大企业里采取的措施，是为了便于他们的身份定位和减少法医风险。采取这些干预措施的前提是要对就近的协会参与者进行帮助关系方面的培训和组织。只要有了一个有治愈作用的网络，这个定位就有了意义。然而实际上，这种网络还不能满足需求。如果我们没办法来修正错误，那确定错误有什么用呢？同样，预防也没有被纳入渐进式教学法中。在职业教育初期结束的时候，起教育作用的对话也没包含如何提供信息这个步骤。这就是说，是在忽视了酗酒问题会出现反弹情况下来大谈酒精。

酒精中毒让我们看到需要做出改变的抉择。马克思曾经用一句话总结了人类的状况："人类创造了历史，却不了解他们创造的历史。"我们可以表现出反抗、被动或者创造性，还可以让极端自由主义组织中的自行毁灭逻辑发挥外来价值，这种极端自由主义既不人道又是历史中揭露的极权制因素。每个社会团体都应该尽力培养一种创造性的抵抗精神①，因为只有当其他的经过试验的措施被解释和传授后，批评才可以被接受。

与时间和行动建立一种更好的关联，训练辨别力，重新创立一种道德规范，重新找到一种身心平衡、更合理的情感和符合能力的创造力，这些对一个重大改变都是关键点。互助不是一个基础词，而是团体工作中治疗师体验到的一种实际情况。治疗师必须要控制他们的反态度和反移情，理解它们，抛弃无所不能的幻想，重归谦卑的心态。那时候，患者就能成为自己治疗的共同负责人。就好比读者都能把他喜欢的作者的作品当作自己的作品来理解。

有一个关键词可以引导我们的实践，就是效能：怎样用最合理的代价得到更好的治疗？质量和价格必须要平衡，不能注重一方面而忽视另一方面。我们提供的治疗服务有一些独特性，其中一些应该成为规范。我们使用的方法论分三阶段，这在我们之前出版的书籍中有详细的阐述：第一次碰面或者预访谈，短期住院疗程

---

① Nouvelle revue de psychosociologie, *La résistance créative*, Eres, 2009.

和指导陪护。指导陪护的基础是把个人治疗阶段和团体治疗阶段连接起来,通过酒精病学专家和其他治疗师阐述自己负责的团体工作来完成。每周参加三次团体工作可以确保治疗功能。

从认知行为疗法中发展出了动机式访谈。因为一些临床原因,我们更愿意使用"初见会面"这个词,其他的研究者也使用了这个词,或者使用"预访谈"这个词。预访谈指的是第一次咨询,这意味初始阶段,不可回避的一个阶段的开始,在这个阶段也有可能建立一种联盟。第二阶段是启发式阶段,如果允许使用这个词来表示。它指的是为期一星期的短暂住院,从一个星期六开始到下个星期六结束,一次最多4个患者。注意,社会保障部允许一个精神病专家在一个治疗机构里负责30个患者。这是一个不可思议或者说繁重的工作,除非有一个优秀的团队来保障,这个团队由护士、临床酒精病学专家、作业疗法医务助理人员、精神运动训练师和其他自我修养专家组成。因此,财政比要达到7.5,这对我们不利。考虑到辅导和住院者间的和谐因素,住院次数降到了每周三次。从现在来看,还是需要为期一个星期的戒断治疗,并且一点也不用担心这会引起后续问题。住院只能起到保证身体脱毒的作用。为什么患者会选择接受更多的治疗? 在这一段治疗时间里,他是否发现了什么激励因素? 我们可能更有信心了,过去的这一个星期可以称为照料阶段,因为当事人在最初更多的是被动的或者至少是持观望态度,而现在他要求了解后续的治疗。临床研究与互助协会(AREA)是一个志愿者协会,他们的成员可以做我们团体中的辅导顾问,根据酒精参考的阶段划分,他们会在戒酒阶段和戒断后阶段介入进来,他们在团体工作中给予患者时间,倾听患者,还分享经历并且给他们希望。为了见证患者的戒酒阶段和随后的反抗阶段，辅导顾问的作用都是无可比拟的。他们在接受培训后直接把自己所学的东西运用起来。每个辅导顾问可以得到治疗师的监管，这是和美国类似机构里的顾问最大的不同。他们也提供服务，但是他们不会接受参与任何的跟踪治疗，也不会参与完成心理分析工作和团体的编辑工作。每一次短期住院者组成的团体都能让我们有很多发现。而一般的住院是否有效果就留给上帝来决定了。在这一个星期的住院中，还可以采取无目的放映电影的方法，就是放与酒精无关的电影，这可以提高他们的表达能力和联想思维。在这个阶段，不要忽视他们的躯体状况。在这一重要阶段，首先要清楚的是住院治疗后应该有后续治疗，并且在患者生活中留下痕迹，让患者回归日常生活。

交流团体可以起到调解关系的作用，它作为第三者介入治疗师和患者的关系中。这是一个多功能的工具。首先，它必须要提供一个让人感觉舒适安全的环境氛围，那么在那当下的情绪就是真实的，是通过努力反思表现出来的。它可以借用多个解读框架，比如，认知学、行为学、分析理论和系统理论等，而这些不同解读可以通过宽泛的主题表现出来。这种类型的团体作为与酒精问题有关的心理机构，对各种参与者开放，因而它必然会采取折中整合①的治疗方法。这也可以说是整合性工作最好的范例。它在刺激联想思维和悖论思维的同时，还能让患者进行心理活动。持续地参加团体工作可以预先应对复饮，并降低复饮的后果。

在交流会上，治疗师控制患者的情绪发泄和反态度，负责他们的阐释表达和话语的过渡。他如酒精病学专家一样使用"我"，有

---

① Chambon, Olivier, *Les bases de la psychothérapie*, Dunod, 2010.

时又局部地使用作为第一人称的"我"。作为个人,治疗师也是精神分析对象;而作为治疗师,他主要使用的是他的反移情能力。这个团体因为其可靠性和循环性,也可以是自己的精神分析师。每一次交流会结束后,都要根据文书的笔记写一份报告,这个工作由负责交流会的治疗师来撰写。而写好的报告到时分发给协会每一个会员。严格遵守这些标准,就可以提供一个参考基准,也可方便评估。这个交流团体可以培训大学生和治疗师。通过完成这样的研究,我们创造了一种自己的语言、记忆、文化与风格。类似这样的团体需要有经验的治疗师深入介入,他们在心理学知识上基础稳固,文化上思想开放。这成为一种治疗设想的条件之一,这种设想以建立治疗关系联盟为原则。根据杰拉德·奥斯特尔曼提出的说法,这类团体是真正采取合作形式的精神酒精病学机构,是专门针对短期住院疗程后的指导陪护工作的机构。目前,它还没有得到大学教育界的认可。因为没有被认可为酒精治疗与预防指导陪护的参考性工具。交流团体尽管能节省时间、无意义的咨询和住院时间,但是它并未获得长期的预算资金资助。

酒精病学实践能关注当事人和他们的亲属必须有一个前提,就是这个领域所有相关人员接受过关系方面的培训,比如全科医生、职业病医生、治疗师、面对各种成瘾问题实际状况的专业人士以及负责集体生活的那些人。这种付出是必需的,这样才能获得最佳合作关系。正好相反,没有什么人或者物是排除在这种关系外的。每个人都必须进步,这样才能从整体上获得更高的效能。

公共职能机构如今还没有从中获得经济利益,这样一种治疗方法并不会让人惊讶。尽管决策者和实地参与者共同的关注点是借助这种方法获得新的合适的研究角度,但目前的评估措施因为其使用行为,而强化了两者间的互不理解。评估总有政治意义。所有一切取决于这种不理解从哪来,如何产生,又有什么结果。

如今我们社会的运作越来越多地让我们想到受限的人格组织的机能运作,它们的特点有:与现实割裂,即时性,情感、事件和表象日益突出,不利选择效应,不顾后果,喜欢混杂,牺牲类推方法选择懒惰思维的特性,否认与分裂,单纯幼稚的理想自我,劣质的超我,精神混沌,放任的借口,粉碎的自我和自我毁灭活动。

嗜酒者给我们传递了一个希望信号:触及问题的深层次部分才能获得真实的反应。同时,一种文明可以不用从崩溃的残墟中重新建立起来。借用弗朗索瓦·戈内的一句话,治疗师介入治疗组织的目的是重建本质。

最后得出一个结论,成为嗜酒者的人必须在真真假假、错综复杂如迷宫的治疗措施中寻找同盟者。他必须让自己明白要放开原来的拐杖,赶紧创造自己的路,尽管这一路上会不断跌倒,摇摇晃晃地前行。随着时间推移,他迈出的步子将更加确定,更加小心。嗜酒者虽然可以被比喻成俄狄浦斯这样有悲惨命运的人物,但是他也可以改变文化,最后以自己的方式成为真正的享乐主义者。

# 引　言

　　大家对饮酒者熟悉，就感觉对他们很了解。就如《小王子》里的蛇可以解决所有问题一样。嗜酒者以他的方式回应了问题是如何出现的：因为饮酒，并且坚信自己的解决方法：复饮后再宣誓保证戒酒。

　　事实是，嗜酒者混淆了一个替代策略：就是饮酒。他把得不到变成渴望，直到无以复加的地步："不能再以酒为伴地生活下去，但是没有它的话，要怎么办？"

　　他们对酒精的依赖，这种对酒精无法抑制的需求越来越常在他们接受咨询时被提及。他们也不是每天都喝，通常是等到周末或者一天快结束的时候喝，但是各种明显的或意想不到的损害越来越多。这涉及风险消费和有害消费……酒精人均消费虽然在下降，但是一半的酒被 10％的人口消耗。我们要清楚意识到，酒精消费得越来越快就会成为病理问题，酗酒的问题也日趋严重。

　　青少年，这一主要针对的人群，他们第一次集体饮酒是为了获得认可，证明可以像别人一样。他们把反复醉酒看成一种仪式，从而把聚会神圣化，尽管这是酒精滥用和攻击最脆弱的人的理由。

被遗弃的这些人在社会的各个阶层工作。

本书以一个痛苦的经历为出发点:尽管做了些调整,但是本书所能提供的帮助在地域分配上还是不够的,在形式和内容上也不对应。目前酒精病学作为临床专业并未得到承认。一些人希望通过把它掩饰为成瘾行为,从而让这门学科有更好的前景。这样的话,酗酒问题相对其他没那么复杂和没那么强社会意义的药物依赖就被模糊掉了。抵制烟瘾是好事,吸烟常常和啤酒、大麻,还有后青春期最容易上瘾的毒品联系在一起。因吸烟死亡的人数比饮酒死亡的要多,在法国每年有 65 000 人死于吸烟,有 45 000 人死于饮酒。每年,还有 15 000 人是因为既酗酒又吸烟而死亡。当然,烟不会影响人的精神力量,不会威胁到家庭的安宁和孩子的将来,不会导致社会衰败。如今,在年轻人和更小的一辈中间,烟草受到大麻的威胁,尽管后者会因为传统吸法导致行为障碍。这样,精神药品就可以发挥治疗作用了。作为共生组合,吸大麻的也会饮酒,酒精也会成为大部分非法毒品的替代品,但是后者的影响只是酒精的十分之一。

酒精是所有物质中最具毁灭性的,也最能揭露"文化软肋"。

在谈论这些"产品"的危害时,需要想到嗜酒者的厚颜无耻、酒驾者的不负责和政客的谄媚拉拢。这些批评并不会妨碍这些不受规矩约束的事,后者正好滋长了成瘾行为。每天要面对饮酒带来的各种问题让人不舒服。

酒精治疗与预防专家被日常琐事烦扰,他们习惯了忍受。如果他们不能了解嗜酒者及其陪护人员遭受酒精折磨的任何相关"细节",他们会失望。他们要了解的这些人包括嗜酒者,可能会成为嗜酒者的那些人,他们的亲人及其他的护理人员。当然,他们也乐于修正很多人的生活轨道。

在酒精中毒方面，最忌讳酒精病学治疗问题。如果临床酒精预防与治疗专家停止治疗活动的话，病人的治疗时间就会延长，效果就越易受影响。在法国很多大区，专家同仁们筋疲力尽，也尽量不在治疗中途休假，这样可以保持治疗的延续性。嗜酒者及其陪护人员，在不管附近治疗资源是否缺乏的情况下，都要继续向前。本书就是用来帮助理解酗酒问题的方方面面和采取治疗措施的方式。它可以帮助酒精依赖患者及其亲属辨别哪些是对他们有利的同伴。因为一个人，没有长期的陪护，不可能走出酒精这个陷阱。它可以帮助他们节省时间，除去恶习。同样，这本书也是专门用来帮助他们成为酒精"抵抗者"，为建立一个更加公正、更好的社会秩序而努力。

本书以指南的形式，讨论涵盖领域如此宽泛的一个问题，这是一个挑战。全书细化成六个主题，保持了文章的结构严谨。每一个主题下有若干章节，共 54 节，与每天治疗及陪护工作进度一致：

1. 提出问题，一并提出深层的预防治疗问题；

2. 介绍饮酒期间的嗜酒者，这样可以全面认识这一群体；

3. 嗜酒者的生活环境，主要是人文社会环境；

4. 开始接受治疗的前几个月指导陪护注意事项，这是酗酒问题系统性进入不稳定状态的一个阶段；

5. 脱酒阶段，就是开始乐意并有意义地引导调节原来的生活；

6. 提出一些建议来改善酒精治疗与预防方法。

本书试图对已经共享的研究成果和我们的酒精治疗与预防研究做个概述。全篇不断地提出问题。

现在就邀请读者来阅读本书。读者在看完每章后就像进入一片待探索的森林，思绪开始飞扬，闻到空气的味道，眼神迷离地坐在火车或地铁的长椅上，或者坐在树下，抑或者坐在咖啡厅的露天座位上，头躲在阴凉处，脚暴露在阳光下……

### 为了方便读者，有如下提示：

➡ 写有"请参考"的文字框向读者推荐与前面讨论主题相关的参考书目和影片目录。同时，也有对整本书其他部分的参考说明。这些文字可以提供更多视角，还可以让读者通过这些参考说明找到其他的阅读途径。

➡ 粗体文字可以参考术语表，术语表以书中的用法来表述。

# 第1章
# 如何变成了嗜酒者？

## 1.1　正常消费和病态消费

*大家，请保持正常的消费状态！*

### ➢ 乙醇：神奇药品，有害分子

酒精或者乙醇（$C_2H_5OH$），是一种混合分子，既能让人高兴，又能无休止地带来不幸。这个词来自阿拉伯语，它因为红酒而成为西方文化的一个标记。

与其停留在生物化学角度上分析乙醇，还不如先从引领着所有饮酒者的半神半人故事开始。

罗马的巴克科斯，抑或雅典的狄奥尼索斯，意思是"瘸腿宙斯"。其实他出生过两次。在他出生的时候，宙斯的妻子赫拉命令泰坦巨人撕裂他。她因为宙斯爱上凡人西姆莱，也就是狄奥尼索斯的母亲而心生报复。幸得赫耳墨斯的周旋这个新生儿才复活，被缝入主神宙斯的大腿里。成年后，在林神的陪同下，他满世界地跑。他倡导身心愉悦，带领人类发现了葡萄树和葡萄酒艺术。

因狄奥尼索斯的故事诞生了生物学，人们了解到了重生前的分裂到结合。它代表了植物的生命周期，同样也形象地说明了嗜酒者的心路历程。

酒精也可能是一种毒品。酒精分子会分解成有害的乙醛和自由基。乙醇变成一种难戒的毒品，当它结合了一些脆弱因素，就可能是最难摆脱的毒品。每天都喝的话，不需要喝太多，酒就会成为难戒的毒品。

酒精有奇特的魔力，可以让饮酒者产生完整的体验：开始的时候，酒精是忠诚的盟友，它帮助他们生存。然后，慢慢地，酒精的伙伴陪同性质发生了变化，它把饮酒者孤立起来，让他感到压抑不安，不只是把他变成了一个成为客体的当事人，还把他变成了行动机械的**自闭症**患者，意识清醒却一意孤行，心灵饱受折磨。

## ➤ 酒精滥用的不同划分

最近，有研究提出了两种不同级别的"酒精滥用"来区分除酒精依赖以外其他的非正常饮酒方式：风险性酒精滥用和危害性酒精滥用。这些新概念需要稍微加以说明，因为任何一个嗜酒者饮酒过度，无疑都是有风险有害的。另外，本人对嗜酒者的定义还包括那些习惯为某种效果而有害饮酒到失去了消费控制力，或者至少也是或多或少花了精力来达到这个效果的人。为了帮助嗜酒者重新认识饮酒消费的病理学和发展特点，我以一本书为例作个形象的说明。当在一本书上找资料的时候，翻到的章节可能不会一样，但是是同一组连环照片。当一个人早点出现的时候，依赖还没来得及形成,但是他与酒精的关系已经处于非常态了且变得越来越严重。假定前期所拥有的东西有时间自己进行组合,那么这些会一个接着一个受到威胁,然后被清除。按照哈罗德·克里克[1]的方式,当事人应该主动介入来改变故事的发展。

我开始寻找科学依据。我浏览了一篇由著名精神病专家写的文章。文中提到关于这些概念的临床科学时效性[2]。

文章的开头很隐晦:

······通常大家认为医学知识的半衰期大概是 6 年。

在重新查阅了来自北美的 47 处参考文献后,这些作者承认有害饮酒概念让"在美国得到的科学数据难以套用到法国"。有害使用的表达容易让人考虑到社会或司法秩序的不足。从这个角度,他们提出了**酗酒问题**这一概念来涵盖所有因素,比如精神病理学、家庭、社会、文化、卫生和政策因素等,这些除了帮助他们摆脱酒精,还会对酒精依赖患者及其陪护人员的未来产生影响。

而风险服用这一概念需要参考世界卫生组织对风险的界定:

"按时饮用的话,一次不能超过 4 杯,男士一星期不能超过 21 杯,而女士一星期不能超过 14 杯。"

我认为,风险服用的情况很多,比如一个驾驶员虽然不怎么喝酒,但就着牡蛎喝下了两杯密斯卡岱白葡萄酒,或者一个孕妇每天喝一杯上乘的波尔多红酒,这会对胎儿产生不良影响。有害服用,在我看来,除了会产生酒精依赖,还指周期性酒精滥用可能会对身体带来损害。这里所说的酗酒问题概念比我们平时所指的混乱又遥不可及的概念更为开放,更为中肯。

## ➤ 饮酒方式：从正常到非正常

以前的人们，尤其在工厂和田间工作的劳动者，每天喝酒的量远超过我们今天提出的上限。通过肝内分泌的酒精酶不断调节适应，他们变成了嗜酒者，而肝硬化的人数也比今天要多。在小学里用餐时，9 岁或者 10 岁的小孩有权利喝啤酒和葡萄酒。这是故事还是事实？据说在布列塔尼和诺曼底，一些母亲和奶妈在奶瓶里就加了点苹果烧酒。这样，婴儿会睡得更好。近几十年来，面对酒精饮料的推出，酒也做出了些改变，尤其在企业里。这样就限制了消费习惯。一个品行端正的人，自豪自己成为一个大酒鬼，但是这种人群现在正在消失。

因为视觉、听觉和味觉的享受而喝酒是酿酒文化的核心。节制饮酒追求的是加强克制：偷偷的满足感是以交际饮酒为基础。英国文化把因奖励回报喝酒引入了工作中。庆功宴允许比平时喝得多，但是酒精饮料要错开喝。

喝酒得到社会的承认并不一定意味着这种消费是正常的。以前，在一些固定的时间有聚会，比如收割后，全村人聚到一起吃饭跳舞。今天的聚会就是集体喝得酩酊大醉，这在大学生调查中得到证实：

下面就是一些关于酒精滥用的言论：

■ 喝酒怡情。

■ 没有聚会怎么活！

■ 一杯酒，就可以让我振奋，让我有精力做我要做的事情。

■ 辛苦了一天之后，没有什么比一杯威士忌更好的了。

■ 喝一两杯小酒可以帮助我清醒。

- 一杯威士忌里加入些药片可以减轻我的痛苦。那些滥喝的人都是有点无聊的人。

先从酒精作用的系统研究开始谈酒精病理学:

- 兴奋作用:鲍勃·福斯的《爵士春秋》影片讲述了百老汇一位才华横溢的醉酒编舞师痛苦的一生,到影片放映快结束时,他随着耐心微笑着的"死亡天使"而去了[3];
- 麻痹作用:身体痛苦,尤其是心理痛苦需要借助酒精来麻痹;
- 迷幻作用:追求飘忽的感觉,失去意识。

适应一定剂量后,需要增加用量才能重新找到感觉,最终,本末倒置:不安产生恐慌,然后是严重抑郁,睡不着就跟噩梦似的,幻觉也随之出现了——看到动物和其他物品,强烈地感觉到身体分裂,清醒的时候极度兴奋,过度亢奋又危险。嗜酒者自杀率是普通人的 2—3 倍。

在酒精依赖期间,身体在某些固定的时间表现出对酒精不可抑制的渴望。当血醇,也就是血液中酒精含量接近 0 克时,身体就会发出信号:出汗、手抖、焦虑。当事人必须要靠饮酒来消除这些症状。早上起来,他会吐痰,然后又喝酒。当不再需要喝一小口酒时,他就可以吃早餐了。

酒精依赖患者为了避开周围人的监视而独自饮酒,就像抑郁患者和强迫症患者一样。

## ➢ 分析和消除"强迫"

强迫,就是北美人说的"瘾",不可抗拒的饮酒需求,这是酒精依赖患者的特点。

就像钟表机械工作:定点就感觉到喝酒的需求。当然还有地点要求,必须是一个人。强迫靠的是习惯。

她告诉我她是怎么喝的:她去买一瓶酒,躲到家里,挂起电话听筒,快速地喝,越喝越猛,然后就喝准备好的咸水,直到吐,最后她松了口气。当感觉舒服了些的时候,她会冲个凉,整理一下自己,在皮肤上抹点乳液。当吐不出来的时候,就会感觉难受,她就必须通过吃东西试图来减少醉酒的感觉。必须好几个小时后,她才能出来见人。

在经历不可抗拒的饮酒需求阶段之前,会有疲惫感或者预先待释放的压力感。这是在寻找初饮几杯酒下肚后的舒适感,带点小瘾的感觉。如果环境一旦变化,时间过去了,经常就会不再表现这种饮酒需求。

节制饮酒的提出是基于一个悖论:理性饮酒就必须戒酒。

➡ 生物钟会突然发出声响,饮酒者也会临时起意去喝酒。当一天过得很满意的时候,他高兴地迈着脚步回家,途中看到了一个酒吧,他就会进去点酒,一直喝到不省人事。

➡ 强迫是一种设定好预料到的事情。在两星期前,我就知道我会到一个有酒喝的地方。我会喝到一款不是在任何地方都能喝到的特殊饮料。我必须提前开始储备。在此期间,对其他的喝酒邀请都很容易拒绝。到那天喝的时候,就完全陷入对酒的渴望里:当下不存在了,任何事情都不存在了,甚至我自己都不存在了。我如此这般狂饮是为了一段时间不再喝。

→ 强迫感通常在夜晚来临的时候，在不安情绪上升时出现。喝酒会产生犯罪感，但是这种犯罪感会加深要继续喝的焦虑情绪。

→ 我一开始喝，就会有强迫感。

→ 在某一个时刻，我自己告诉自己，我对这个问题已经很清楚了，我要体验另一种活法。

无酒的星期数和月数越长，强迫感出现的可能性就越低。应该要摆脱一些习惯，打破条件反射。在嘉奖回报的时候，可以使用无酒精饮料。也可以使用电话紧急联络名单，那里都汇集了一些有用的号码。在关键时刻或者在一天结束的时候，经常给一个朋友打电话可以帮助改变精神面貌。因为某个酒吧氛围好，就可能与酒吧老板成为朋友。自己家里有酒是没用的，尤其对一个单身者来说。可以在关键的时间点做已经安排好的事情：比如开个会、做一次体操或买个东西。简单的活动就可以驱赶无聊。在想饮酒的时候，看书这件事太费劲。最好是做个体力活：修修剪剪、打扫卫生或整理东西。还可以以步行的方式离开危险的地方，步行还可以减压。这意味着，如果你还感觉到渴，就接着喝，当你受够了的时候，你可能就会停下来了。

## 维莱穆斯托苏的除垢工

D住在卡尔卡松附近的一个小村庄。工作中经常跌落，造成脊椎受伤。他住院接受骨髓兴奋疗法。他脸色蜡黄，就像泥土的颜色。他被奥德省社会卫生事务部收留，后来他接替他养父的工作，在萨尔西尼做矿工，然后又在奥德省和埃罗省做酒桶的除垢工。木桶里的酒石酸曾一度具有商业价值。以前,它用来作为葡萄酒的稳定剂,还用在药品和美容产品上。随着化工产业的发展,酒石酸行情跌落,就像他因公摔落受伤一样。多里安现在终身残疾,在家待着。他悲叹道:"年轻人不再喝葡萄酒,葡萄藤都被拔了。"在吃饭时,他自己就喝很多。以前,他也喝很多很多水,因为之前工作的时候,常出汗。早上,他的手从来没发抖过。从生物学上说,这不是肝硬化症状。他的肝略受损害。饮酒和吸烟的指标特征良好。

在告别的时候,我告诉他:"想活得久,需好好爱惜身体。"

### 请参考

### 1.2　定义与界限

### 影片

［1］《L'incroyable destin de Harold Crick》，Marc Forster，USA，avec Emma Thompson，2006.

［3］《Que le spectacle commence》de Bob Fosse，avec Roy Scheider et Jessica Lange，1979.

### 书目

［2］《Validité scientifique et clinique des concepts d'usage à risque et d'usage nocif d'alcool》，Dr Raymund Schwan，Pr Michel Reynaud，Dr Alain Rigaud，*Alcoologie et addictologie*，2003；25(45):135—215.

# 1.2　定义与界限

酒精病学相关的问题术语需先好好厘清。

酗酒问题指什么？哪些人是嗜酒者？有哪些症状能说明他是嗜酒者？如何理解合理行为的反复？临界案例又如何看待？这些是深入分析前必须要先回答的问题。

## ➢ 酒精治疗与预防问题指什么？

乙醇本身并不意味着酗酒。**酗酒问题**是一个既复杂又不断变化发展的现实问题。它包括三个因素：

- 酒精，不单单是酒精，还有越来越常提到的其他精神亢奋剂，会导致偶尔出现的强迫性行为；
- 对象，各种精神状态下的当事人；
- 家庭、社会和文化环境。

这三个因素以历时性模式结合，也就是在时间上错开但相互关联。经年累月，三个因素组成的结构就形成了。这种结构进入非典型性危机状态，然后因为一个附加事件或在过剩聚集效应作用下，内部结构破裂或外部爆发。

注意，第一次饮酒的平均年龄在 20 年间提前了 10 岁。发展成酒精依赖的时间临界点也比以前提早很多。这样可以得出一个必然的结果：现在的酗酒者整体上固定资产不如前几代人。

忽视酒的社会、文化和象征意义来思考这个问题是不可取的。酗酒问题这一概念包括不可分割的两部分，一方面是精神病理学，一方面是社会心理学，皮埃尔·布迪厄用**习性**这一术语来指这两方面。[1]

酗酒问题与经济有关：葡萄种植者、酿酒者、广告商和国家政府。司法通过制裁对其施加影响。酗酒问题属于卫生范畴，同样也取决于它在医学体系里以何种方式被认可和管理。

尽管酒有潜在的危险性，但对很多人来说，它有正面意义。嗜酒者会认同这个固有看法，这个固有看法常因嗜酒者周围人忽视而变得严重。因而，酗酒问题的某些方面被隐藏了。换言之，即使他很长时间停止饮酒，他也不能脱离酗酒问题的系统。

如果算上嗜酒者的亲人，甚至他们的孩子和配偶，酗酒问题涉及四分之一的法国人口。他们分布在社会各个阶层和青少年期前后的各年龄段。2002—2004 年在图卢兹完成的评估研究成果[2]显示：图卢兹城区处在酒精治疗与预防照料阶段的人数相当于城郊劳动力人口的总数，占到本城市总人口的三分之二，余下的三分之一也被酒精效应或存在时间更久的非法毒物成瘾部分边缘化了。

酒精治疗与预防实践者只限于纠正某种行为，那么质疑这种消费模式的意义就更有限了。每个人都有个人史、自己的家庭关系、自己的工作和经济状况、自己的心理机能，对这个世界有自己或多或少正确的理解、认知和信仰。强调酒的危害性会让人们更注重研究临床治疗方法。酒精依赖患者及其陪护人员面对自己和周围人的消费习惯不得不做些改变。想一下就知道，这对他们来说不是寻常经历。

## ➢ 谁是嗜酒者？

嗜酒者指那些经常以不良方式，为追求某种感觉而饮酒，且在续杯时不能自控的饮酒者。这个定义在开始研究酒精病学，我们与被访者的对话中，就是这样定义的。

嗜酒者不仅仅局限于每天必须饮酒的酒精依赖患者。反复有害的饮酒才最能体现病理学的特点。在法国，酒精依赖患者达到200万，另外还要加上300万的问题饮酒者。

每当我采访一个青少年时，他叙述的故事常与年长的成年人有相同之处。他会成为酒精依赖者吗？他能避开这种命运吗？这都取决于他的品性，还有在他身上刚刚出现危险信号时采取的预防措施，这些信号通常指反复醉酒，暴力或者犯罪行为。

## ➤ 有哪些症状说明他是嗜酒者？

一开始是如何成为嗜酒者的情况各种各样。来咨询酗酒问题时，患者愈来愈开诚布公。在与我们对话后，当我们建议采取必要的手段来应对酗酒问题时，他们表现出了抵抗。

想象一下以下对话。

➥ 我算酗酒者吗？

➥ 来咨询的酗酒者知道自己喝酒。

➥ 我不知道。您会自己躲起来喝酒吗？

➥ 您怕不怕配偶或者孩子们有意见？

➥ 您是猎人吗？好几个人告诉我，说他们的狗在他们喝酒的时候，都避开他们，就好像反对这样，好像主人家里来了个陌生人。这种不适，孩子也能感觉到，他会一句话不说。

→ 我没问您每天的饮酒量您惊讶吗？这个没那么重要。如果我问您这个问题，不要因此弱化它，或者在我们之间编一些谎话，因为我们建立的关系必须靠坦诚才能长久维持去，不是吗？

→ 饮酒对您产生了什么影响？如果您一直听从当家人的命令的话，那么您喝的酒质量应该不好。当您不喝酒的时候，您很讨人喜欢吗？我对此丝毫不怀疑。电视虽然开着……您想不起您看了些什么……

→ 为了不被别人看到饮酒，您会不会找其他的饮酒者一起喝？很精明的做法，轮流买单是原则。

→ 在这方面，社会保障的底线是什么？男士每天是3杯，节假日5杯，女士1.5杯，但是在预防交通事故的措施中，要求一杯都不要喝。血液中法定酒精含量是0.5克/升，只一杯下肚，就会超过这个标准。每次您喝1标准杯，就是10克，您血液中酒精含量就会达到0.2克/升。血液中酒精含量如指数曲线一样逐渐降低。喝得酩酊大醉后，18小时后血液中的酒精还是没有完全被吸收。

→ 喝酒还是驾车……在私人场合下，拒绝过度饮酒；过度饮酒不一定是每天都喝，可以是一天结束的时候，周末的时候。这是您的选择……

→ 您跟我解释说您不是嗜酒者，因为您最近去看的精神科医生把您的精神状态定性为躁郁症吗？这两种特点可以并存，就如火炭下的火光。我最喜欢的两位患有躁郁症的人物是温斯顿·丘吉尔和弗吉尼亚·伍尔芙。

➜ 您知道电影《时时刻刻》里妮可·基德曼扮演的角色吗[3]？丘吉尔很奇怪,凯浦林问他又吸烟又喝酒的人长寿的秘诀,他用嘶哑的嗓音回答:"不要运动!"还是他,曾以一个骑兵部队中尉的身份说他以前太笨了,笨到团里的兄弟都发现这一点了。嗜酒者在其他嗜酒者的眼中,就是那个喝得比自己多,比自己糟糕的人。

**他是科比埃地区一家酒吧的老板,有着略带沙哑的悦耳口音**

➜ 我,我不是嗜酒者!

➜ 您的标准是什么?

➜ 那些比我喝得多的人才是嗜酒者。

➜ 那喝得少的那些呢?

➜ 那都是些可怜的人。

➜ 难道您不觉得近几年,可怜人在变多吗?

➜ 后来,他卖了酒吧,成为一个修身养性的人,加入了可怜人的行列。

## ➢ 反复饮酒的意义

不良行为的无限重复与本能在脑海里闪现的行为相比,如巴普洛夫的条件反射行为,是不是还有另外的意义?

条件反射无疑在那些称只在特定情况下才饮酒的人身上才起作用,比如某个时间或某个地点。这种条件反射被某种内部生物机制强化。

这对那些偶然强制饮酒的人来说意味着什么? 是某种程度内

应力的聚合产生的冲动释放吗？

如果我们联想到"泡沫"现象（就是把自己封闭起来，意味社会退缩的独自消费行为），那么是否应该把这种行为的重复看成是幼稚防卫的表现？反复也属于一种可以给人安全感的行为，比如吮吸拇指，抱着狗或者恋人，开着电视机入睡这些行为。

反复行为常常与"奖励饮酒"有关。难道就不存在惩罚饮酒吗？当事人感觉到自己一无是处，这是在青少年时期人们大概都会体验或感觉到的。

当事人不会表现出犯罪感吗？因为经历毒物成瘾折磨后会产生许多主动攻击行为而遭受了惩罚，除非当事人享受受虐。

## ➤ 界限问题

酒精依赖者最终会失去控制消费的能力？

当一个人在好几年里嗜酒成性且失去控制，那在节制饮酒后的几个星期或几个月后，他很有可能迟早会出现复饮，又回到最糟糕的时候。如果一个嗜酒者问我他是否可以期待某天控制住自己的酒量，我斟酌了一下，回答他说，如果我是他的话我不会冒这个风险。准确来说，因为这没有绝对的准则。在某个时刻，酒精的药理学作用可以重新让他找到平衡：依赖和压抑又回来了。因为这个原因，在最初接受治疗时暂时戒酒后复饮得更厉害的循环就形成了。

其他强制性饮酒的人多少是定量的。他们不再压抑，在很多方面恢复对生活的掌控。他会定期允许自己醉酒。他们的一部分**力比多**是通过用嘴喝酒的方式来获得间歇性的释放。

其他人喝过头后，现在酒量虽减少，但是总还是多的。他们最终养成一系列的约束行为。亲人也会监督他们，他们就像所有那些可以自我管理依赖或过度行为的人一样，且不会对社交关系或者心理产生过多的负面影响。

**力昂内尔**是个 30 岁的年轻人，在家族大餐馆内负责社交饮酒。每次在社交活动时喝酒，因为经常醉酒，他被警告危险。在 6 个月内接受 3 次会诊后，除了在鉴赏葡萄酒的时候，平时他都喝水。他接受了选择性治疗，一周一次，每次都由一个家人陪同，后者可以起到监督的作用，又可以提建议。在两个月里，他仅有一次有节制地喝了回酒，是在一个婚礼的冷餐会上。我建议他下次在冷餐会结束的时候再去。不然，他想做到滴酒不沾是不可能的。在餐桌上，他又会再一次成为喝得大醉的人。我还记录他增加的抽烟量，这会影响他的味觉。

一些人一生都在过度消费某些物质。但他们从来不超过底线。他们可以被称之为"过得好的人"，但是这不意味着他们在内心深处一定觉得自己过得好。

某些人还出现以下反复情况：

- 长时间的依赖；
- 几个月的节制；
- 临时被控制的消费者，非强制性但容易被诱惑；
- 然后，再一次成为依赖者，回到最糟糕的阶段。

对同一个患者而言，复饮的途径有多种。这些都与低估酒精依赖潜伏性和低估长期接受心理治疗的必要性有关（参考 4.4 节）。节制会让人觉得自己回到了正常状态。大家都错误地认为迫于工作和家庭生活的需要，只喝小小的一杯酒，喝完就立马不喝是可以的。

如果当事人为了从饮酒中获益去体验到这种需要，那问题就更棘手了。因而，不可能对嗜酒者的指导陪护定个（饮酒量）标准。

**请参考**

1.1　正常消费和病态消费

**书目**

[1]《Bourdieu Pierre—Critique. Règles，dispositions ethabitus》，Jacques Bouveresse，*Revue générale des publications françaises et étrangères*. 2000，p.573.

[2]《Les personnes en difficulté avec l'alcool.》Étude d'évaluation d'une population alcoolique prise en charge(200 cas). Document AREA. FAQSV Midi-Pyrénées. 2004.

**影片**

[3]《The Hours》Stephen Daldry，USA，avec Nicole Kidman，Meryl Streep，Julianne Moore，2003.

# 1.3　成瘾和依赖概念

为了把病理关系纳入精神药物和强迫性行为范围内，

在讲第二个概念前，必须要提第一个概念——成瘾。

以前，一个罗马人无力偿还债务时，就拿自己去抵债，因而他沦为奴隶。"瘾"一词来源于拉丁语，意思是变为奴隶来偿还无法还清的债务。经英语语言国家的使用，该词变成了用来指**疾病分类**的框架。相关的疾病有足够的共性就可以用这一性质来说明，即成瘾。从一般意思上来讲，成瘾是指沉湎于什么而不能自拔。

虽然成瘾是以人的个性背离的一面为依据，我们也要区分两个术语：如果我们考虑到多种药物交叉成瘾，就是指**成瘾性**；要知道酒精成瘾是一种很常见的成瘾，且在多种药物中，酒精最终成为主导物质，这是指**心理**上的嗜酒性。如果我们撇开药物不谈，只谈心理，那"**精神病性**"一词最合适了。它指父母形象中未被个性化的部分自我。意念是外物对个人本身无意识精神存在的投射。成瘾的"精神病性"的一个绝佳电影代表作就是阿尔弗雷德·希区柯克导演的《惊魂记》[1]。当嗜酒者精神被控制了，即使他们当时没饮酒，这种情形也会出现在他们身上。

**安东尼**是一位奇怪的患者，热情却性格分裂，幼稚却狡猾。失业几个月后，他找到了一份工作，可以按期领工资，这份工作不需要卖力，又合他兴趣。他女朋友来找我，说戒酒三年后，他变了。之前，他在一段很短时间内饮酒，他自己也承认了，但是他表示会尽量少喝。这样的累积让他在某一天变得不一样了，平常他是讨人喜欢，但突然一下子会变得独断专行，做事毅然决然。她告诉我，自他母亲去世后他的某些态度变了，这让她很担心。有时他会一个人单独躲在某个角落里，通过表情的变化可以看出，他的脸变成了他母亲的脸。在电话里头，他像是被一个神情诡异的修女上身一样，不受控制，或者是变成了比他大近20岁母亲的分身。我之前看到过一次这样的情形，那时他像一个婴儿般在喝酒。一种厌恶感油然而生，就如同现在面对阴森恐怖的母亲或者面对一个恋童癖患者所体会到的那种厌恶，就像从下水道窜出的老鼠给人的感觉一样。

成瘾证明其他两种研究角度的合理性。一个是有必要对所有能让人产生依赖，变成强迫行为的药物和非药物行为做个统计。另一个就是从分析思考的角度来解密成瘾的无意识意义，主要是围绕几代人之间的象征性影响。

我们现在开始谈第一个研究角度。

## ➤ 简单盘点

酒精很少是单一的致瘾物。在 3/4 的案例中，我们发现它总是与大量吸烟联系在一起。极少有人戒烟后才去喝酒。加上大麻，三者构成了多种物质交叉成瘾的基本模式。

50 岁以下的嗜酒者现在是或者曾经是长期或临时的非法药物吸食者，有注射的、口服的、鼻吸的，还有吞食的。其中，有相当一部分药物占到 15％，它们会让人长期成为毒品吸食者，对人造成伤害。

从患者进入治疗阶段起，如果他长期服用某些精神药物，也会对这种药产生依赖。因此习惯服用安定药的人不意味他们就过得更好。把这与医生处方替代药物依赖来对比一下：**丁丙诺非代替海洛因**，尼古丁代替吗啡衍生物可待因制品。服用尼古丁的次数每天都会增加。注意替代药物治疗的一些"细节"，美沙酮糖浆含有酒精成分，因此，酒精治疗与预防专家（后面简称"酒精病学专家"）不能开这种药。如果给一个长期吸食毒品的人开吗啡类止痛药的话，我们会观察到他会对吗啡上瘾并复饮。

尽管食欲过盛（不可抑制地想吃东西的需求）和从青少年时期就开始的厌食症在病例中所占比例虽不超过 10％，但饮食行为障碍还是很常见。然而，它们所需的照料阶段和出现的问题与酗酒所面对的很不一样。即使从临床和人际关系角度对它们进行研究也很有意思，但是两者治疗的地点和时间却差别很大。

最后，还要提一下其他或多或少有强迫性的成瘾行为：比如过度运动、疯狂购物和消费、游戏上瘾、网瘾、看电视上瘾、手机过度频繁使用和**被爱妄想症**。这些成瘾行为或多或少会使戒酒治疗变得复杂。

不难发现，毒物瘾者对药效的依赖多过对某一特殊药品的依赖。比如：晚上，他会在几分钟内吞下几颗镇静药片，然后快速喝下适量的酒；如果需要，还会点上一支大麻烟卷，这样可以给他带来飘飘然的快感。他可以通过控制自己滥用药物的欲望和对药物的依赖，或多或少取得些成效和改变。

## ➤ 照料阶段的策略

多种物质交叉成瘾向嗜酒者提出了一个戒酒治疗的策略问题，因为立马消除"成瘾性"带来的满足感是不切实际的。我们应该考虑到每个人在精神、心身和嗜瘾三个状态层面的心理机制平衡。身体效应在持续戒酒后的一段时间内反应尤其明显：皮肤疾病，奇怪症状和疼痛等随之而来。这就好像躯体开始复苏，这就是我们说的躯体化现象。一些人会暂时用增加吸烟量来替代彻底戒酒前的物质依赖，其实就是再度寻求平衡。戒烟有时也可以降低对酒精的这种渴求。当身体内的"成瘾性"被压制，又没有使用替代物，那么复饮和强迫行为的风险就会增加。这就好像因为签了太多的支票而被银行禁止一样让人觉得可惜。最好的替代方法就是使用，甚至是过分使用语言交流，听别人说，自己也说，这可以以团体的方式来组织进行，还有就是让身体活动起来。

## ➤ 瘾品市场状况

欧洲大陆历史最悠久的三大麻醉品：葡萄酒、啤酒和烟草。近几年来，它们受到外来烈性酒、非法毒品（其中大麻是一种可选择的毒品）和精神药品的威胁。从此，为了改变意识状态，追求极度的兴奋和迷幻感觉，人们在酒精滥用前吸食其他药物或者一起食用。在对酒精产生依赖前，只要喝酒就能形成初步嗜瘾模式。但是与因习惯过度饮酒导致家族酗酒史不同，越来越多的人成为多种物质交叉成瘾的嗜酒者。

最早让人上瘾的药物虽然不断得到普及，但是随着时代的发展，它们也在变化。它们彼此间没有相互排斥，而是相互强化。随着病理学的发展和法规政策的出台，它们也经历了变数。重复使用注射器使得艾滋病和丙型肝炎被传染，吸大麻要被处罚，丁丙诺非和苯二氮卓类处方药得到加强监管，酒驾要受到严厉的惩罚，在香烟供给区附近商贩们非法牟取暴利的交易使得香烟销售价格大幅上涨，政府还出台了公共场合严禁吸烟的法令等。在这段期间，酒生产商会定期推荐诱人的酒精饮料，他们会毫不犹豫地以庆祝、交际、追求自由，当然还有以追求快乐的名义举办埃尔维·沙巴利耶所说的"极具年轻人特点"的聚会[2]。而国家和地方政府并非是光做表面功夫的人。只要想到图卢兹市政府对在市中心位置原来要建化工学院的地方建赌场极度关注就知道：预计 2007 年**"老虎机"**就达到 600 台。我们的伪君子们忽视了其他场合下的数学规律——莱德曼法则，我把它解释为：机会越多，风险越大。

随着药物销售量增加及其现代化日益显著，成瘾文化获得了发展。一些自行车运动员用手机相互联系，选违规方向的路线走。一些青少年在电子游戏前养成了孤僻行为。而父母亲把时间花在了电脑前，浏览专业网站或玩游戏。网络还会刺激人们的强迫购物欲。而这些可怜虫中的大多数人选择非正常饮食以试图填补这些常见的成瘾行为所造成的生理空虚。

### 乐观主义者和悲观主义者

乐观主义者和悲观主义者面对以虚拟世界为基础的新文化的出现，前者表现较为坦然，而后者则不安。一个心态平衡的人知道要有节制地使用技术革命的产物。虚拟世界，就像人类所有的征服对象一样，既承载着希望，又意味着死亡。考虑到它的用途，我们可以不用说什么。我们也可以读读书，比如《处于虚拟风险中的孩子》①。我从中截取一句非常美的句子："一张图片承载的思想就如一个被母亲怀抱的新生儿。"（见该书第 54 页）。

## ➢ 一路上忠实的陪伴者

酒精有两大共生物：烟草和大麻。一份简单的问卷可以帮助我们快速采取措施。

---

①　Tisseron, Serge, Missonier, Sylvain, Stora, Michaël, *L'enfant au risque du virtuel*, Inconscient et Culture, Dunod, 2006.

| 烟　草 | 大　麻 |
|---|---|
| 您抽烟吗？<br>是□　　否□ | 您抽大麻吗？<br>是□　　否□ |
| 如果是，多少支？<br>每天 5 支或以下□<br>每天超过 5 支□ | 多少卷？<br>每个月 10 卷或以上<br>是□　　否□ |
| 您试过戒烟吗？<br>是□　　否□ | 您发现副作用了吗？<br>消极□<br>情绪紊乱□<br>被迫害妄想□<br>幻觉□<br>各种惩罚□ |

## ➤ 感谢您抽烟[3]

在自我肯定和自我定位的年纪抽烟，单单遗传条件不能解释他们为何烟草成瘾。为了加强烟瘾研究，工业研究中心研发了香烟。

在此，我们要强调禁烟政策十分含糊，它指向犯罪的吸烟者，却不危及烟草跨国公司的利益。一部由加拿大人纳迪亚·卡洛拍摄的纪录片《烟草，同谋者》[4]强调了烟草行业的宗旨格言：任年轻人、穷人、黑人和傻瓜抽烟。（2006 年 4 月 6 日《鸭鸣报》消息）此后，生产商更是加大了对非洲和亚洲的销售力度。与其向吸烟者收税，还不如通过市场调节来改变香烟里的化学成分和焦油含量，这样不是更有效吗？

就像使用医学内腔镜那样来看看香烟的成分吧。一位穿着得体的画家拿着一份香烟成分的说明书指责我说："一根香烟里都是有害成分啊。"

丙酮

（可溶于指甲油）

磷

（灭鼠药成分）

甲醇

（火箭发射的燃料）

焦油

（可以把颤动纤毛粘在肺里）

甲醛

（用在尸体防腐剂里）

萘

（气体，樟脑丸的成分）

尼古丁

（使人对烟草依赖的主要成分）

镉

（用于汽车电池，重金属）

一氧化碳

（尾气，减少血液中碳氧血红蛋白含量）

氯乙烯

（用在塑料材质里，可以降低性欲）

铅

（重金属）

氢氰酸

（用于毒气室）

蜂蜡

氨水

（洗涤剂，用来加强烟瘾）

漆

（化学凡立水）

松脂油

（合成涂料稀释剂）

砷

（灭蚁杀虫剂成分）

烯虫酯

（昆虫生长调节剂）

丁烷

（可用于野营煤气炉）

钋210

（放射性物质）

DDT

（杀虫剂）

二甲苯

（碳氢化合物，致癌）

**一支香烟的成分**

（来源：CIPRET Fribourg，瑞士，www.cipretfribourg.ch）

在公众场合禁止吸烟维持了一种对吸烟不宽容和禁止的氛围。那看见吸烟者在休息时间，在临床医护人员面前吸烟，我们是否应该感到满意？小孩在吸烟父母的影响下，能幸免于二手烟的毒害吗？

对于80％既吸烟又喝酒的人来说，突然的双重戒断是不太实际的提议。然而在法国，每年有 12 万人死于抽烟饮酒。

## ➢ 大麻的秘密魅力

米丽安·缇斯古那写的一篇关于大麻社会问题的社论揭露了自大麻 1830 年在欧洲出现以来，这种精神药物的地位发生了多大的改变[5]。作为受质疑和排斥的毒品，如今它也获得了新的意义。这位人类学研究者狡黠地说："家里种大麻是一种融合的表现。因为工作时间减少，种植者在各种快速转换疗法的作用下对大麻剪枝修整，还上网查看培育大麻纤维的指南。"人们还推出了一些糕点配方："您愿不愿意品尝大麻味月饼？"

在《巴别塔》里，一个年迈的摩洛哥人为帮助一个被子弹击中受伤的美国人减轻痛苦，让他抽了大麻。[6]

迪迪埃·努里松引证了一项研究。这项研究指出："据统计，2002 年 16—17 岁的年轻人中有 47.6％经常吸食大麻（一年中至少 10 次），然而在 1993 年的时候，这个比例仅为 20.6％。"

自我克制是一种很普遍的防御。帕特里克·佩雷蒂-瓦泰尔[7]指出大麻吸食者借助自己的经历，将行为合理化。如果几天不吸，他就认为自己并没有成瘾，因此，他又开始复吸。他会将当作消遣的大麻和能"控制、孤立甚至摧毁吸食者的海洛因"进行比较。法国毒品和毒品成瘾观察研究所（OFDT）完成的一项调查表明，高中生吸食越多大麻，他们就越能区分软性毒品和烈性毒品，他们就越否认迅速增加的风险，他们先吸软性毒品，然后再吸烈性毒品。

在嗜酒者身上，我们可以看到三种不同的吸食大麻方式。除了偶尔吸食者，有毒瘾的饮酒者会用大麻来消除一天结束时的疲倦。其中有一部分人因此滋长了妄想症和挑衅行为，这迟早会把他们自己送到警察和法官的手上。

为什么仅仅局限于大麻？关于大麻，夏尔·波德莱尔一直强调，吸食大麻可以让过量吸食者不想工作，不愿努力付出。在《快感》作者看来，它让人"更不愿意承担责任，以至于试图掩盖罪恶感来建立一个多愁善感的自我"。[5]

一段吸毒的过往对他们来说，意味着难以评价原本的生活。

**请参考**

1.4　债务的象征意义

1.8　成瘾内稳态和身心平衡

3.1　酒精成瘾的系统维度

**影片**

［1］《Psychose》，Alfred Hitchcock，USA，avec Antony Perkins et Vivian Leigh，1960.

［3］《Thank you for smoking》，écrit et réalisé par Jason Reitman，2005.

［4］《Tabac，la conspiration》，Nadia Collot，Canada，2005.

［6］《Babel》，Alexandro Gonzales Inarritu，avec Brad Pitt，et Cate Blanchett，Mexique/USA，2006.

**书目**

［2］Roselli Julie：*Du rouge aux lèvres*，Introduction d'Hervé Chabalier，Éditions K&B，2006.

［5］《Alcoologie》，*Addictologie*，n°2 consacré au cannabis，éditorial de Myriam Tsikounas，juin 2006.

[7] Peretti-Watel Patrick：*La société du risque*. Repères，La découverte，août 2001.

# 1.4  债务的象征意义

债务构建了意识和身份，嗜酒者用身躯来偿还债务。

我们语言中与债务有关的表达很多。意识到成瘾的象征意义，尤其是酒精中毒的象征意义，可以帮助当事人、酒精依赖患者和他们的亲人摆脱带来痛苦和失败的**生活心态**。

## ➤ 传统社会的例子

人类学家米歇尔·达谢[1]提到，在传统的非洲社会里，"从共同债务中很难产生身份意识"。在这些社会群体中，血统是"组织划分和管理的首要原则"。因此，"在我们文化中，对死亡恐惧不安是因为害怕无子嗣"。因而，生孩子属于偿还债务的方法。

为了有存在感，个人必须使自己符合规则、惯例和忠顺。为了社会秩序，批判精神、首创和创新精神会出现，但是也会出现同样多的威胁。

债务建立了一种不对等和无法偿还的交换，这种交换只有在债务人消失后才会终结。其实，建立在债务基础上的父母子女关系中，孩子从一开始就亏欠父母亲，因为他们给了小孩生命；之后，为了给小孩提供教育，让他们在社会中取得成功，父母继续付出努力。如果父母的行为像债主的话，那么小孩之后需要耗尽精力来偿还这个预付款。父母亲上了年纪、寡居后，变得依赖小孩是很平常的事。父母亲变得越是依赖，子女越是觉得必须要为他们效劳。以至于当父母亲去世后，子女会闷闷不乐，产生犯罪感和空虚。因为血亲关系，子女不能守孝会被看作是吸血鬼行径。

嗜酒者以对酒精喜爱的名义，他也算培育了自己的"孩子"。尽管他甚至都不能履行自己应当承担的义务，但是他还是象征性地成为了债主。按照这种思维，生育就等于开启了一个无限的账户。

请注意：属于少数派但数量不容小觑的饮酒女性决定不生小孩，中止了让她们难以生活下去的债务。因而，她们采取激进的预防态度：为了不承受死亡和病痛的折磨，她们拒绝创造新生命。

## ➤ 只要有生命就有债务

债务和其对人生活的影响不是单纯的文化建构。不管是哪种文化，债务是人类的组成部分。即使我们是克隆人，我们还是亏欠克隆机器。在印度文化里，"生命是死亡之神寄存在我们这里的物品……死亡之神就代表了债主。"[2]

我有个病人，还是个青少年。他在一次野外烧烤的时候企图用自杀来表达被母亲抛弃的痛苦。他虽然贫穷，但是经常去印度寻找"内心的平和"。他不再饮酒，但是他一直依赖可待因，这是他妈妈在家发神经的时候，让他灌入精神药物后留下的后遗症。解脱对他而言，"既不是债务人也不是债权人"。

## ➤ 治疗师现身说法

关于债务的交流会刚开始的时候，一个与会者一上来就"巧妙地"表示了反抗："当我们因为想要转变意识状态而饮酒，为什么说我们在用身体抵债呢?"在会后，其他人说这个（交流会）主题和他们没关系。为了打破这种僵局，我知道我必须要现身说法。

因为我自己承担着团体的起草工作，我知道自己选择做酒精治疗与预防专家其实是在象征性地还债。这一点，在刚开始的时候我并没意识到。

不难看出，与其他酒精治疗与预防专家同事不同的是，我的个性是尽可能不对什么上瘾。我会把写报告的时间用来参加活动和有限制的娱乐活动：面对不可避免的死亡，每个人都会有防御。

与其养成那些让人精神不振定时发作的瘾癖，我选择用另外的方式偿还。在我4岁到14岁的时候，我身体出了问题，患上哮喘，每天夜里都发作。尤其还要和我爸妈一起住在那个潮湿的房间里，就更严重了。在我身体发育期，我的支气管让我不停地感到气闷。

从我8岁开始，我的心理自我保护就形成了。我妈妈经常会拿我那个算术能力强的表弟和我比较。只有一年，我俩在同一个班级里，那时候我排名第一，他第二。我想这样就可以解决所有因考试带来的争论。其实不是这么回事。这段时间让永远不会错甚至是不容被质疑的母亲感到了挫败感。我遗传了我父亲的独立和务实精神，自己却不知。在那个时候，我可能获得了第二次重生。力比多方面的离心效应增强了我对知识的批判精神。因此，我刺伤了我母亲，却让我对她产生一种稳固又有一定距离的永久依恋。

曾经有段时间，我认为自己选择从事酒精治疗与预防是因为道德感。只对肝脏感兴趣不够，我决定从今往后，开始关注肝脏的主人。站在嗜酒者身边，我问自己为什么要选择这一行，这工作让我远离安逸。确实,我不再在胃肠科工作。其实,我不想再接受自由医疗体系下病人去哪儿看病就可以决定全科和专科医生之间关系的那些规则。

我知道目前最大的理由就是想修复之前对母亲的羞辱,我可以为自己辩解。我外公以前是一位箍桶匠,他经常等同伴下班后一起去喝杯茴香酒。外公好像很喜欢我。他在给我亲手做了一个小木椅之后去世了,那时我才刚刚三岁,这个小木椅我一直用到老房子被废弃。平时,我妈妈会在夜里抄连接外公房子和附近城里酒吧的小路去看他。当时这位小女孩因为路黑而感到不安害怕,可即使会遇到坏人,她还是抱着可能找到父亲的心情前进。只有她有权利可以安抚他,制止他,也有权利指责她瘦小温柔又善解人意的母亲,也就是我外婆。这就是一切却又什么都不是。我想在那个时候,我外公痛苦地感受到了一个贫困移民者的困境。和同伴们一起后,他有了社交圈,回到了现实生活中。他可能后悔因此挥霍了一部分工资。

我猜想我妈妈的焦虑和缺乏自信与我得哮喘多少有点关系。现在该轮到我感到压抑了。我爸爸那边家人都是一些踏实勤劳又简单的人。他们把金钱看成继承性的道德腐败的推手,在那个时代,大家都这样认为。我想起我的伯父,他总是觉得我随时会哮喘发作,不能回答他的问题。他的眼神很悲痛,同时我知道我的身体状况与外公酗酒有一定关系。当然,我坚持认为发生在我身上的事不需要我妈妈和外公承担任何责任。

通过成为酒精治疗与预防专家,我让不断增加的痛苦和怀疑有了正面的意义。这象征性地洗掉了对我妈妈的侮辱。我也算尽点孝心了。

## ➤ 对嗜酒者来说，这又意味着什么？

嗜酒者的酗酒问题比哮喘病晚些出现：因为前者通常在青少年时期出现。酒精上瘾会阻碍青春期生理发育。不管外部性征怎样，吃下的东西和吃的习惯让青少年的生理发育在两性特征间不断平衡。口唇欲保持或又变成其中的主要特点。

对嗜酒者而言，舔舔酒杯或酒瓶之类的物品起不了任何临时过渡的作用。但它却具有过渡性物品的价值，且能一直保存下去。因此，酒精会阻碍超脱自己和个性发展。因为不能全力以赴，嗜酒者用自己的身体来支付。通过把它躯体化使得这种行为的寓意颠倒。它的象征能力集中体现为一种只需借助躯体的反复行为。

➥ 我父母亲对我期望太多。他们让我承担了不合理的债务。

➥ 谁确定债务的价格？有合法的债务也有不合法的债务。我们需要清楚地区分这两者。债务不是用来清除惩罚的。

**请参考**

3.2　家谱和饮酒事迹

6.4　牵连与类型

**书目**

［1］Dacher Michèle：«La loi de la dette dans des sociétés préindustrielles：exemples africains.»　«Dette et addictions：enfant, le poids de la dette», Colloque de l'IREMA des 23 et 24 novembre 2001.

［2］Malamoud Charles：«Dette réelle/dette métaphorique en Inde, en Chine et au Japon.»　«Dette et addictions：enfant, le poids de la dette», Colloque de l'IREMA des 23 et 24 novembre 2001.

# 1.5　风险因素和创伤性背景

倾听,观察。

研究风险因素对建立治疗关系来说是一个很重要的阶段。只要喜欢故事,喜欢听故事,就可以用简单概述的方式,以开放式的结局来重现这些故事。手指在笔记本键盘上滑动,句子一句一句地拼写出来,按照故事逻辑发展,确定问题。这就好像拼图游戏一点一点完成。然后,我开始观察,画重点,加下画线。第二天,短期住院者会自己解读这些,自己思考故事情节的构成方式。我会帮助他们连接事件和背景,虽然这些表面上看起来与酒精没有任何关联。这样以便让他们对故事感兴趣,分享我的好意,并发现那些被侮辱的不幸小孩的自豪。

客观上来讲,一些人几乎没什么风险因素,却养成了嗜酒的习惯。而另一些人有很多风险因素,却没有嗜酒。为了故事结构、人物性格特点和环境因素,都需提及风险因素。它们既不是特定的,也不是起决定性作用的,与无瘾癖人群相比,这些因素在酗酒人身上更常发现。

单独看,风险因素既没有任何偶然的决定性价值,也没有很大可能产生价值。这些风险因素结合却会增加真实风险。我们不需要去推断就知道每个临床研究案例都没什么用:这与期待的完全相反。病人讲很多事情,但不一定讲到重点。他们会不承认自己以前受过创伤。另外,在癖嗜学上,我们经常提到的早期**创伤**不会直接表现出来。另外，这也是用合适的语言表达让当事人处于被害者心态的原因之一。心理治疗师相信，病人最终也会相信这些。倾听必须警惕给出任何建议，必须考虑到以前专家给出的建议。讲述创伤属于**虚假自我**的一部分。与其什么也推断不出，还不如进行一种大胆的阐释。

在大多数故事结尾处，故事梗概和无法改变的推理方式都表露无遗了。常常会有一些东西显露出来，至少是以假设的方式表现出来。

**阿兰**，三十来岁，又矮又胖，胡子拉碴，好像刚喝完酒的样子，蜷缩着坐在我面前。在自我讲述的过程中，他哭了好几次。

"我父亲酗酒。我叔叔死于肝硬化。我爸妈在我 14 岁的时候离婚了。其实在我 4 岁的时候，我妈妈可能就已经要求离婚了。

"我父亲从不在家，他总是在酒馆。他和我在一起的记忆只有三段。一次，他带我去打猎，另一次带我去采蘑菇。但是他会定期带我去舞会。他给了我几分钱，让我去坐旋转木马，然后自己去舞会参加喝茴香酒比赛。还有一次，因为妈妈要去演戏剧，就让他带着我。他指责我说是我导致他们不和，还说被妈妈和外公外婆算计。

"我妈妈是小学教师，我爸是她第一个男人。她是天主教徒，没打算要离婚。

"我妈妈一个人生活。之前一段时间，她有过一个男朋友。她既演戏剧又在合唱队唱歌，还喜欢远足。我非常爱她。

"在乡下，年轻人很早就开始喝酒。当我们到城里住时，我感到孤单寂寞，就放任自己。"

> 就在故事结束的时候,我问他没忘记什么重要的事没讲吧,他补充道:"我出生时,双足是畸形的,我9个月就被放任不管,没有与任何人有过接触,包括我母亲。"

可以这样说,风险因素阶段开始于前辈人的影响,直到青少年后期。

风险因素表面上不同于诱因,后者会引起饮酒方式的变化。然而,一个事件起到创伤作用不是因为事件本身,而是通过它让当事人在潜意识里产生的联想意义。

成瘾行为最深的根源潜藏在人生最早的时期,就是前言语阶段。让·贝尔吉的学生丹尼尔·赛特安医生,一位精神分析学家,也是酒精治疗与预防专家同人,他提到:"当他们还不能把痛苦用词语表达的时候,他们不会饮酒。"


## ➤ 主要的风险因素

问题饮酒的家族史是最大的风险因素:25%的嗜酒者都有或者曾经有一个直系亲属(父亲或者母亲)对酒精依赖或者酒精滥用。50%的人有一个祖辈酗酒。考虑到酒精饮料如今在我们文化中的地位,有一个酗酒的长辈并不构成遗传的说法。即使有几位长辈饮酒,特别是父母亲两边长辈都有的情况,这同样不能解释成遗传关系。我们可以看成是神经生物易感性的转移,还有"模仿效应"。由于不能与记忆模糊又酗酒的父亲在一起相处,上个案例中的阿兰慢慢就和他同化了。

家族精神障碍有20%的概率会影响直系亲属:母亲产后会极

度焦虑，长期压抑或者严重抑郁，还有躁郁症，自恋和明显的癔症；父亲则会出现性格问题，住在一起的祖辈会出现心理问题。由于时代和社会文化的原因，很多像这样的病人并没接受治疗。可以这么说，父母亲都是由孩子来照顾。

孩童时期的创伤性背景和经历过的创伤留下了不可磨灭的痛苦和心理机能障碍伤痕。精神分析学家克洛德·奥赛尔提出了有说服力的说法——"早期童年创伤"。倾听嗜酒者的故事就印证他说得有道理。心理受迫害不一定都对性方面产生特别的影响。普通的小事却可能带来永久的创伤。我们要区分柔性和硬性创伤性背景，前者包括缺乏情感表达、沉默、隐言、家庭秘密、父母间长期的紧张关系和兄弟妒忌，后者包括多种情况：语言、肢体和性暴力。还有常常提到的父母过早离异。

过早分离，不管是因为医学还是工作关系，这都会让晚辈感觉被遗弃：就像双足畸形的阿兰。

鲍比**依恋**理论的后续研究提到必须要重视婴幼儿时期的事件，因为它们可能会让当事人产生被抛弃的感觉[1]或者让当事人感觉缺爱，尤其在父母过早离婚后。

大部分人很快会对别人说的话感兴趣。在谈话结束的时候，他们会告诉大家他们从没像这次一样讲这么多关于自己的事情。

关于风险因素的对话似乎让我们没那么在意酗酒事件的行为，这里有社会和药物学方面的原因："因为我职业的关系，我经常借酒浇愁……"对话主要想让当事人讲他的感受而不是他做的事情，让他关注被淡忘的或者被否定的痛苦。同时，可以让他意识酗酒问题的复杂性。对话可以让他从酗酒这件让他感到羞耻的事中得到放松，也可以让他偶尔释放愤怒或者怨恨。还可以让他感到自由，因为很显然，在他们讲述自己问题的时候，没有任何一件事是单一的决定因素。

研究风险因素是当事人自我调整初期阶段的内容之一。他借此可以理出思路和行动方向，因为故事要素对维持酒精成瘾起到作用。实际上，除了停止饮酒外，其他所有事情都需要做。

## ➤ 职业倦怠

职业倦怠对需要很强责任心的行业，比如医生，产生较大的影响。[2]它与技术专家的工作组织和城市生活有关。职业倦怠即使会对酒精依赖有推动作用，也不会导致酒精依赖。喝酒可以掩盖职业倦怠一段时间，之后才显露。

倦怠是实际必要工作时间和所有消耗时间之间无法承受的差距的结果。倦怠说明工作中外部限制越来越多。酒精加速当事人走向不适应，长期病态或者失业的过程。也因此出现了工薪阶层与单位领导，相关医生和医护人员之间的对话。保护一个多次翘班去喝酒的工薪阶层没什么积极作用。最合适的态度是采用灵活反击的战略。重点在于治疗，首先让他们停止饮酒，花钱接受实际的治疗，在必要的时候，调整工作时间或者换工作。治疗的动力可以帮助当事人重新获得原来的能力，使他生活得更好。

**请参考**

3.2　家谱和和饮酒事迹

3.4　父亲与母亲

**书目**

[1] Guedeney Nicole et Antoine：L'attachement，Masson，

2006.

[2] 1^er Colloque du Conseil de l'Ordre des médecins de la Région Midi-Pyrénées，《*Médecins en 2011：mieux être pour mieux soigner*》，décembre 2010.

# 1.6  青少年酒精成瘾[①]

### 小乌龟急着爬向大海。

青少年时期是一个过渡阶段。这个年龄段的人表现叛逆和标榜自我很常见，用一个词来形容就是"青少年危机"。对青少年来说，就是在心理上表现自己的性征从而融进某一群体和彰显自己与众不同，不同于父母亲那一代。成瘾行为不断出现在青少年身上是一种社会现象，这与他们追求身份认同过程中经历的痛苦和已有的病理障碍相关。青少年饮酒的病理特点和致病性特点开始在新的消费模式中得到承认。

## ➢ 豪饮或快速喝醉

从今往后，我们要担心"豪饮"在市面上的宣传，它指为了买醉快速饮酒的一种方式。其实，它是更挑衅、更具神意裁判意味的一种形式，豪饮在聚会时，尤其是从外面抢劫掠夺回来聚会时很常见，比如故意破坏公共设施或车辆后豪饮。这种现象首先出现在

---

① Chapitre rédigé en collaboration avec Frédérique Gardien, spécialiste des sciences de l'éducation.

青少年身上。这种形式的主要特点是故意喝醉,饮酒有组织性和可见性,因为快饮常发生在路边。如今,这种做法在英国和丹麦得到发展。2005 年对 30 000 位年轻人做的一项调查[1] 显示,近 50％的人表示近 30 天内每次饮酒量至少 5 杯,2％的人表示近 30 天内至少喝 10 次。豪饮对社会产生不良影响,比如车祸和暴力事件。饮酒还常常伴有吸烟、滥交、强奸和意外怀孕。这样下去,"青少年没有未来"将变成老生常谈,日益频繁的暴力不得不让我们质疑自由世界主义的宣扬者。

## ➤ 青少年危机

青少年饮酒有三大原因:性别特征、难于自我肯定和环境因素。

青春期的开始就预示着身体发生变化,这些迫使青少年心理也发生变化。青少年的"危机"不是指这些变化,而是变化的快速让这些青少年不自然地发生了改变。[2]他们在想长大又不想长大的矛盾中经受折磨。

因为性别特征变得明显,青少年接受按照父母形象进行自我构建,却又想摆脱这些。最令人担忧的状况是青少年对自己的性能力持续怀疑,更糟糕的是,有些青少年意识到自己有同性恋倾向。饮酒帮他们适应这一快速变化,却又让他们远离走向成熟的可能。

当饮酒成为青少年长期保持的主要消费行为模式的时候,饮酒会对心理造成两方面的影响。一是阻碍青少年个性的成长,二是很快会使他们发生行为偏差,对物质成瘾。[3]

## ➤ 饮酒与群体归属

对追求群体认可和融入群体、模仿成年人行为的青少年来说，通过参加群体饮酒，来寻找同龄人或群体的归属。小流氓就是通过喝啤酒、"摇旗呐喊"和制造冲突来表明身份。

从**人类学**角度来看，过渡期的规矩礼仪对青少年行为起到规范作用。可以让这一年龄段的人经历考验，学会承担成年人的责任。规矩意味着要克服身体上的痛苦，也是一种精神宣泄，因为他们会体会到从情感上离开母亲庇护的困难。反过来，成功经受考验的人就会被认为长大了，就有了新的身份——成年人。如今，青少年喝酒不是为了这个目的。他们需要挑战代表权威（有象征意义又合法的代表权威）的成年人，借由不能得到社会认可来表示存在感。

对某种精神活性物质成瘾的同时，也表明了他们无力脱离父母，独立自主。他们摆出一副脱离常规的样子，认为没有可供参考能得到大家认可的行为规范。因而，他通过一种有如神意裁判的行为来冒险挑战死亡，从而让自己感觉到存在。他需要这样来认识别人，但是他看到的是刻板模式。今天叛逆，也许明天就因循守旧。最后，我们不能否认酒精中毒有某种掩盖社会和文化弊端的作用。

"家庭典范"不具有预防作用。见到双亲中的某位有病理性行为，小孩会被他同化。这说明了依恋的力量和承受的痛苦的影响。

家庭成员酗酒同样也意味着家庭内部隐藏的群体病理性，这在几代人身上都会体现。精神病的印记在那些经受折磨团结在一起的家庭中更容易被察觉。它会默默地要求每个人都用沉默和模仿的方式对家庭保持忠诚。

这是不是就肯定了拒绝继承或者渴望同一性呢？这就像在高中校园，一个新生面对一些有特权的竞相比家世的年轻人时，微笑着说："我？我是第一。"

**请参考**

3.1　酒精成瘾的系统维度

3.2　家谱和饮酒事迹

3.6　支撑

**书目**

［1］Enquête Escapad，dépêche de l'Agence France Presse du 11 novembre 2006，à partir d'un article de Véronique Matinache.

［2］Delaroche Patrick：*Adolescence à problèmes*，Paris，Albin Michel，1992.

［3］Jeammet Philippe，Corcos Maurice：*Évolution des problématiques à l'adolescence. L'émergence de la dépendance et ses aménagements*，Paris，Doin，2001.

# 1.7　自我缺点和生活事件

*自我是怎么形成的？生活中的大事对自己的存在有什么样的影响？*

## ➤ 从一封信开始

必须接受以下想法：

■ 　存在真正的关系，爱是以尊重对方的自由的形式而存在的；

- 有些故事只关系到故事里的当事人；

- 谨慎没必要掩饰普通的理由；

- 对方有时虽然不完美，但还是可以成为彼此幸福慰藉的源泉。

总是要不断问自己，当我们批评或贬低某个人的时候，我们是否让自己获得了更好的形象。如果是的话，那最终也只是我们借由他人来厌恶自己。

不要轻易、无故地表达否定的看法。

最后，需要取得精神上受伤害的人的信任。

如果嗜酒者有顺从、坚定、可靠和成熟的自我本性，治疗师大概就只需提供些简单的信息，给些好的建议。

这个人有才华，但是遇到这种本性的人的概率很低。心理情感发展变化塑造一个人的个性，其脆弱性通过生活大事和问题饮酒的叠加效应表现出来。


## ➤ 最后一次交流会

这一节是我们在撰写这本指导陪护指南的时候，最后集体讨论的内容。

我提出了两个问题：

- 在您看来，您的脆弱指什么？

- 生活大事件对您个性的形成有什么影响？

这是一些开放式的问题，按常规来讲，就是太宽泛了，因为问题的目的不是用绝对清晰的概念来分析自我。目的其实是让参与者表达明确的观点和给出自己的建议，完成一个阶段的心理活动。我来开会的时候，差点不记得提议的主题是什么。大部分的老参与者都有同样的反应。开会的时候,我们都感觉彼此间的关系和氛围很好。我们任凭大家自由地思考会议组织模式:一个发言者的讲话引发其他一些与会者的思考。每个人从自己专业角度出发,真实自信地对这个主题阐述自己的看法。嗜酒者自己知道,这种交流方式对他是一种尊重。大家认真地听别人讲话,真诚地表达,保证他所说内容的实用性。

因此,精神分析具有启发意义的这个主题,到场的人会提到自己结交的朋友和生活中暂时失去的**支撑**,最先开始讲话的人是男士,他们讲述了在圣诞节的时候经历过的一些不堪状况。酒精会让人酒后胡言,肆意发泄;当家人知道酗酒的事后,就不得不过几个月难受的节制饮酒的日子。谈话后的第二天,他因自己的直言不讳,必须面对家人组织的批判会。我们让他注意到他言语激烈可能与他的嗜酒本性在看到出现的或待消费的葡萄酒时就容易被引诱的事实有关。如果他以前接受过训练,面对家人批判的时候,他可能会提及他的情绪矛盾。他可能会让别人明白一个嗜酒者不能一夜间就对酒漠然视之。

我们提到了莎士比亚名句"如你所愿"里包含的超脱。当一个人看到一位不幸的嗜酒者一个劲地喝水的时候,就大声问女主人家里有没有酒,女主人答道:"如你所愿。"

我不止一次提到我叔叔的黑猫。主人给猫喂烤香肠,但猫居然轻蔑地摇摇头。它通过这种方式表明在选择捕猎和食物方面是自由的。它想吃的是壁虎、小家鼠以及出现在它活动范围内的野兔子。尽管这只猫听话,但是它却不适合家养。

我们自然会想到弗洛伊德的三个术语:**本我**、**自我**、**超我**。要知道,心理学研究的目的就是发展超我,超我来自个人道德层面的规范和负罪教育。我们认为，犯罪感可以被看作早期超我的标志。我们激活自我，对现实进行批判和裁决，介于对现实的憧憬判断和道德标准之间：尤其注意"不要破坏"这种平衡。

　　一段良性的发展都必须要有清晰的意识概念。影射清醒的意识，以我们观察中的不好方面为参考是常见的事。我们也支持另一种看法：意识清楚可以猜测某个人或某种情况的潜在力量。这种清楚可以是乐观的也可以是让人感到欣快的。

　　这些可以让我们考虑到**认知行为疗法**（techniques cognitivo-comportementales，TCC）的实用性和规范性。当一个人对新工作感到吃力时，心理治疗师认为，唯一的目标就是让来访者感到与工作**契合**。咨询的目的是当面对新束缚的时候找到克服心理压力的方法。心理治疗师好像获得胜利似的庆祝一个事实，就是客户遵循了游戏规则，克服了恐惧和反感情绪。但是一位治疗师与为人指引方向的咨询师没多大关系。他主要试图帮助患者做真正让他高兴的事。他也相信患者跟他说的话："如果这个工作适合我，我能保证做好它，并忍受工作中的艰辛。"只有在这种情况下，才会这样吧。既然我们能幸运地做适合自己的工作，我们还需要做其他什么吗？当谈话的话题与失业有关，治疗建立的联盟关系就上升到另一个水平。

➜ 在交流会进行一段时间后，一位男士讲到了个人承担的正常功能作用之一被夸大所带来的困扰：职业和父母职能。自我具有多项功能。责任与束缚的界限在哪？约束从来不缺。我们必须在一些限制中体验自由。一位参与者指出大家不做自己想做的和做自己不想做的事情的频率。

→ 一位三十来岁的人告诉我们尽管他和妻子有小孩,他们还是刚刚分开了。他意识到他建立的家庭不是双亲家庭。他之前希望建立一个不一样的家庭。成瘾药物滥用已经导致他走上了一条没有出路的路。在节制用药期间,他精神状态变得清晰了。目前他在操心小孩和家庭的同时,还需要关心自己,重新制订更符合自己追求的生活计划。

→ 一位四十来岁的患者接受了几个月的精神病临床治疗。现在他什么都失去了,他可以重生了。他感觉自己是个新生儿。**戒酒硫**在节庆期间对他帮助很大,因为他和以前的同居女友有了四个漂亮的孩子,她让他为之前的恶习付出了代价。他必须成为一个称职的父亲,但又不仅限于此。

### 精神病患者 II

马蒂尔德曾经被希区柯克导演的《惊魂记》①里的冲凉和旋转扶手椅两个场景震撼到了。与诺曼·贝斯不同,她是在家里养成的酗酒精神病性,因为受她妈妈影响。她妈妈虽然残疾但神志清晰,因为不能动所以只能节制饮酒。当她妈妈告诉她,爸爸欺骗妈妈时,她妈妈打了她一记耳光,然后又用动画片来弥补她。马蒂尔德戒了好几年酒,我曾听到她妈妈小声地说:"我会让她复饮。"孩子们虽然离开家了,但是他们还是会一起住,因为他们相对贫困,所以大家必须相互扶持。当然还会定期地发生让人流泪和愤怒的事情。

---

① 《惊魂记》(1960)由阿尔弗雷德·希区柯克创作和执导,安东尼·博金斯主演。

被认同的人常常会忽视抵抗，比如否定、分裂等。她会想到一些有矛盾的愿望，而每次她都会找到一个折中的立场。这种个性不会与通过某种功能获得的身份混淆。把自己禁锢在四面都是墙的监狱里，其实她比大部分人都自由，当一个她想要什么就能有什么的囚犯。

## ➤ 我的一部分笔记

在写完这篇简短的报告之后，我重新看了我的笔记。我找到了一些普通的评语：

> 心理上，我最大的脆弱就是我喜欢一些人，但是他们的离开或者消失会打击我或者会把我的一部分给掏空。

> 另外，我认为我要比一般的人坚强。现在，我变得坚强，这与对我重要的事情的奋斗有关，我不是孤独一人。我仍然敞开胸怀，接受生活赐予的美好、有意思的东西……

**请参考**

2.4　不成熟、分裂、虚假自我和第四个问题

# 1.8　成瘾内稳态和身心平衡

从沙漏到考德尔的动态雕塑，更勿论哥伦布的蛋。

改变发展方向的同时，也需要调整平衡。

"内稳态"这个词用来指整体内部不同组成部分达到的内在平

衡。颠来倒去的沙漏形象能让人对这产生概念。哥伦布的鸡蛋阐释了重心。考德尔的动态雕塑，这一几何雕塑的整体由可平衡重量又可活动的中心轴组成，平衡重量可以改变受刺激后的形状，然后又通过惯性变回最初的形状，这是一个精心创作更能让人产生联想的模型。

## ➤ 系统模型

任何一个整体在表面上都会呈现一种连续的稳定性，由相反或相辅的力量制衡达到平衡。因而，一个家庭的平衡，之后我们会讲述（参考 3.1 节），是依靠各种相互影响的关系形成的。影像也可以让人看明白在一个被条条框框限定的社会中发生的事情。所以，社会的和平由安逸、苦恼、自由、强制、秩序和团结等各种因素相互影响而形成。

当某一个平衡轴被改变，就好比去除相互影响关系中的某一物质，比如酒精，这个系统就危险了。即使回不到从前的状态，还是会寻找自己内在的，不管是旧的还是新的平衡。当我们讲到成瘾管理时，我们需要明确是个人、夫妻、家庭、社会还是世界经济的秩序。

缺陷最让人接受不了的特点就是会让人质疑先前的平衡，即使这种平衡不会带来益处。由于没有采取合适的措施，新达到的平衡可能会产生**旁示损害**和事与愿违的结果，甚至是有害的结果，特别是当所做的决定没有考虑到整体实际情况的时候。

精神生活通过三方面表现它的痛苦：情绪紊乱、身心疾病或症状及成瘾行为。精神生活上某一方面的发展会影响到其他两个方面。每个方面都有自身固有的平衡。动态的平衡是建立在无意识和心理层面的平衡上。成瘾行为的产生会阻碍人体健全的认知功能的发展。无意中，人的精神活动就如同实验室里的小白鼠。我们须拒绝接受如今消费型社会期待我们走向的理想生活模式。

只要妥协不影响发展，阶段性地接受一些妥协也是必需的，这有利于退后反思。

## ➤ 并非所有一切都与成瘾有关

我们需要尽可能少地把所有都与医疗扯上关系。一个机体能运作、感受和表达，让人感觉良好。而精神生活状态则指这些机体感受在人的各种实践、概念或文学表达中的反射，还指人的休闲活动：电影、文学和戏剧。大部分的身体活动都有心理和情感意义：远足、跳舞和从事某项运动。局限于戒酒是没有意义的。在戒酒的时候，通常会看到躯体出现反应：皮肤疾病、消化紊乱或呼吸问题等。一个人或多或少会被成瘾行为影响，其实一个人经常被若干行为影响。可以说这个人具有成瘾潜力。大量戒酒者在戒除瘾癖后都必须服用抗抑郁剂。对入口食物，不管是液体的还是固体的，尤其对甜食的依赖在戒酒者身上都是很普通的事。当事人会保留一种潜在的强迫行为，这种行为有其他的支撑和依靠。我们可以把这叫作"成瘾内稳态"，就像精神疾病三种表现方式组成的内部稳定性。

## ➤ 一些案例

➜ 身心体内稳定性的一个案例。**让·吕克**非嗜酒者。他是信息技术方面的工程师兼教师。他在工会和政治上都很活跃。他的妻子属于抑郁人群。她卧轨自杀了。他什么也没说。两年后,他得了白血病,幸好是可以医治的。他儿子在他的陪同下接受心理治疗,在悲剧发生五年后的那一天,他儿子康复了。当痛苦不能通过言语表达的时候,它可能会通过身体来表现。直到今天,让·吕克始终什么都没说,但是他会与那些对他来说及其重要又必须优先想到的事物保持距离。他找到了一种新的内在平衡。他投靠了政治上的享乐主义,不再那么关注责任。

➜ **奥德勒**曾经需要好几个月的时间来使自己适应不再饮酒的生活。因为艾琳的只言片语,她曾困扰不堪。艾琳曾说道:在戒酒后的第一年时间里,虽然没有饮酒,她还是不停地出现复发症状。想到奥德勒已经克服了自恋障碍,我尽力向她证明这句话的正确性。

➜ 就和其他很多人一样,**艾琳**处在一个关系到生存的关键阶段。这对她来说是一次机遇,让她在家庭氛围中感受了一次痛苦的经历。停止用药改变了她对酒精的顽固依恋。她曾说自己不会戒酒,因此她激怒了不止一个人,家人不明白什么在影响她。就这样,她抵抗住了来自她酗酒母亲方面带来的些许邪恶的诱惑,在她生命的重要时刻她还是表现得不成熟。艾琳接受与幻想共生,不管是过去的还是其他的,因为在酗酒日子里,一些幻想强烈到她忘不了自己的犯罪感。就如同其他的寡妇一样,她

051

一个人承担了父亲和母亲的双重责任。艾琳必须用双重身份介入，需表现出公正，体现出强大。她把女儿放到车后座，以悲喜交加的心情准备让她再次入校，这样她就可以行动自由些。她很难放弃她的儿子，虽然他患有和他父亲一样的冠状动脉疾病，他却拒绝必要的照顾。从此以后，她就24小时看护着，害怕他又有不好的消息。虽然艾琳没有饮酒行为，还是会时不时地出现复发的症状：她变得易怒易躁，出现被施暴时候的暴力倾向，那是至今都逍遥法外的父亲对她乱伦施暴产生的阴影。当她鼓起勇气告诉她那位美丽优雅却时常不在她身边的母亲后，她母亲给了她一记耳光。

➡ **奥德勒**提到戒酒后的一些情况：停止用药并没有让她摆脱个体的嗜瘾性。节制让戒酒有了进展，但还需要耐心和精神上的努力，在这过程中伴随种种复发的症状。艾琳因为哮喘发作，恶习复发了好几次。在我的建议下，奥德勒去咨询了一位内分泌科和营养学方面的同人，也是大家熟知的催眠心理疗法专家。奥德勒并没有变瘦，变瘦曾是她主要目的吗？她通过控制吃的东西来管理节制饮酒，而其他很多人是边抽烟边戒酒以免自己承受不住。奥德勒在戒酒的时候用食物来补偿自己，这种做法说明他神志清醒。现在，她身体感觉良好。

这些例子可以让我们明白什么是内稳态，计算为了达到更良好的平衡需要多少努力。对病人过往历史的了解有助于抑制对**卫生学**的热忱。节制中的病人就如同走钢丝的杂技演员一样前行。他一边需要砝码，一边需要测量杆。其中的一块砝码就是那些对他精神状态平衡没有即刻产生危害的嗜瘾，另一边则是他在治疗机构确保能接受到的治疗。在我看来,我们有些偏离了针对客观症状制定的要求和不合常理的指令,这些要求和指令要求心理治疗师是无所不能的机械师。

➜ 我有许多不适要在躯体上表现出来。我妹妹就是这样的,她还从这些不适中获得益处。

➜ 我缺乏警醒信号。在家庭文化氛围中,身体病痛不被接受,因为那是留给弱者的。

➜ 在我离婚的时候,我患上了破坏性湿疹。然后,我又得了腰椎间盘突出。抑郁症随后出现,并随酒精成瘾持续存在。

➜ 如果我停止吸烟,就会出现情绪紊乱。那些折磨我的东西与能带给我生命的氧气经过同一渠道。

## 大车站待发的列车

为了说明精神病性,我想到了在大车站一辆准备待发的列车,这是希区柯克电影里常出现的画面,比如《贵妇失踪记》《列车上的陌生人》《西北偏北》《第三十九级台阶》等。希区柯克喜欢讲述发生在车站的故事。

我们的童年时光就像一趟列车,经过了或多或少起伏变化的路线,它就如车站待发的列车一样,在经过每个岔道时,方向发生变化或方向变多。在某个时刻,列车在自己的轨道里以自己的速度运行。其他的岔道稍晚会出现,有时很晚。这些岔道被记成第 M 号记忆,第 M 号偶然,第 M 号意外。在经过几个岔道、若干车站不停就疾驰而过后,列车最终慢行找到自己最终的铁轨,顺利到站。

**请参考**

# 1.9　如何制定预防方案？

预防不该是治疗的遮羞布。

作为一名酒精治疗与预防专家，从我的专业领域角度出发，我必须关注预防工作。我自然把预防与治疗联系起来。实际上，就我对临床酒精病学的设想，无须概括，它的应用范围涵盖与医护人员有关的三个方面的预防工作。

■　通过信息宣传和教育培训，改变人们对嗜酒者的看法。

■　通过团体辅导和个体谈话的方式帮助完成对成瘾行为的自我评价。

■　个体或团体的指导陪护旨在避免对饮酒行为产生偏见。

预防工作的某些方面完全不在治疗范围内：与社会组织和社会经济有关。

## ➤ 与治疗有关的预防

酒精预防与治疗的指导陪护围绕团体工作和个体生存展开，

它与医疗上所说的二级预防完全相符,就是帮助嗜酒者摆脱会损害其潜能的药品控制。在我看来,优先考虑预防饮酒的想法产生于当事人开始疑惑酒精给他带来的利害关系,这一点很明显。只有在这个时候我们才有可能帮到他。我一下子就想到这个不那么普遍的举动。在对一种文化变化进行批评和接受时,在我看来,话语表达方式作为一种指导工具在使用时是心理预防和修复的一种必要的神奇方式。不再喝酒的人很少能改变他及其亲属的病程轨迹。预防能帮助躯体功能获得生理上的恢复,这是三级预防。由团体和个体生存推进,不断被强化影响的心理活动或快或慢、或深或浅地催生了一种新型的保健文化,就是修复酗酒父母与子女的关系,这是一级预防。由于文化的具体形式和社会属性重叠交错,团体既是一个相互关联的角色定位,又是有意识的友好平等的组成形式。这也属于一级预防的范畴。

## ➢ 无针对性目标的预防暗示

酒精滥用和依赖者相信找到了戒酒的措施,就是可以解决心理机能运作和面对其他问题的方法。

我开始饮酒的方式并不特别。我也无须节制饮酒。如果不是这种情况,我可能会成为嗜酒者,行为说话会不受控制。慢慢地,就会习惯性喝得更多。我也就会陷进去。我可能会寻找各种理由继续饮酒。上大一的时候,我买烟抽,因为我就喜欢清新的烟草味,享受抽烟的感觉。然后,我把香烟扔了,因为它占用我一只手,而且我讨厌冷却的烟草味。我开始犯困。香烟让我无法尽情享受周围的空气和味道。我无法忍容一切，其他的贪婪嗜好迟早或者说越来越早地一并大量出现。

随着工业化社会的到来，酗酒已成为一件普遍的事情。酒精成瘾性和人天生的脆弱性随着酒在自由市场中的发展被强化凸显。现在葡萄酒消耗量减少，但这个事实对**伏隔核**周围的成瘾通路没有任何影响：只要我们体内系统亢奋不止，精神活性成分对它的刺激就会增加。我能想象葡萄种植者的沮丧：他们的辛苦换不回他们取悦消费者的效果。我对他们表示遗憾。精神上的虚无具有社会特性，超过了享乐主义。最佳的预防可能是政治和文化上的预防。然而财政大权的掌控者却对此装聋作哑。他们小心行事，避免让社会民主受到任何质疑。他们试图毁掉他们可以迷惑或循环再利用一切的事物：环保的、进步的和类似于见义勇为一样有寓意的事情。嗜酒者让我们明白要真的改变，我们必须再严厉些。社会还没触及这个问题的最深处，而社会组织却越来越极权。畏难和弱共识让社会停滞不前。那些宣传戒酒的短片、宣传语，还有各种禁止酒的活动引起了谨慎者的注意。克制一种瘾，另一个又会出现，甚至更糟。妖魔化这些药物起不到任何作用，除非它们100％有害。只需要严谨地描述这些药物会产生什么作用就好。安全思维，各种数不尽的预防原则、禁酒逻辑和对烟草的夸张讽刺并未营造良好的氛围。这些都妨碍了宣传预防的意图。预防就像诱惑，不过分着急会更好些。

## ➤ 围绕预防展开的行动

这里需要遵循"预防"一词的意义。与临床研究与互助协会（本书中简称"协会"）和处于短期入住疗程的嗜酒者一起面对一些企业职工讲到的酒精和成瘾话题时，我没有使用"预防"这一词。我用一种他们能接受理解的语言，传递关于这个复杂问题的信息。我让那些不习惯公开提及自己酗酒经历的人站出来露面，但其他人却不知如何给予帮助。我试图转移目光，推倒成见，使大家的见解更敏锐：假设这些上瘾者不比其他人愚钝。在咨询信息时，协会给大家发一份比标准问卷更深入详细的问卷，希望能收到在工作闲暇之余参加一系列小组讨论会的人员的匿名答案。这就是自我评估和自我追踪。在小广告上，我们留了地址。这些受访者如果愿意，他们可以以个人名字咨询信息。这一举动就可以导向二级预防。当职业病医生涉及其中时，我们就可以见到他。

为了更好地考虑差异，低估酒精的作用是有用的。比如，在餐间和社交场合，如果我们自己不是酒精滥用和依赖者，我们通过克制饮酒树立典范。当提议喝优质葡萄酒或者无酒精饮料的时候，如果可以，我们可以不喝。

## ➢ 青少年如何做好预防？

试图让青少年避免成瘾体验是一个有意思的大议题。我赞同各种宣传活动，尤其是渗入教育里：从小学起，在青少年时期、后期和在大学教育和职业教育里，都可以加入这方面的教育。人文科学类的课程应该成为传授这方面扎实知识的好场合。

小学和中学的老师需要得到由社保机构、医学院和社科类大学授予资质的专业人士的辅助。全国酒精预防联合会（简称ANPA）是酒精预防的官方机构，它可以提供教辅器材。

有问题就值得讨论：借用阿兰·莫海尔的话[1]，体验性预防的价值是什么？注意，体验是一种广泛共享的现象。在法国，所有人都会去品尝酒精饮料的味道，发现它们的用处。所有人都要吃饭、工作、娱乐，都会经历风险。过度饮酒的体验会导致还是制止异常行为转向成瘾行为？应该鼓励去大家体验醉酒的感觉吗？为了使他们不误入歧途，是否需要让他们尝尝可卡因或者大麻的味道？我们不需要开展关于风险、批判精神和观念的教育吗？

我们不能忽视经济推动下聚合本能和社会风俗的力量。让政府宣传预防酒精，却任凭酒商充斥饮料市场，贩卖给年轻人各种含有精神活性成分的饮料，这可能吗？国家是否需要提供财政支持，推出新的包括宣传、预防和治疗饮酒行为的举措？面对酒商的广告，是否需要打出同等效果的禁止饮酒的广告？

我的这些质疑无不让我想到，如果能让青少年开始警惕酗酒问题或者通过社会鲜活的例子教育他们，哪怕只有一人或许能避免这痛苦的通常又是灾难性的经历的折磨。尽管我们常常听到一级预防，但除了警告孕妇不能饮酒外，我没看到在一级预防中提及其他相关的禁酒政策。

仅仅局限于对药品的某次预防性演说，不足以一一指出成瘾行为精神病理学、社会心理学和经济方面的问题。它起到的作用就是掩盖国家在广泛意义上的酒精相关治疗问题和教育上的不足。

## 酒精与妊娠期

在南部—比利牛斯地区卫生部门组织召开的一场研讨会①后，一封写给产科医生们的信：

---

① Alcool et grossesses，Colloque de l'Agence Régionale de Santé de Midi-Pyrénées，janvier 2011.

在南部—比利牛斯大区孕妇产前产后政策的框架下,我们考虑到一项针对孕妇的举措,对她们进行一次完整的问卷调查,类似于 TWEAK 的问卷或者针对个体设计的问卷。此次举措的目的在于关注孕妇,以及间接地关注其配偶和已出生孩子的情况。它包括以下三个连续阶段:

1. 使用调查问卷,其中包括对孕妇亲人精神活性物质如酒精等消耗的调查。这份调查可以由全科医生或产科医生来安排做。

2. 如果问卷调查结果显示在准妈妈或者其配偶身上有酒精相关问题或者是其他成瘾问题,那么就必须要和他们约谈一次,同时需要产科医生团队中一位有资质的工作人员在场,以便尽快就近见面。谈话的结果需要再次反馈给全科医生和产科医生。

3. 然后,在司法治疗强制要求下,根据个人情况,需制定跟踪调查。必要时,进行酒精病学方面的专家会诊,采取实际措施。

这项针对孕妇酒精预防的计划很有想法,因为它不仅涉及即将出生的婴儿、已经出生的小孩,还有孩子的母亲、父亲或者扮演父亲角色的人。它既是第一级预防,又警醒提高这方面的意识和进行早期治疗。最大的困难不在制定调查问卷,违背沉默定律,甚至不是培训能进行半指导性访谈的护理人员,也不是使用家庭社会管理、社会救助和家庭事务调停辅导顾问的权限问题。最大的困难是在城区里找到哪怕跟酒精预防与治疗沾边的专业人员、系统组织和家庭。这就是为什么预防常常停留在讲话宣传和计划打算阶段。

**请参考**

1.8 成瘾内稳态和身心平衡

## 5.8 追求意义

### 书目

[1] Morel Alain，«Les addictions，un objet spécifique de la prévention»，*Alcoologie addictologie*，27，(4)，2005，p.325—335.

# 第2章
# 嗜酒者有什么表现？

## 2.1　情感障碍、羞耻感和被轻视

*"我觉得自己就像反复处理情绪的机器。"*

怎么可能用追求快乐的名义而陷入物质快感不能自拔呢？滴酒不沾的旁观者是不能体会嗜酒者的痛苦，甚至认为这是荒唐的。又是什么阻止了一个感性又聪明的人从这种他或许能避免或缓解的痛苦中摆脱出来，哪怕他只需要把用来悲伤难过的十分之一的精力拿出来克服它？他怎么可能在有意义的人生道路上迷失自己呢？

在这一章节开头，我把自己比喻成一个登山运动员，面对一座光秃秃的高大山脉内心震撼不已，但还必须翻越它。现在就开始无止境地游览通往不幸之国的路途吧。

## ➢ 情感障碍

首先，对情感障碍认识就有歧义：过分重视粗暴和强烈的情

绪。"你是否会如暴风雨来临般迅速地起身?"情感就好比未加工
的原材料,可以打磨它,让它感到快乐,也使人获得快乐。成千上
万的图像和行为可以让人产生愉悦之感。我们追求的有限的意义
也可以产生源源不断的满足感。云淡风轻的天际,拂晓初现的光
芒也让万物倍感快乐。

## ➤ 羞耻感

我们总感觉酗酒与自己无关。但在社会保障中关于它的信息
资料很多。原因是,嗜酒者在人们脑海里的各种形象都是卑微可
耻的。

■ 躺在地上,走路趔趄,蓬头垢面,脏兮兮的,双手僵硬的流
浪汉;

■ 手里拿着啤酒,蜷着身子蹲着,脚边被狗围着的瘾君子;

■ 来回窜,好打听的话唠;他旁边那人是这里的常客,一个人闷
声不响地看着酒杯;

■ 家里的独裁者,使用各种暴力;

■ 恶毒的母亲,易怒、粗俗又邋遢;

■ 浪费家里粮食的傻子;

■ 在外面喝得烂醉,惹是生非、好吃喝玩乐的人,常常醉倒在阳
台下或街沟里;

■ 眼镜上烟雾弥漫,脸部肿胀,神情沮丧的女同事;

■ 面对法官,粗心大意的司机惯犯;虽然犯法,但是他却一副什
么都忘记的嘴脸;

■ 媒体暴露的醉酒形象:一些人义正言辞,说葡萄酒是他们仅有

的泄愤方式,另一些人喝醉后整张脸颊红彤彤地讲述着他喝酒的经过。

当记者和编辑们在节目和书本里打出此类标题的时候:"如何克服灾祸?""怎么走出困境?"等,我们还是抱着偏见,交流着彼此的看法。

在酒精病学上,羞耻不是问题,确是真实的困难。让饮酒者感到羞耻是残忍又无用的。有很大破坏力的惹事者往往在他人从他们身上吸取教训的时候,尤其会有耻辱感。在看到嗜酒者时,人们表现出优越感就是一种无知的表现。怜悯,包括用关心的方式,也是一种要摆脱的诱惑,因为它会伤害那些身体状态不佳的人。如果条件不允许我们平等对话,那最好暂时什么也不要说。如果他退缩,也只需知道可以换一个角度和做另一个选择。

嗜瘾者的羞耻感不稳定,与社会排斥贬低的态度有关。它有若干种情况:与强制戒酒有关的羞耻感,个人形象受损的羞耻感,回忆过去种种行为和瞬间带来更多恐惧的羞耻感,在社交中丧失信用、个人能力资格以及社会关系带来的羞耻感,以及因为贫穷而生的羞耻感等。总之,有各种类型的羞耻感。

强制,本来就是一种内在的羞耻:一个人在某个时刻显示出不能不重复的荒谬行为,比如得了暴食症的人还拼命吃很多。因此引发的呕吐会让人产生羞耻感,并对自己反感。观看有关饮酒引发的事件影像资料也会让人产生羞耻感。

在几个病例中,我们看到强制会转变成消极支持,比如说,再也不这样。

我有时会讲述一个内向的年轻男子的故事。在那个时候,哪怕很小的人际关系冲突都会让他语塞口吃,神情混乱。这位信息工程师虽然精神压力已大到无法承受的地步，他还是喝酒，他的喝法已经远远不是犒赏自己喝几杯的地步。在波尔多职业培训的时候，他觉得前景无望，在回酒店房间的路上，他连续在几个酒吧喝了好几杯威士忌。第二天，他起晚了，匆忙从床上跳起，差点就赶不上同事们。晚上，他又去昨晚那几个地方喝酒，然后再回酒店。酒店的接待员用一种奇怪的眼神看着他，问他是否愿意等酒店大堂经理来给他带路。大堂经理带他回到房间，一句话也不说，这让他感觉他要应对难堪的一幕：他吐得到处都是，床单上、浴室里、墙上都是脏兮兮的手印。这位年轻的患者边讲这件事边流汗。他来自一个品酒世家，有人偶尔会帮他挡掉品尝优质葡萄酒的邀请。

我的患者经常会告诉我类似的耻辱经历。

一位奶奶从电影晚宴回来后喝得烂醉如泥，被她女儿发现躺在客厅地毯上。她三岁的外孙女甩着手臂围着她转，惊慌地喊道："外婆摔倒了！"

为了不再被怀疑，他会想到好些逃避方法。他会把自己部分不好的经历转移到别处：一切都不好的话，首当其冲的就是人类。他会让自己站在受害者的位置，或者把自己想象成那些被害者，然后讲地球上那些不幸的事，比如地球不是圆的，这很明显。羞耻感具有一股不可抑制的力量，让人打消来看诊的念头。

一位女患者，看起来没什么不同，她对我说："我等我的邻居们都走了我才出去买东西。"

在洛泽尔省一个商品陈列柜上摆着的一张明信片上印着一位快乐的农民，他牙齿掉光，头戴贝雷帽，坐在桌边，桌子上有一升左右的红酒瓶，周围放了很多玻璃杯。明信片上面写着："您喝酒，您会死;您不喝,您也会死。那还是喝吧!"这位农民就是没有羞耻感。

羞耻感对那些看重自己形象的人来说是个大问题。喝酒的话,人就带不了面具。

羞耻感会滋长降低身价的行为和自行毁灭的疯狂举动,也会让人感到绝望,羞耻感不能解决任何事情又无法改变个人经历之后,这种绝望就会更真实。

在整个饮酒上瘾的过程里感觉不到羞耻,戒酒的时候去社交和节庆场合就会表现出羞耻感。

帕特里克·德克拉克[1]公正地揭露社会最低保障制度幕后那些不为人知的事,这就是国家机器的堕落,让人感到不齿。帮助在失业阶段和持续从事不稳定工作的人享受社会最低保障,为什么还打着类似于帮助他们重新定位,接受资格培训和再就业的幌子呢?这样是不是可以避而不谈他们的心理脆弱性呢？ 德克拉克指出:

> "对于一个没有受过教育或受教育程度较低,或上了年纪,或被社会遗弃的人来说,要找到一份薪酬还不错的长期稳定的工作机会是相当渺茫的。"

羞愧不已后,他们状况会越来越糟,这种自暴自弃的邪念会揪着不放。中规中矩的人会束手无策:他们面对的最好状况就是失业,最差就是自杀。

面对这种消极后退的力量,治疗师似乎变成一种障碍或者最后一道防线。痛苦中的嗜瘾者会破坏建立的社会功能系统。所以,治疗师放手不管的做法不应该被看成一种轻视和泄气的表现。他愿意退一步,从而保留自己的用处。他还可以保证有强劲风过后就会见彩虹的想法,只管提供治疗服务就好。

既然对羞耻感如此敏感，首先要问自己一个问题："你是否做了一些你职责范围内的事来减轻羞耻感？"我们会因为自己曾经无知而产生罪恶感，就好像一根磨损的绳子，慢慢磨掉了上面的节。

## ➤ 被轻视

周围的人对你不再信任。他们厌恶那些喝酒的人，会让喝酒的人为他们被迫体会到的前者累积的痛苦和落空的期待付出代价。观察者几乎惊讶，他们之间还长期有往来。然而，信任一旦不再，彼此间的责任也就无法保证。不管性格强或者性格懦弱，后天形成的无所谓态度，还是社会关系真的决裂或者关系调整变化，这些都能为我们带来物质好处和社交便利。这些特点通常能支撑三口之家，但长久不变的是让孩子承担压力。一份需要辛苦反思的远程看护工作会让其配偶变得宽容。指导陪护工作似乎延伸拓宽了酒精相关问题的维度。根据数据分析，这其中还需要亲人对他们有耐心。但最终目的是让酒精滥用和依赖患者不仅能满足短暂缓和了的痛苦，还必须进行有效的反抗，最终不再受酒精的控制。但是，必须明白一件荒谬的事情：一个受酒精控制的人会面临失去自由的风险。

当嗜酒者把自己一部分角色让位给其配偶，后者必须忍受他的偏差行为，还要尽心照顾小孩、管理家庭开销，而饮酒方式的实际变化会让嗜酒者被亲人轻视。

这是一个已经被报道的故事。出色的杜邦夫人是"酒鬼"杜邦的妻子。出人意料地，杜邦先生最后戒酒了，他们角色颠倒，他承担了她的职责，凭着他的活力和重新恢复的社交能力得到村里孩子和大人的喜欢。而杜邦夫人失去了原来的形象,整个人意志消沉。

亲人通常也应该要得到帮助。嗜酒者应该在他们的后代还没有最终被影响时让他们团结起来,这还要考虑到饮酒成瘾过程的不良影响。

同一个人还要受到若干被轻视情况的困扰。社会失业培训救助政策或许能让你获得一份卑微的被施舍的工作,但如果所学内容不符合工作需求,那也是无用。到时候,我们就真的要面对社交障碍了。在这种情况下,个人会对自身全面贬值,保护自己不受各种麻烦的人际交往的困扰,埋头变成一个完全不爱交际的人,这都不足为怪。福利国家可以供养他们直到终老,但他们还是孤独地活着。福利国家还没有很多这样绝望的人,不然这个国家自身也只能灭亡了。

尽管如此,轻视最终还是让嗜瘾者得到安置。但是他们会一直痛苦,尽管他们会自我满足。但只要他们稍加努力,就能遵守社会的普遍规则。

一旦对此形成社会偏见,病理学就开始出现。社会表征体系就是一种强有力的禁锢思维的工具,轻视他人的工具。

### 电影《蝴蝶梦》

在电影《蝴蝶梦》里[2],一位无姓氏名叫瑞贝卡的女子,青春年少,吸引了爱讽刺人又性情阴郁的马克西姆·德温特先生。但她却要忍受恶毒的城堡管事丹弗斯太太的轻视。她要努力做得和德温特先生第一任失踪妻子一样好,因为管事太太把他的前任女主人当作完美之人,而德温特先生对她的去世也一直无法释怀。

酒精滥用和依赖患者被看轻，或许至少有这样的一种社会诠释：像这样被定位的人按理是不可信赖的。虽然醉酒让人们实实在在体验了从未有过的感觉，但这必然是没有结果的赌博，且过程痛苦。人生之后出现失误的权利已经大大减少了。

对临床实践酒精病理学缺乏认识就会对酒精滥用与酒精依赖患者不了解，轻视他们。原则上，要求临床专家在场而他们不在的话，那些涉及酗酒问题的人会隐约感觉到惭愧。

通常，不被看重反映了从儿童时期就形成的错误或者消极的自我分析。我们再次感觉到父母对小孩情感的缺失和不够重视。祖父辈再如何弥补也永远无法填补这些空缺。

有些小孩因为父母赞赏的话语或者父母的社会地位被大家极其看重。当需要他们把大家对自己的理想形象具体化时，他们往往又可能达不到要求。这些要求在他们人生轨迹中也只留下了些许痕迹。

戒酒者可以做些暗示动作，表明他已经与以往不同了，比如在组织朋友聚会的时候。在你接待客人时或点饮品时，就不要点酒精类饮料了。他应该提议选择质量好的无酒精饮料，就算选择葡萄酒也必须克制，要选能与点的菜品搭配的酒。

能说到做到，遵守诺言就能取得更好的效果。必须学会说"不"或者在条件允许的时候说"不知道"。

根据自己饮酒上瘾的心路历程，当事人慢慢知道酒瘾易反复发作。在此期间，他还要善于利用自己的对话交流能力。这样的引导教育作为一种干预手段，在向他人传递信息的过程中，可以提升自身价值。他可以作为第三者聆听和询问从而给出中肯的解释。

之后他必须做出选择。他要远离那些让他靠近酒的人，有时还要拒绝参加亲近人群的一些活动。怎么做到这些? 把这个阶段当作情感疏远的训练阶段。我们要努力地把这个对周围有危害的人当作不存在,或者用昆虫学家的眼光待之。要是不听从任何的诡辩就更好了。除非有必要远离他,不然最快速的做法就是恭维他让他放心。

为了粉碎别人的指责,有效的做法就是三思而后行,对自我进行善意又富有建设性的批评。别人对你情况的了解总是会有滞后性,你要一直问他你是否掌握了所有的情况。

面对那些无法认可和欣赏原本真实的我们,而把我们误认为其他人的情形,我们也无需困扰自己。

如果一个人习惯把自己的意愿和行为强加给别人,在精神治疗结束后,他也很难有机会对自己说出这样的话:"以前,我不喜欢自己,现在我讨厌自己!"

戒酒者在任何情况下,都必须学会从自己角度来思考,学会坚信正确的方向和事实,从而正确评价自己的功绩。不管怎样,他最后也会疯狂地嘲笑自身的"价值"。他会被自尊以外其他关心在意的东西调动积极性。

**请参考**

3.1　酒精成瘾的系统维度

5.3　对自我、他人和关系的信任

**影片**

[2] «Rebecca», Alfred Hitchcock, d'après le roman de Daphné du Maurier, avec Joan Fontaine et Laurence Oliver, 1940.

**书目**

[1] *Les Naufragés*, *Avec les clochards de Paris*, Patrick

Declerck，Pocket(n° 11846)，2003.

# 2.2　无聊、无法忍受孤独、不满、受害者心态和敏感

*负面感觉聚集起来一大堆。*

把痛苦的感受一一总结出来，从而正确疏导这些情绪，让它们朝正确的方向发展。

## ➤ 无聊

**乔**接受过好几次心理治疗。他是巴黎人，自从来到图卢兹就一直从事出租车司机的工作。白天整天忙碌地奔走，晚上就去喝酒。他被烦恼和孤独弄得筋疲力尽。他从小就被遗弃，后来被一对很想要小孩的夫妇收养。因为忙于做生意，他养父母没时间照顾他。小时候，他什么也不缺。他还有一个弟弟，也是被收养的。为了让他接受好的教育，他被送到一家私立学校上学，那里的一个恋童癖修道士对他感兴趣。他向我坦白他还是怀念他两次患精神病期间的兴奋状态，在那个时候，他还被误以为是约翰尼·哈里戴，但是从那以后，他觉得什么都枯燥无味。当他终于告诉他父亲，父母亲不在身边他有多痛苦，但他父亲只说了句："那现在我们要做什么呢？"

从第一次问诊开始，乔就带着悲伤又嘲讽的语气问我，如果是

我,我怎么打发无聊。

我的无聊经历? 我经常面对一些感觉无聊的人。我会过滤掉,忘掉。我的交际圈要求我在开展这项工作的时候稍微投入些,开始我主动倾注心力是为了能从中感到惬意,得到安慰。

> 我童年时期的一次回忆:是关于那扇能让人看到外面世界的窗户。我妈妈是一位特别细心的家庭主妇,当她擦靠马路的窗户时,把我安置在窗边上坐着,我看着胡同里其他小孩在外面玩耍,而我被爸爸放置的栏杆围着。当时我也想和他们一起玩,甚至他们作弊、使坏和动怒,我都想一起感受。我是好的观众。

我认为,易醉的人在喝酒的时候就像走捷径,这跟个人体内生理的转化功能和承受力有关。喝完酒就立马见效。而无聊与空虚有关。这类患者什么也不缺过,除了情感上的空缺。他们代表了现在的年轻人,总是哀叹自己无聊。如果他们通过喝酒,麻痹所有类似于空虚的感觉,他们就不会让自己身上产生类似于欲望的念想,之后就会没有冲劲。

童年不幸之一就是过分在意自恋需求:总是试图让别人关注自己,之后在镜子里不断检视自己的形象。注意和被人关注可能就能解释无聊了。

别人不会像我们母亲一样一直在我们身边,填补我们的空虚或者满足我们的需求。那是一个我们陌生的外部世界,有待我们去发现,让我们去了解我们与它在什么地方有交集。

因而,重要的是我们可以给予什么。所以,我们必须不断丰富我们的想象,实践更多的行动。

无聊,难道就是因为单调吗? 还有什么比饮酒行为更简单反复的？

交流团体在采访中谈及了一些负面情感，我会按顺序一一赘述。

## ➤ 无法忍受孤独

➜ 因为无法忍受孤独，我再次饮酒。我现在失业，平常跟我走得近的人平时都在工作。

➜ 我又找到一份工作，一整天都看到很多人……虽然我与他们之间没有亲密的联系，但也不是什么都不是的关系。我融入了集体，有两三个朋友。这样就可达到一种平衡，晚上孤独，白天忙碌。

➜ 无法分享所有的世俗烦恼和仅有的一点情感让人透不过气来。因为我把自己心里的那道槛设得这么高，可能我注定一个人。

➜ 孤独曾经让我身心健康。我一个人生活，我坚持得住，并且因此获得很多快乐。当我产生很多欲望时，我学会了把自己弄得忙碌。

## ➤ 不满和受害者心态

➜ 不满是一种毒药。受害者心态让人感觉舒服，不知道在某处，这种心态就会成真。这种顺从的姿态意味着不管因为什么，对谁我都能轻易地表示不满。因为受害者心态，我可能会做出更多的错误评价，还给人受迫害的印象。

➤ 因为诚实，我不能说随便因为什么人或事，我就成受害者了，除非是因为我自己。

➤ 回头想想，我意识到那些让我痛苦的人也同样是受害者。比如，我母亲就受宗教文化迫害过。她从没从中摆脱出来，却还热衷于此。她从没因此沉溺饮酒，但是她一生都阴郁沮丧。

➤ 这里，我想区分一下真正受害和感觉受害。如今，我可以自我防御，但是我是不是真的受害者，还有待了解。

➤ 我用病人的身份作为我妈妈和我之间的沟通渠道。这样的态度可以帮助我被关注或被可怜，好像在说："大家都看看，这对我来说有困难。"

➤ 成为受害者，这也说明缺乏必要的冲劲。这是应该被人听到的。

➤ 我可以通过说话来排遣负面思想，它们可以通过出现各种皮肤病和背孪缩症状得到排遣。总而言之，我不会留在体内，我都排出去。

➤ 在我弟弟这位"施刑者"的帮助下，我决定用一种我称之为"正确行为"的刺激反应把自己从不满的情绪中解放出来。

➤ 面对一个对我有成见的人，我什么也不会说。当我们之间的账算清楚了，不满也就没有了。

➤ 当因为一些我自认不应抱有的坏念头和不良行为而自我感觉受害时，我会觉得自己无能。特别是我又无力应对它们时，我会更疯狂，因为我不想成为一个恶毒的人。我会告诉自己，我不会把我身上的某种能力或对我产生的影响力传给这些人，因为他们不值得。

> ➜ 我承认世界不是我想怎样就怎样的。所以，就算喝酒也不能让我得到慰藉。
>
> ➜ 随着时间的推移和自己的努力，我会平静地面对那些干扰我的人或事，尽力去抓住生活里的小幸福。

## ➢ 敏感

> ➜ 我双眼通红，累了，大家开玩笑说我头天参加聚会了，我指责了他们一通。
>
> ➜ 我非常在乎别人的眼光。我变得更在意别人的批判。我无法躲避这些。
>
> ➜ 我感受不到寂寞，我忧虑不能好好地体会寂寞。
>
> ➜ 自从头脑清晰了，我看到的敌人就少了。
>
> ➜ 比起用词，我更注意说话的语调和意图。我会要求重新表达一遍看法或意见。
>
> ➜ 客观上来说，敏感的人是傻子。他的这种反应会对人际关系带来毁灭性的不信任效果。
>
> ➜ 如果我知道这个人没想伤害我，我就会用心听他说话。
>
> ➜ 我不够真诚，我被喝酒的念想折磨着。我反驳是为了证明我还可以喝酒。只有吃这些东西我才知道自己活着。
>
> ➜ 乖乖地听着。

## M/aman/te religieuse

我坐在床边听着。毫无疑问,杰奎琳曾经是一位美人。她拉过客,也和其中一些男子融洽相处过。现在,她躺在医院的病床上,因为气肿和超重呼吸困难,吸着氧气罐里的氧气。杰奎琳已经经历了其他危急的时刻,她被推到急救室里进行了强化治疗,被一个麻醉师,我的一个同人,打了麻药,陷入了沉睡昏迷状态,最终帮她渡过难关。她甚至接受了临终圣事。她喝遍了所有色泽的酒,有气泡的和没气泡的。从八岁开始,她就一个人和一只狗在楼层间生活。住附近的一位女士给她送来吃的。她之前也是一个被宠爱的孩子,因为她母亲结过三次婚,她也有很多哥哥姐姐。她告诉我,如果她的故事写成传记,名字可以叫 *Mamante religieuse*:第一个词用法语念,通过谐音和不同的断音,可以读成妈妈、披风和我的披风和 Mamante,第二个词是宗教的意思。虽然只用了一个显眼的缩合词,就指明了母亲的影响和结婚后遗弃父亲的那位母亲。这个词是蒙罗兹用单词和音节的缩合来表示复合精神病的一个词:就是用两个词,通过其意思的歪曲或正解方法来概括一个人的一生。她还计划建个博客,用叙述的语气撰述其一生。应她的请求,我去楼层间的自动售卖机用她给的零钱买了瓶毕雷矿泉水。

**请参考**

2.1　情感障碍、羞耻感和被轻视

2.5　自恋

2.6　认知障碍

2.7　情绪障碍和犯罪感

# 2.3 否认

否认和抵赖是很常见的防御。

## ➤ 有别于否认的谎言

为了准确地理解否认的含义,先从我们用来否定事实的词汇中很熟悉的那些词开始吧。

谎言的意思很好理解:说的话与事实不符,为了欺骗对方,说话者故意为之。谎言也分好几种:

- 建构性谎言,属于一种策略,讲究运用技巧;

- 美化性谎言,因为自恋或者增加吸引力的需求;

- 防卫性谎言,简要概括事实或者选择性地告知实情;

- 反射性谎言,不管有没有内疚,因为害怕受罚而撒谎;

- 羞耻性谎言,害怕形象受损而撒谎。

从事实和经验上来说,酒精滥用和依赖患者都自诩自己是撒谎的高手,他在各方面运用技巧。临床康复的特点之一就是放弃交际中应急的方法——撒谎。他学会说"是"或者"不",或者拒绝表态:"对于这个问题,没有答案。"

## ➤ 抵赖处于撒谎和否认的中间位置

抵赖类似于坚持不诚实到底。些微不同的是,前者明显有认知障碍:如果别人相信你,你最终也会相信这极有可能是真的。它委婉地道出一个令人难堪的事实:"我喝不了这样的酒","我不是每天都喝"，"我不喝烈酒"，"大家怎么喝，我就怎么喝"，"他喝，我真不喝"等。谎言经不起考验。抵赖的程度会因为任何逻辑矛盾的举动而得到加强。如果任凭他誓死抵赖，而又无明显地与事实对立，那抵赖也就起不了什么作用。对方会用一个故事来说明抵赖起到镜子效应，这样他就能回避事实真假的对抗。他也可以用"无头无尾"道不清的说法来分散注意力，转换话题，或者最后总结得出一个没有实际价值的观点，当然最好还是用疑问的方式。一出现抵赖，就意味着双方拉开了部分距离，治疗师也会对彼此间的交流不那么投入。抵赖的频率会因为节制饮酒而变得模糊，这说明饮酒行为能反映很多现象。抵赖在成瘾问题领域是很普通的，其中还会看到个性边缘组织。抵赖不属于神经官能症症状。它接近心理防御，但不是纯粹的心理防御。

## ➢ 否认造成难以平复的鸿沟

否认就意味着事实和当事人不按事实理解的方式间存在无法跨越的彻底的断裂。当事人不撒谎。他也不用试图把令人难堪的现实变成他想的那样。否认就好像心理防御中的内部失明，同时会伴有性格分裂，从而出现替代"自我"的虚假自我，还有偏执。在投影定位的过程中，否认会一直坚持直到把他的病态投射到别人身上："如此一个能喝的人啊！"但这明显不是事实。那么，他们就快患上偏执性精神病了。一个受过教育的人在理智上能运用书本知识自己治疗。如果他是酒精滥用和依赖患者，唯一能让他们自己走出来的方法就是学会蹒跚走路，换句话说就是即使有能力也需要保持谦虚的态度。他应该更看中简单的生活规则，这对所有饮酒者都有用,而这一切都是从不再碰一杯酒开始。

就如摩尔基和勒朱瓦耶[1]指出的那样:

"两个(精神)实体并存且互不影响。"

饮酒者为了免去这种体验,经常认真地说在众人面前自己很难发言。这种保留态度是因为害怕镜子效应。他在别人身上能看到这种障碍:内部失明并没让他丧失观察能力。他可以看出别人的不适。如果别人和他太像,他也会体验到别人的苦恼。面对认知有差异的群体,尖锐地指出问题并不是件为难的事:从某种程度上说,团体参与者中最易受影响的人是因为这种情绪障碍而不知道事实的那些人。治疗师无法按经验来决定别人会听到什么,他们可以从中获得什么益处。

否认起什么作用呢? 是认知障碍吗? 也就是说对体验的接受和阐释有结构性的不足? 这种不足因为喝酒上瘾而被放大,这可能与神经受损和心理防御有关。我们认为就是这两点了。在这种观点支持下,我们检验得出这两个与精神生活有关的解读框架有可能重组。

## ➢ 否认的临床表现

否认是一种心理防御,它覆盖了精神生活中最有决定性的范畴,这印证了法国酒精病学鼻祖富盖提出的希腊化时代个性分级的特点:

- 辨别力昏厥,指对心理活动缺乏认识;
- 情绪失读症,指不能分析自己的情绪和情感;
- 躯体失认症,指否认躯体;

- 时间停滞幻想,指完全忽视"剩下的时间";
- 对死亡明显的漠不关心;
- 疾病感缺失,盲目依赖以及对依赖带来的潜在或现实的躯体影响视而不见,它们通过讽刺的方式借由对 γ-谷氨酰胺转氨酶含量的优先关注来体现,尽管这样或那样的病理学让治疗师担忧。

是什么把精神生活变成了一种关注行为的操作性思维?根据让-保罗·德斯康巴的说法,不少酒精滥用与依赖患者都是勤劳灵活、爱修修整整的人或是一些"工作狂"。他们的努力不仅用在造型艺术方面,还用在让概念表征脱离事实这方面。

极少的酒精滥用与依赖患者会持续投入极需要思考能力的团体工作。他们想参加的意愿不容质疑。心理化有困难是事实,但因为有治疗师和嗜酒者在场,这种难度有所缓解。这也是治疗取得有限成效的原因之一。没有治疗师在场的团体交流会也仅局限于感人的重复致辞。尽管患者的精神症状有所缓解,他们的心理活动还是会带来明显的负面影响,比如抑郁情绪。

## ➢ 医学上的反态度对酒精成瘾患者抵赖行为的作用

饮酒者的抵赖行为会因为对整个周围环境的自我克制和缺乏了解而得到加强。因而,医学上的反态度有很多抑制因素。[2]

一位女客户不像酒精成瘾患者一样说些套话。她空腹过来提出需要帮助,说她是酒精成瘾患者。但治疗师确定地告诉她,她不是。尽管如此,他还是给她开了一剂减少饮酒欲望的药。

社会保障部门建议建立酒精饮用标准,隐晦地否认了酒精成瘾患者不能节制饮酒。除此之外，也没什么能做得更好的了。

嗜酒者身份的社会复现表象是负面刻板印象的附加。因而不需要惊讶，即使面对一位治疗师，也几乎没有人会准备自发地穿上衣服。我们自己称自己为酒精治疗与预防专家(或者酒精病学专家)："职责是对酒精使用障碍者进行照料及指导陪护。"在你的患者等候室，装饰一些有趣又有意义的照片和印制品。我的办公室里就挂着保罗·沃特兹拉维克《自找痛苦》这本书的封面图片[3]，上面印有不怎么吸引人的基佐①画像。在我们与患者的初次见面后，抵赖就如太阳下的雪般迅速融化。这样，你就可以赢得时间和信任度。

## ➤ 做什么来对抗否认和抵赖?

在治疗里，有三种不变量。节制饮酒是酒精患者恢复理性和消除精神病性防御的主要方式。团体这面镜子可以帮助他弥补自己在活动穿衣镜里的盲区。不再撒谎，他就会变得可以信赖。那么，他理智上的正直会变成一股力量。

**制度暴力的一个案例**

有位病人，因为酒精作用，得了谵妄症。他被送到精神病院。四个星期后，他和他父亲来见我，咨询关于酒精成瘾患者指导陪护的事，当时他还在住院。在这段时间，他一次都没见过心理学家。大家告诉他："他在度假。"精神科医生和他会诊，都是围绕用药的问题，时间都控制在几分钟内。那时，治疗师角色由护士来

---

① 编者注:弗朗索瓦·基佐，政治家和历史学家，1847 年至 1848 年任法国首相。

充当。因为分区化管理,他和其他让人担心的患者一起被安排在问题区。这些人的存在让他一直感到害怕。作为一个识字又有正常理解力的人,他带着一张有关酗酒问题的影碟和两本书离开了,一本给父亲看的,一本自己看的,然后交换。一切就快完成了！现在,制度暴力有缓和的特点。

**请参考**

1.2　定义和界限

2.4　不成熟、分裂、虚假自我和第四个问题

2.6　认知障碍

**书目**

[1] Morge Annabelle, Lejoyeux Michel：《 Le déni de l'addiction》, *Alcoologie et Addictologie* 2006；28(2) 163—165.

[2] Gomez Henri：*Soigner l'alcoolique*, Dunod. 1997.

[3] Watzlawick Paul：*Faites vous-même votre malheur*, Seuil，1990.

# 2.4　不成熟、分裂、虚假自我和第四个问题

治疗师要长期应对"四大问题"：

不成熟、分裂、虚假自我和情绪障碍。

## ➤ 儿童

这是我认识的一个小男生。他胃口很好,他饿的话,很难喂饱。他是家里小孩中最厉害的一个。当他想得到什么的时候,他

必须要得到。他对很多事情都有自己的理论。他易怒，有时候还使用暴力。他还嫉妒他妈妈，但是他会自制，毕竟是个男生。有时，他眼泛泪光的时候，就握紧拳头。当他想要什么的时候，会变得不可控制。他多情，但是易变。他比较喜欢妈妈。他知道要做个好的小伙伴，好的弟弟。当他拿到一个甜点时，他会帮他哥哥要一个。他也会说脏话。他已经知道让别人受挫折，但是他承受不了挫折。他笑，哭，号叫，指责和愤怒。他生活得很紧张。但是，他已经改变了。他会观察，却什么都不说。

家里有姐姐、哥哥和他三个小孩。

一盆天竺葵掉了，摔碎了。一位老妇人起身离开座位，开始问责。她姐姐冷淡平静地说："不是我。"哥哥却哭了，希望博得同情。他却把手摆成空心状，然后在上面吹气，说："是因为风。"

## ➢ 不成熟

可以把在成年人身上看到的所有幼稚的行为和语言定义为不成熟。概括来说，有各种表现：不耐烦、害怕、任性、易怒、不合时宜的需求和不合理的要求，仓促的评价和不假思索的阐释。他总是处在一种"很快速"的状态中。他用小孩子的方式去吸引注意力。他反省就像生闷气或者总是把自己当作受害者。他会因为另一半对小孩的喜欢而嫉妒。他自以为机灵，爱撒谎。不能承受挫折，不能接受别人对他说"不"。

种种不成熟的表现说明治疗关系中存在一个陷阱。治疗师们经常被他们央求，就好像变成了他们的父母。尽管他们会有些无礼的行为，治疗师还要扮演慈祥母亲的角色。但是他们也不得不扮演严厉的父亲,执行规定,因为这就是他们所处的位置。这些短期住院疗程就是把关系中类似父母角色缺位的现象和因为工作人员的缺席造成他们定位误差的现象暴露出来的机会。在关系到改变的住院过程中,酒精成瘾患者会自然地用小孩子的方式测试医护人员以表示反抗。在不成熟心态的影响下,他反复试探直到无以复加的地步。

这个星期有 4 个人,两男两女参加短期住院疗程。其中一位女士近 50 岁。她给人印象就是不成熟,脾气火爆。有时,她会露出不愿意倾听别人说话的神色。在团体内,她要求发言,然后又改变意见。她爱批评,后一秒又变成被批判的受害者。有时,她表现出不安。她会表达自己真实的情感和恐惧。中午,我发现有位男士陪她吃饭。我们并没禁止探访是为了证实在这里住院的人并不是被关着,同时在这样的机会下,了解患者的周围环境。来看她的那位男士表现出不礼貌。第七天的晚上,当我来交付出院医嘱的时候,值夜班的护士告诉我她刚刚被此人辱骂:他要求和这个女患者联系,很明显,她选择不接受他在电话里提的请求。但是她忍受不了孤独,她脑子里想的都是他,最后还把她公寓的钥匙给他了。他就是有计划地要住到她家去。她承认他有性格障碍,他也喝酒。帕特里夏向我展示了她性格中的另一面:爱分析和爱讲话。

一个成年人的不成熟可以用一个苹果的形象来比喻,半青不熟,有时中间腐烂一点,边上坏一点。为了避开父母陷阱,我更注意短期住院者间的对抗,从平时具有临床研究意义的小事出发研究。辅导顾问和交流团体形成了另一个治疗环境,有利于表现酒精成瘾患者隐藏的那一面和不成熟的那一面。因而,我通过不幼稚的间接讲话,让团体的每个人和这个团队环境中的成熟部分来发挥观察和治疗的作用。有了同伴，抵赖和分裂就都起不了作用。当我们和其他三个随时都能耍诡计的嗜酒者相处大半个星期后，我们很难再去扮演某个人。

## ➢ 行为上的分裂

变身怪医基尔与喝完特制饮料后从自己体内本能幻化出来的邪恶的海德先生对抗。分裂就是一个实体有两面的心理机制。往好的说，可以说是冲动和后退，换种说法，叫热情和保守。一只手不知道另一只手在做什么。

因为羞耻、被轻视、被审视和压抑，环境会从外部分化出来。因此当事人也仅代表了可接受的部分。

尽管分裂是一种可怕的防御，双重性也不妨碍对话和心理活动。任何一个酒精滥用和依赖患者自然都有双重性：他想前进，又不敢。治疗师都见证了这种矛盾情绪。

内在对话要求排除暴力情感：这包括恐惧、羞耻、仇恨和犯罪感。它帮助摆脱倒退力量，因而，不需要共同的道德价值来锻炼无精神的士兵。

美国一位 21 岁的士兵，叫斯蒂芬·格林。他在巴格达发表了屠杀发言："你杀掉一个人后，然后说，去找块披萨来吃吧！"（2006 年 7 月 31 日《午间快报》）

## ➢ 虚假自我

从字面上理解，虚假自我不是自我。那什么是自我呢？自我来自孩童时期的我和成为成人的我。拿个桃子打比方。自我就是桃子"我"的桃核。"我"就是学习和所学知识社会用途的外部符号。"我"还有一层外表。皮、肉和核组成一个整体。因为有核才有可能开裂、分块和影响"我"整个个体的肉和皮。

就拿精神分析学家迪迪埃·安齐厄的"皮肤自我"概念为例。当他还小的时候，他妈妈给他穿好几件衣服，不让他感冒。一层层衣服起到保护作用，也变成了人的一部分，就像一层层的洋葱。

着装在某个方面造就了修道士。它让人有了这个联想。虽然信仰的力量不在于穿什么衣服，也不在于戴什么面具。但因为一直戴着面具，它都粘在皮肤上了。当我们脱掉它的时候，它已经改变了原来的面容。用无动于衷和简洁替代面具是有益的。在酒精病学上，很多患者都有自我肯定的问题。他们喜欢面具。有些甚至把自己幻想成蒙面党，发表一些从别处学来的截然不同或预料到的意见。他们不知道他们的自我由什么构成。另外，他们常常没有什么童年回忆。治疗是用来寻找迷失的自我，帮助自我建构一个强大灵活又稳定的"我"和能沟通抵抗性强的保护层。

## ➤ 第四个问题

赶紧来讨论一下**情绪障碍**。大家都不陌生，精神受体表现不一样。每个人都知道或者或许知道紧张状态的程度有多种：从轻度合理还能做出明智决定的担忧，到因为酗酒又吸食大麻而加剧失去理性的恐慌不安。极度不安有时会转变成厌世情绪。表面上没什么事，但是内心却备受煎熬。短暂的悲伤不同于抑郁，后者是一种长期的状态，但是还能控制住。抑郁还可以与活力和更舒服的感觉并存。当事人需控制负面情绪。最棘手的病例就是抑郁的人,他们经常掩饰自己的抑郁。

让一个团体撇开先前定下的情绪障碍的"正确"定义,就开始着手讨论这个问题,是对的做法。

我通常情绪稳定,这从面相和教养可以看得出。我承受不了的时候,就会喝酒,然后变成另一个人,且更具报复性。

自从我不再喝酒,就少了些极端行为。我经常动怒,感觉沮丧,但是程度不会太严重。

我通过节制饮酒和保持合理范围内的饮酒量,不再真正地抑郁。

我出生于一个受躁郁症影响的大家庭,自己也有点轻度的躁郁症。我经历过各个不同的阶段。自从我开始戒酒,我就一一经历过。我节制了两年,之后酒精不再起作用了。根据所处阶段的情况,我给自己设定了最低的限度,我会尽力完成既定的目标。

先有蛋还是先有鸡的这个问题引导我们质疑情绪障碍的起因是因为酒精还是我们的个性? 感觉是把这两者联系起来。我不控制饮酒的时候,就停不下来,就不能正确地看到事实。我曾一直喝,那是因为我太强烈地感受到这些情绪了。

我的家庭特别追崇人的能力和成绩。我很早就开始抽烟,吸大麻。不管我是不是接受这种追崇,我首先都会屈服它,然后再反抗。

需要警惕那些结果为良好的诊断:比如躁郁症病人和酒精患者等。


## ➢ 孤独自闭

在大众饮酒的时代,咨询会诊时,我们亲眼看到了孤僻性倒退的现象。当事人会隔绝与外界的联系。他重复讲话,上半身还晃动。如果他的妻子、女性朋友或者母亲和他在一起,他会盯着她们。他讲话吞吞吐吐,像一个走失的小孩恳求许可和安抚。

许多复饮行为发生时,当事人都是把门窗紧闭,电话不接,往往最后需要消防员的干预。

在独自饮酒者身上也可观察到没有酒就颓废的样子。在平时工作的每一天,当他们不能再承受压力的时候,周末他们就会选择躲在被子里面,切断和外面的联系。根据个人喜好,看电视或者看书,手边放着吃的东西,怀里抱着动物或者物品当"安慰物"。因此,酗酒反映了酒精问题的精神病性的部分或者至少反映了个性中的幼稚。

### 吕多反常吗?

吕多曾经在临床研究与互助协会(AREA)做过辅导顾问。后来,他自由了,不做了。他一笑,别人就误以为他是个反常的人。他感到混乱不解,又回到团体中,他对分裂和情绪矛盾产生疑问,我建议他去咨询会诊一下,他就去了。在一次交流会上,他回忆,在节制饮酒的最开始阶段,他经历了一段模仿性的生活。有时他会害怕自己被放弃,然后努力从自身角度去思考,后来克服了阐释性障碍。酒精虽然代表了一种有害物质,因为它让当事人关注自己而损害社会功能,但这却把酗酒和邪恶混淆了。我让他消除疑虑,安慰他,情绪双重性确实会让他表现出矛盾的想法,还有分化的意识层面也会把内在感觉在外部表现为相反的一面。

**请参考**

2.5 自恋

2.7　情绪障碍和犯罪感

# 2.5　自恋

"原来我信上帝,但是后来我改信自己。"[1]

——伍迪·艾伦

　　别人对我们自己的印象或多或少和我们的自我感觉吻合。当我们因为别人对我们的看法而难过时,当我们特别在意别人看法而影响自我评价时,我们可以确定被自恋症影响。当我们觉得所有人都不再优待自己,当我们情感生活的特点表现为在相当短的时间内一些关系变糟到无可挽回的时候,我们就应该反思。酗酒的人在不同程度上与自恋症有关。酒精依赖会导致自尊心下降。当事人也就不能保证各项功能的正常运转。他会被斥责、评价、批评和处罚。他会模糊地感觉到忧愁和可怜。他自己的镜像返回给他一个受害者的形象。他自我感觉有罪和被羞辱。这种自恋痛苦会比较快地消失,比如通过与酒精保持距离的方式,尤其是当事人自己主动抵制酒精或者在批评自由和能自我调和背景的情况下选择不饮酒。团体心理活动尤其对自我形象的修复有用。

　　"我明白自己刚说的是什么意思",这是在团体交流会上常常听到的一句带有自恋意味的话。这句话说明在酒精治疗与预防工作关系中存在镜像效应。

　　自恋的痛苦通常有历史原因,比如依附于酗酒,总感觉自己不被喜爱承认等。这些人往往在儿童时期不记得有被感动,被抚摸和被拥抱过等的记忆。

在家庭和其他关系范围内，当事人人际关系系统中任何不愉快的事都能让他讨厌自己。我们只要想想灰姑娘的故事或者想想手足间的嫉妒就可以了。权利滥用，权威人物的干预影响都是大家所熟知的，比如教师、宗教人士和在性征方面起作用的亲生父母或者其代替角色。这些有必要赶紧来讨论一下。

如果对方看起来像是一个自恋的恶人，那么这一对就会走入一个陷阱。刚开始，一切都好。他人善良又亲切。因为他优雅的形态和不俗的谈吐让对方着迷。后来慢慢地就出现不适应。他开始和她保持距离，中伤她，纠缠侮辱她，他自己也迷失方向。他者不一定指人，可能是一个躯体或者是银行账号。

读书，然后进入职场工作，这都会动摇我们对自己的看法：就好像小孩永远达不到父母的期待。接受的教育和实际的就业出路不相符合的话，也会造成自恋痛苦，还不用提受教育程度与财富社会地位的不平等。在将来不远的一段时期，人们会因出生于一个工人或者农民家庭而感到骄傲，他们也不需羡慕那些从共和国学院毕业的优秀学生。资产阶级的小孩就自我感觉良好。社会规则较之前更宽容了，每个人都可以建构自己的身份。然而金融全球化会再次引起不平等，加剧争夺。

相反地，自恋的人会高估自己。这种影响是来自父母，尤其是母亲。因为社会成功的标准或者被忽略的家族自豪感，这种自恋痛苦会增强。

孩子王有时会因为身体缺陷痛苦：比如鼻子上长瘤，鼻子太大或太小。即使父母对他偏爱也不能减轻这种痛苦。这种痛苦会延续，但也可能会分为两个等级，从一出生就形成的初级自恋和在青少年后期建构的角色上建立起来的继发自恋。许多人都有认知扭曲:不管事实如何,他们都会被认为更好或更差。如果我们对自己的看法稳定,或者对自己的看法和最了解我们的人对我们的看法一致,自恋症就不会过于严重。不管怎样,自我评价与其考虑别人的看法还不如在乎自己的想法。普通自恋的人不会被自己希望给予别人的良好印象欺骗。他们被迫戴上成功的面具,但是这个选择让他们怀疑自己。既定的目标会让人感到不满,然后就会被看低。受挫后,他们贬低自己。自恋个性有时还能形成自己的世界,激发一种无须争辩的优越感。通过自许自由决定权,他们可以轻易地避开被嘲笑,即便听到也就当作一种消遣。

现在关于个人发展的书籍多是关于自我中心主义和自恋症,而不是集体共同生活的烦恼。团体工作至少可以帮助我们发现他人,不管是不同的还是相似的。

我们需要努力观察和倾听他们,通过对话理清自己的想法。不要过多地看中表象,表象没那么重要。在伍迪·艾伦的一部青少年系列电影《呆头鹅》[2]里,伍迪·艾伦自己出演主角,在电影中向故事男主人公的蓝本人物亨弗莱·鲍嘉说明了,人只要做自己就快乐。而笑话包含的寓意比我们认为的还要深。

## 斯坦尼斯拉斯是位绅士

斯坦尼斯拉斯不骑自行车,他太冷酷了,他从来没看过《阿尔比娜和自行车》①这本书。当他给一个共和国总统候选人撰写演讲稿的时候,他经历了人生最荣耀的时刻。因此,他在一个大型的国家行政机构里谋得了一份好差事。他花一部分时间用他的

---

① Faizant,Jacaues,*Albina et la bicyclette*,chapitre:«Stanislas est un gentleman»,Calman-Levy,1982.

笔杆来讽刺那些他不喜欢的人,通常是那些出现在报纸上的政客。他希望所有真相都能大白于天下,不再有欺骗和掩饰。斯坦尼斯拉斯是位聪明的嗜酒者,他知道如何取笑自己和别人,知道赶写一篇发言稿,知道如何征服女性,也因此惹上了麻烦,难以摆脱。我帮他尽可能地减少真实自我和虚假自我间的差距。挽救我们关系的是我们共享的文化和欢笑,更别提他的优雅了。斯坦尼斯拉斯真是位绅士!

**请参考**

2.1　情感障碍、羞耻感和被轻视

2.4　不成熟、分裂、虚假自我和第四个问题

2.6　认知障碍

2.7　情绪障碍和犯罪感

**影片**

[1]《Scoop》:Woody Allen,2006.

[2]《Tombe les filles et tais-toi》:Woody Allen et Diane Keaton,1970.

# 2.6　认知障碍

我理解什么,我如何阐释这些我理解的,我从中推导出什么。

认知障碍是酒精病学治疗问题的核心。它是酒精以外的重要变量。

## ➤ 什么是认知障碍?

大脑的神经联结和区域控制人基本的定位、理解、阐释和判断活动。原则上,它们保障了人与生俱来就必须有的听觉、观察、记忆和学习的功能。体验自然能让人培养好的适应力,这在策略的选择和关系的处理上就可以看出来。

从长期来看,喝酒上瘾会导致可逆性的大脑病变。病变会加剧其他已有的或者并发的脑损伤。菲利普·巴特尔认为,孕妇酗酒会使胎儿的大脑皮层质量减少 13%,神经元数减少 35%。[1]大脑皮层、小脑和海马是学习和应用的中枢,对长期酗酒很敏感。我们可以看到,孕期长期的饮酒行为会损害知识的获得和储存,还有联想思维。

认知障碍是否都与神经有关,这一点还未得到证实。比如,听力缺乏也可能与教育或者自恋定位有关。理解力不够可能是因为词汇或者智力。记忆力受训练影响。我们发现,有些人有认知障碍,但是他母亲却没有任何消费饮食的问题。最后,一些像否认这样的心理防御会损害与他人的关系。我们都知道,否认被认为是一种普遍存在的现象。如果否认与神经病变有关,那就是不可抗拒的。

认知障碍本身就意味着一种困难。因为如果他不理解,他的阐释就会有偏颇。如果他的推断没有结果,比较喜欢不费力的体验或者错误的表现,我们该怎么帮他?

正确的态度只能是实际点,这需要时间。长期的心理治愈无疑是最好的方法。

错误认识的例子:

- "我都懂，我会节制饮酒。"他也只会想想……
- "我勉强戒断的时候，我就是感觉处在'酒精之外'。"需要我再解释一下："无酒精和酒精之外的感觉在很多方面不一样。"
- "我感觉大家都在评论我。"但实际并不是这样，他们是在担心，他们甚至可能没见过您。
- "我希望变回像以前一样。"这就好像时光倒退机。
- "最后就酒精中毒吧！"这又是因为哪种新的毒品吗？

## ➢ 认知行为疗法（TCC）指什么？

对事实认识的改变是否易导致行为的改变呢？

罗伯·威尔森和蕾娜·布兰奇[2]的著作好在，即使对这方面一无所知的人也可以阅读它，因此它针对广大读者。这本书能让我们了解这个众所周知的**首字母缩合词** TCC 包含什么。最有效的方法是投入其中，好好研读。就如作者所说，"大部分人认为，很难实施简单的措施。"他们指出，同样一件事在不同的人身上有不同的反应。一些人会认为这是常见的情况，但其他人可能会被其影响，有些许的干扰；或者他们会采取相符的行为，排遣过多的情绪并快速地克服它。有些反应尤其能说明有认知障碍：自我毁灭的行为，比如成瘾行为就是个例子，躲避性行为和独居行为，还有因为一点矛盾就出现的抑郁症状。认知行为治疗提供可以解决任何问题的方法，它分为明显的三个阶段：A，B，C。以手机为例。A 是诱发事件（我的手机不响），B 指信念（我不会玩这类的东西），C 代表决定（我会自己想办法或者和我女儿说说）。

## ➢ 改变感知和行为方式

认知行为治疗的主要特点：

■ 强调赋予某一事件意义，从而解释情绪反应；

■ 提出一些实用建议、策略和其他的看待问题的方式；

■ 指出困难不在于问题，更多是面对事件引起的情绪态度；

■ 注意情绪的控制，包括对身体反应的控制，就像修身养性那样；

■ 面对如荒谬剧本里反复出现的情节一样的事情时，帮助我们成为自己的治疗师。

这两位作者用幽默的方式研究了一些态度，比如：灾变说，关联意义缺失，免费阐释，过度普及，有害评价，完美主义和无法容忍悲观情绪等。他们指出专注力要求后天学习培养，通过不断被欺骗，错误率就会降低。训练专注力最好的方式就是倾听。习惯于通过越来越复杂的行为建立的联系，这种训练方法也合适。其实很简单，去买根法棍，做点更冒险的事，比如在高峰时刻搭地铁，或者更复杂的事，比如在假定对你有敌意的观众面前发言。为什么不想象一下，你不会遇到亲切的，对你说的感兴趣，甚至认真的观众？

在一位治疗师的陪伴下，盘点患者所有正面和负面情绪，确定他属于哪一种行为类型，这是有利的。这项工作可以长期进行，也可增强患者和治疗师间的帮助关系，从而让患者的经历发生有趣的改变。

认知行为治疗也强调自我设定情绪和行为变化的目标。

认知行为治疗能帮助我们有区别地分析一段痛苦经历中发挥作用的那些因素，让患者放弃类似"我不舒服"的未分化的想法。

害怕、困扰、自尊、信念、狂热和讨厌蜘蛛等都可以采用认知行为治疗。

最后，我列举一些认知行为治疗的入门知识，其中一些建议对生活有帮助。而在我的自由意识影响下，我稍微改动了一下：

- 不让自己陷入悲剧，就会让自己变成不愿意被嘲笑的对象。
- 敢改革，遇到抵抗无须惊讶。
- 快乐地践踏他的尊严从而在适当的时候睁开眼睛。
- 有机会嘲笑别人，同时也嘲笑自己。
- 要求有不完美的权利，接受我们的缺陷，因为缺陷才让我们成为人类。
- 为了进步，接受批评；这些批评让我们承认别人有智慧。
- 自然点，对攻击性行为宽容些；更糟的时候，面对轻微讽刺，可以选择沉默；没必要阻挠或者说服固执的人。
- 保持好心情。
- 尽可能长时间让双手空闲。
- 在心里给别人定一个底线。
- 学会灵活，对不那么重要的事情凑合就好，但在重要的事情上不能退让。

**请参考**

4.10　偏向性认知习得

**参考书目**

[1] Batel Philippe：*Pour en finir avec l'alcoolisme*，Inserm. La Découverte，2006.

[2] Wilson Rob，Branch Rhena：*Les thérapies comportementales et cognitives pour les NULS*，First Editions，2004.

# 2.7　情绪障碍和犯罪感

在沙子之下的,是小石子。

把情绪障碍、性格障碍和对犯罪感的简短反思放在同一章节里,看起来有些奇怪。但是一些故事可以告诉我们它们之间存在重合。

## ➢ 罗杰的阁楼

**罗杰**是布列塔尼人。他经营着一家会计师事务所。我和让-保罗·德孔贝和弗朗索瓦·戈内这两位同事一起参加了在图卢兹 FNAC① 召开的论坛。在此次论坛上我介绍了之前出版的书。当天,我给罗杰进行了首次心理咨询。之后这个积极的四十多岁的男人参加了一个短期住院疗程。他每周六早上都搭乘往返飞机来回,一年大约十次。情绪上的调节使他强制戒了酒,现在的他滴酒不沾。今天他给我讲了一个阁楼的故事。最近,他和他妻子打开了放在阁楼上尘封多年的一些纸盒。他母亲在世时在这些盒子里放了他小学时写的作文、学校的本子以及季度成绩报告单。他妻子和女儿都对他们的发现欢欣不已,而他仿佛在顶楼再次想起了他那痛苦的童年。母亲的干涉和审查都对他产生了深刻的影响。在以前的记忆中,有一幕是他母亲上演的一场闹剧:

---

① 　译者注:FNAC,法国知名文化产品和电器产品零售商。

仅仅因为他的小过失让他母亲不高兴，为了惩罚他，母亲便横躺在床上，装死来吓他。他的犯罪感也在那时形成。他再也不敢做让母亲难过的坏事。每次一做不合她心意的事情，罗杰就会因犯罪感而难受。在他嗜酒时，他曾度过一段特别的时期，他妻子甚至通过查看他的银行账单来监督他。查看他不合理支出的干预方式让他想起了他母亲。而如今，他和他的妻子儿女有着一个幸福融洽又富有创造力的家庭。

## ➤ 躁郁症的发病频率

今后，对躁郁症的描述属于临床酒精预防与治疗的范畴。[1]边缘人格组织也一样，因为它们经常与成瘾有关。尽管各种情绪会周期性交替出现，但不能把所有情绪问题都归为躁郁症。

躁郁症在各个年龄层都会出现，在年轻的成年人身上最常见。躁郁症患者经历狂躁症和严重抑郁两个阶段。狂躁发作不同寻常。他会感觉到非正常的兴奋，还伴有多种症状：比如不合时宜的幽默，不寻常的信任和过度的兴奋。还会出现幻觉和谵妄症状。"精神病"这一术语原来指的就是狂躁时期的症状。可卡因吸食者就会出现类似的症状。抑郁症状直接发作的时候，会出现社交退缩，情绪低落，严重失眠和自杀想法。还会伴随出现拒绝，完全无法沟通，甚至是和喜欢的人无法沟通的症状。

一个男子向我描述了他无法帮助妻子的无力感。他觉得妻子在远离他，在挣脱他的情感，甚至试图伤害自己。我也跟他一样没辙，于是我建议他保持仁慈的临床态度，这是前几年在团体工作中总结出来的。我趁热打铁地向他解释一个说法——"冷却的热情"，即对患者表现得随意些、温和些，不强迫，在患者需要的时候及时出现，直到他妻子重新获得足够的理性，然后再次回到能让她感觉安全的他的怀抱。这个年轻的女人拒绝一切药物，她的行为不能说明对第三方的需求进行预防性安置是合理的。

## ➢ 边缘组织的特点

在某个时期，医学上关于酗酒的差别认识不在于饮酒方式。不久以前，边缘人格组织征候学处于其最佳的时期被大量研究（克恩贝格、瑟尔斯、贝尔吉等），而现在却没那么受欢迎。要知道，根据 DSM-IV 中对边缘状态的描述，出现一次以下的症状并非习惯性症状：[2]

■　存在成瘾现象；

■　强烈的被遗弃感，必然会出现依恋，也就是对他人或物的病态依赖；

■　在自我评价方面过于极端，有时不合实际地高估自己，有时又不合实际地低估自己；

■　在评价他人方面有类似的极端；

■　因为精神空虚、无欲望、无计划和无战略眼光而感到痛苦；

■　解释性障碍，也就是别人说的思维功能性障碍；

■　各种强烈的突发情绪，尤其是生气；

■　自我挑衅行为。

如果发现自己平常的性格符合三项或以上，那么就可以把自己归到边缘人格组织之列。这些边缘组织的特点都不是暂时性的。

## ➢ 性格特点

有些人自许自己有权利动不动就暴露"坏脾气"。他们对自己或者自己"脆弱的神经"过高评价，依然认为对周围人或事大方给出评价和批评是合理的。如果这种倾向长期表现的话，舆论也把这看成"性格障碍"或"歇斯底里"。在某个时刻，这些特殊性格也很有意思。但是如果长期存在，就不会这样认为了。如果这些特殊性格转变成身体和言语的攻击，那就完全不同，而酒精也不会一直被指责为罪魁祸首。

## ➢ 反常起到什么作用？

成瘾临床学很宽泛，因为它与心理活动和行为表现有关联。我们要注意到嗜酒者自己表露的操控性态度出现的频率，注意他们打扰别人或被打扰的相对频率。有些人把喝酒行为当仪式，这也不算病态或者什么奇怪的事。把酒瓶幻想成一个性爱对象这种事也会发生。因而我们的思考也会遭遇很多性变态的冲击。在性实践中如何区分哪些是健康的，哪些是不健康的？这种区分已经超过我们的能力，同时也涉及成瘾临床问题。不少嗜酒者因为反常个性受到毁灭性的影响；而相反地，有些嗜酒者是真的变态，比如乱伦的患者就完全没有犯罪感。每天各种社会新闻层出不穷，这都与边缘个性行为有关，它们常常也被定义为反社会行为。当性别和种族上的不幸让他人享有权益，而自己的人身权受损害的时候就会出现反常。显然，毒品会加剧偏差行为。

> **电影《犯罪小说》**
>
> 米歇尔·普拉西多导演的《犯罪小说》[3]讲述了一群年轻的黑手党吸毒分子的血腥事迹。他们的罪行跟 20 世纪 70 年代的红色旅最血腥的行为差不多。相比较下，奥托·普雷明格导演的《金臂人》[4]更能打动人，是一部很不错的电影。

象征性的缺陷为反常提供了一个空间。在这个空间里，当事人分不清真实和虚幻。

这里强调一下，心理控制与精神错乱差距过大的话，患者饮酒量会增加。

## ➤ 犯罪感

犯罪感是酒精滥用与依赖患者另一痛苦来源。如果把我们酒精患者和那些没有犯罪感、不负责任和心术不正的人比较，对于前者我们还是感到庆幸的。犯罪感需要心理治疗。这个犯罪感指的是很多痛苦开始的时候都是无罪的，但不是指不犯错。总之，不是被当作罪犯犯的错。看一下《罗杰的阁楼》那个故事就可以明白了。

我们可以发现一个预后性的特点：犯罪感是个性中经加工处理的神经官能症的反射。那些没有任何犯罪感的人比有持续犯罪感的人更痛苦。

尽管酒精患者在酒精影响下不再是有责任心的公民，我们还是要这样来看待他们，从而使他们能重新镇定下来。醉酒状态下的行为导致的惩罚也是有益的。当然也不能借口说他们的行为受精神活性物质控制,司法机关就放任这样的行为伤害他人。在没有道德限制的时候,必须让法律来代替。这才是正确的做法。然而,司法机关也需要考虑到,他们制裁的这些人也不是真的能理解和领会这种感受。

摆脱犯罪感可以让患者面对自己的责任,让他思考可以用自由来做些什么。做好这项工作,他们就打开了有吸引力的未来大门。

## ➤ 好好利用犯罪感

发生在他们或没在他们身上发生的事必然是别人的错误。不成熟或不是真正意义上的成年人会强迫孩子看他们癔病发作或者做家务的画面。如果他们自己酗酒,那他们就会让小孩形成这样的看法,父母就是这样的,父母甚至还给小孩提供酒。一些不成熟的年轻女子不管自己是否酗酒,急着想要第一个小孩,就让自己怀孕了。然后她们就借用里瓦罗尔①的一句名言来形容她们的优势:"什么也没有做就是一个很好的优势,我们不能滥用这个优势。"尽管指责这是不对的,但她们还是沉浸在好好利用福利国家提供的待遇中,比如许多人和社会保障制度给她们提供服务。把犯罪感发展变成一种要挟:"克制住,不然我会闹出事来。"如果说犯罪感是无辜的潜在迹象,没有责任感就是那些把自己当作受害者的人的行为准则。然而,没有什么比建立在考虑自己和他人的道德准则上的犯罪感更难得的了。轻度的犯罪感可以揭露自己的错误和欺骗。它可以帮助人不伤害别人和伤害自己,从而建立

---

① Rivarol, *Maximes*, éditions André Silvaire, 1960.

自由。

**请参考**

2.5 自恋

5.1 道德原则

**书目**

[1] Kochman Frédéric，Meynard Jean-Albert：*Les troubles bipolaires*，Sanofi-Synthelabo 2005.

[2] Gomez Henri：*L'alcoolique*，*les proches*，*le soignant*，Dunod. Réédition 2005. p.41—42.

**影片**

[3] «Romanzo criminale»，Michel Placido，avec Anna Mouglilis et Stephano Accorsi. 2006.

[4] «L'homme au bras d'or»，Otto Preminger，avec Frank Sinatra et Kim Novak，1995.

# 2.8 躯体伤害

酒精患者的躯体出现问题。

## ➢ 酒精引起的相关躯体疾病

我们常说,喝酒就是慢性自杀。又吸烟的话,至少减十年寿命,还有十年的身体病痛困扰,最后一生都在饮酒。

### ◉ 神经系统损害

对于长期饮酒成瘾者,通过现代化的影像医学技术手段,我们可以清晰地看到他们大脑功能受损。控制协调的小脑、额叶和一些大脑灰质尤其容易受损伤。大脑皮层沟回和脑室会扩大，从而引起脑萎缩。

用小电流导体设备就能照出脑细胞的状况。可以看到细胞扩张膨胀，两米长的神经细胞树突相互连接，四面八方散布开来，这样的一幕还是很令人震撼的。但是因为酒精，神经细胞树突受损。

开始戒酒后，各项功能的恢复起初还是很明显的，当然经常是不完整的，但是可以保证正常生活。记忆力下降和注意力难以集中是警报信号。而情绪上，长期饮酒有可能让酒精患者持续抑郁，抵制抗抑郁治疗。他会变得焦虑，时常出现恐慌，会莫名出现可怕的谵妄症状。这些在突然戒断，尤其是在急性饮酒后会出现。在动物视幻觉中，对老鼠和蛇的视幻觉比对粉红象的视幻觉要常见。

喝酒会减少寿命，还因为酒精和有害物质的毒性会使酗酒者患上各种特殊的痴呆症。韦尼克脑病是一种急症，通过三组相关联的症状就可观察到：

- 神志模糊，这与饮酒有关；

- 共济失调，这与小脑受损有关：身体平衡有障碍，要想站着不摔倒就必须双脚远距离分开；

- 眼肌麻痹，也就是说眼睛不平稳地侧向跳动。

因为缺乏维生素 $B_1$，这种脑病会发展为科萨科夫综合征。这种病症是一种严重的脑病，因为它几乎不可逆，症状为近记忆缺损，时间空间基本定向障碍，错误认识，异常推理。

因为各种原因，人经常会因为突然戒酒，全身抽搐，这是常见的症状。

额叶受损严重的话，在脑电图上能明显地看出来。那里储存了社会礼节方面的自动化信息，比如真诚地询问别人的健康或者评论天气。如果您五分钟后再遇到他，他又会重新开始，就好像碟片自动播放一样。

公立医院有专门留给慢性神经病患者的医室。这是继"神奇治愈课"后推出的另一项举措，而酗酒就在其中。

多发性神经炎，就是周边神经受损，这也是很常见的疾病。患者会出现脚疼、腿疼，表层感觉丧失，肌肉萎缩，行走困难的症状。恢复慢，只要患者复饮一点点酒，都会复发。戒酒硫能抑制人饮酒，在停止使用此药时，会引发可逆转的多发性神经炎。

酗酒和抽烟共同引起的视神经炎会造成严重失明。

● 消化系统损害

肝

在走向断头台之前，肝给了贵族仍然保持自己优雅的勇气：肝不会抱怨，而嗜酒者却有理由惊呼："我的肝呢？不知道。"

酒精会不断地部分损害肝细胞。酒精肝就好比是最后剩下的一座被炮轰的城市，通过组成一个修复系统而获得财产赔款——这个结果就是肝纤维化。肝纤维化最终会破坏肝脏，把肝紧紧包围在网状结构里从而引发肝硬化，将来可能演变成癌症。

肝脏状态良好，保持沉默就意味没有疾病发作，检查肝脏可以采用生物学技术和其他方法，比如很方便的瞬时肝脏弹性扫描和医学造影技术。

肝损伤，比如肝硬化，必然是长期大量饮酒导致的，除非相关病毒（B病毒或者C病毒）加剧了病情。通过签订长期戒酒协议，抑制过多脂肪和初期纤维化的发展态势，就有可能部分恢复。虽然患有肝硬化（这种病会发展成肝癌），但表面上看起来身体状态良好，也可能活很久。

肝硬化病态下的代偿失调表现为血流回肝脏的肠静脉血压偏高，可总结为如下症状：

■　静脉曲张，导致食道或者胃上部内出血；

■　内腹有液体流出：腹水；

■　重大出血的风险；

■　结缔组织和皮肤变黄。

一旦患上肝硬化，患者的生物凝血机制就会受影响，尤其在出现伤口的时候，血小板的止血功能降低，这还与心脑血管病人体内负责抗血液凝固处理效率的凝血酶原的含量有关。

腹水初次发作的话，可以彻底治愈，但是复饮的话，那就永无康复的希望了。

患者会变成一个等待肝脏移植的人。有 60％的概率能存活10 年，而且第一年治疗费用要达到 10 万欧元到 20 万欧元。肝上出现一个小小的肿瘤就意味要换肝。等待接受外科手术的患者当然有个先决条件，就是至少戒酒 6 个月，开始关注自己的酗酒问题。这种挑选标准没什么特殊意义，除了可以帮助制定治疗方案，其中也包括酒精预防与治疗的指导陪护。太多的酒精预防与治疗机构单位都只是偏重技术层面和免疫抑制治疗试验，而酒精成瘾就留给临床心理学家和器官移植相关机构来研究。

酒精和烟草不应该过分地损害人们的健康。毕竟等换肝的人比最后成功获得换肝机会的人多。

肝病会引发发病迅速且有毁灭性的特殊脑病。

胰腺

胰腺也是经常受损的器官。患上慢性胰腺炎的人都偏瘦。不管是非自发性的还是在喝酒后酒精作用下,他们会受病痛的折磨。超声波检查可以显示胰腺出现钙化。油脂腹泻和糖尿病就是非早期的慢性胰腺炎的症状。胰腺炎急性突发在早期经常出现,许多胰腺组织被损害。这需要必要的预后。在持续强化治疗期间,治疗胰腺自动消化引起的假囊肿,让患者吸收极易消化的营养,这能让大部分患者恢复体力。

消化道

饮酒吸烟患者除了患口腔和上消化呼吸道癌症外(每年有15 000人死于这些疾病),他们的腮腺可能会肿大,还长蛀牙。最后如果死于喉癌或者做气管切开手术,就只能用腹语说话,这就太悲惨了。我失去了一个喉癌发作,戒酒2—3年的患者,我感到很痛苦。当然最后他也面对了他的新生活。有几次,他好了,但代价是肢体残缺。比如有时食物要直接通过胃消化,或者通过外部连接胃的人工口腔来消化食物:天啊,这能品尝出什么味道!

每天做酒神巴克斯的臣民,就会出现腐蚀性胃炎疼痛烧心或者因逆流性食道炎胃感到灼热感,早上起来呕吐或者吐痰,腹泻,还患上痔疮。如果出现食道静脉曲张或者下食道露肉的话,持续呕吐可能会导致大出血。

● 心脏和血管

酗酒会引起心肌损伤。心肌萎缩的症状是呼吸困难和心悸,其实抽烟也会引发这样的病征。左心室和心脏其他的部分会膨胀,伴有慢性支气管炎和气肿,心肌萎缩在杀死患者前先让他变成呼吸困难的人。

心血管保护机制让病人感觉放心,饮1—2节手指量的酒,它能立马显示其保护功能。但是对那种只在两种极端行为间做选择的嗜酒者作用不大：喝得太多和滴酒不沾。酒精滥用还会导致动脉高压、脑血管病、生活节奏紊乱和肺栓塞。

### ◉ 骨骼、关节和肌肉

在嗜酒者身上，经常或者选择性地出现髋关节股骨头坏死的症状。这种情况下，装假肢才能重新直立行走。

喝高的人经常会摔倒，骨折的话，就需要做 X 光检查。

骨质疏松也是很常见的。脊椎下陷，卡住神经，比如，患上坐骨神经、股神经、颈神经和其他神经还有关节疼痛。

还要注意，如果突然感觉肌肉极其剧烈地疼痛，这是肌肉细胞大面积损伤的征兆，也叫横纹肌溶解症。磷酸肌酸激酶含量就可以我们帮助做出诊断。酗酒一段时间后，患者肌肉相对萎缩，会比较敏感。

有时也会出现纤维肌痛。

### ◉ 皮肤和腱

在成瘾过程中，患者会患上牛皮癣。患者会感觉不舒服。

Dupuytren 骨折主要手指腱萎缩，尤其是无名指，这是常见的病痛。

手掌足底皮肤病突发，症状是手上脚上长水泡，这是典型的卟啉病。患上这种病，说明一定有肝损害，机体铁元素过多。这种皮肤病需避免与阳光接触。病情能通过节制饮酒和切口放血得到控制。

长期酗酒上瘾还会引起颊骨小静脉血管扩张，用激光治疗才有效。肝硬化还能引起星状血管瘤。

### ◉ 呼吸系统

睡眠呼吸暂停在饮酒抽烟者身上很常见，这容易导致独居，晚上还需要呼吸救助。睡眠质量不好，而且睡觉的时候，患者体力也没法恢复。因酒精患者打鼾，和他共用一间房间也不容易。

慢性饮酒行为也会引发通常只会在吸烟者身上出现的呼吸症状：咳嗽，早晨起来有痰，支气管病和供养能力下降。能重新找到深呼吸的快感，同时还拥有青春有活力的体态是多么惬意的事！

● 酒精患者的性欲

光这一点就可以出本书了。在问诊咨询的时候，会有这方面的各种问题。存在很大的反差，一种是性欲亢进，自动兴奋，对方更多地是被当作泄欲工具而非性伴侣；另一种就是性欲早退。

苏菲·冈图瓦-塞梅近期发表了一个观点：

> "在临床学上，发现男性酒精成瘾和性欲受损有关系，形成把酒幻想成女性的关系模式。在查尔斯·布可夫斯基的《平常疯狂事迹》(Les Contes de la folie ordinaire)这本书中，酒吧老板告诉两位熟客有个宝贝：一个机器，叫"快乐机"，使用的感觉比跟妓女在一起都好！这样就不用愁卫生棉，又没有麻烦，更不需要讲花言巧语了。"[1]

自恋经常给患者性取向带来障碍，比如用风流浪荡的举止和看色情小广告来掩饰自己的障碍，还有交换性伴侣现象。如果是双性恋、同性恋或者异性变态，自恋会更加明显。酒精患者性征特点既与父母象征性形象相关（这通常是病理性关系），又与自我本性的缺陷有关，这种缺陷让患者易受影响。不管性取向是什么，关系的道德规范还是要遵守的。

对一般医学的研究不会很深刻彻底，写出来也是起提醒告知的作用。

## ➢ 与躯体协调

好饮酒者,不是孤立的个体,他容易忽视自己的躯体(这是专家们经常说的躯体失语症),包括当他被他自己的形象困扰时。

在年轻的时候,酒精滥用与依赖者也可能是高水平的运动员。他的身体接受过特殊训练,因为吸烟和职业限制的关系,尽管他以前可以同时做好几项运动,而现在却什么运动都不做了。对运动的狂热和疯狂工作有同样的动机:为了填补精神空虚,让自己冷静。

在儿童时期,他可能因为身体上的特殊而痛苦过(比如发育晚、肥胖、斜视和耳朵耷拉)。成年后,即使他外表无可挑剔,但曾因自恋受过伤也使他无法避免再次受伤。他对酒的渴望就像许多人说的在某个时刻被远离而感到痛苦一样。

自我挑衅行为在嗜毒者和酒精滥用与依赖者身上很常见。去文身店,在身上穿刺,把钱大把花在这些上面。甚至在皮肤上悬挂物件,这都是自我挑衅行为。

画家,比如弗朗西斯·培根,对破碎的、变形的和分裂的躯体的描绘就描绘揭露了他的**心理**。[2]

我们不能粗暴对待我们的躯体。它不是可憎的:如果我们正确地照顾它,它会回报我们。当我们的身体出问题的时候,它就会发出一些警惕信号。这些信号都暗含意思,比如:"我们感到疲惫,我们气闷,我们发愁。"

为了让自己感觉舒服点,我们可以从一些简单的动作开始,比如早晚冲凉、刷牙、刮胡子、拔毛,给自己整理一下,让自己变干净(要完全去掉酒味),换衣服和舒服地吃东西等。

我们的躯体对我们自己而言,是能让我们快乐的工具,对他人而言，是一种很好的沟通工具。两个相互喜欢的人的性欲不是指两个人的皮肤接触。为了能从中获得快乐，没必要遵守感官至上的原则。就好比手指在一架三角钢琴上滑动，而这架钢琴在水面上行走、蹚水和拍打水面：躯体是为身体的构成部分——大脑服务的。

运动被比喻成生活的一种趣味。身体锻炼需要花费精力和耐力，体能消耗产生的内啡肽能让身体感到舒服，当然还因为活力能带来其他的快感。

如果所有人都能做的室内外运动还不够的话，那么修身养性法也是一种把身体感知和精神生活结合起来，通过躯体让意识恢复平静的方法。一些酒精预防与治疗的团体或机构还提供了工作坊，帮助参加者更好地感受视觉、嗅觉、味觉、触觉和躯体在空间中的定位。

治疗最主要的目标之一就是尽力让躯体和心理相互调和。

## ➢ 躯体治疗专家

我们的躯体还在吗？我们还是一个躯体吗？……我们的一部分大脑用来思考其他的事。成瘾者似乎完全觉察不出那些由抽烟喝酒共同引发的麻烦行为，给包括大脑皮层在内的躯干造成多少伤害。在饮酒期间，患者会表现出在意身体的打扮修饰，尤其对女性而言，她会注意化妆和穿戴。身体形象的临床学还有待研究[1]。这样嗜酒者看上去躯体被占满了。有些人则变成了运动成瘾者，加入了自行车和跑步强迫症者的行列。体重上的健康改善，游泳，

---

[1]　Pireyre，Eric，*Clinique de l'image du corps*，Dunod，2011.

散步和山上远足,不管是传统的还是来自亚洲文化的室内运动和跳舞都是常见的选择,还可以参加合唱,练习一门乐器。看哑剧和小丑表演也是一种选择。戏剧无疑是最好的身体治疗方法。在集体或家里弄个花园,种上点水果、蔬菜和花,也有益处。

**请参考**

5.7　嗜酒者需要什么样的睿智?

**书目**

[1] Gantois-Semet Sophie «Alcool fort et sexe faible. Une lecture psychanalytique de Charles Bukowski.» *Alcoologie et Addictologie*, 2006; 28, 3, 261—265.

[2] Anzieu Didier, Montjauze Michèle, *Francis Bacon ou le portrait de l'homme désespéré*, Seuil. Archimbaud.

# 2.9　治疗方案和下决心的过程

我了解的越多,才发现知道的越少。

## ➢ 在一个治疗方案范围内活动

他从一个岛上来。他是混血儿,父亲是法国人,母亲是马达加斯加人。他一闻到酒味,就会陷入幻想。陪着他的是位年轻的女子,是他大学时期的朋友。他说他只买了单程票来法国。他的社保手续还在办。他的表现就是边缘人格会有的自恋症状。他与目前这个女性朋友一起去过图卢兹,他还曾被她赶出门。这个追求者陷入暂无定所的窘境。他的父母尽管有着体面的工作,表面上也不急着去帮助他们的儿子。于是，他转而去求助一位精神病专家。这位专家在医疗教学中心从事酒精病学方面的研究，在帮人"洗心革面"方面颇为在行。她给这位看上去充满信心的酗酒男子制定了一个方案来降低他对酒的渴望。为了试图让这种不稳定的病情能向好的方面继续发展，我写了一封邮件给这位心理学家。按往常习惯，我又手抄了一份。手写信在酒精病学技巧运用中发挥重要作用。在我看来，每个时期的顺序如下：

➡ 在医院戒酒；

➡ 作为观察者和听众参加几次在帕克举行的临床研究与互助协会（AREA）的交流会；

➡ 再一次问诊咨询；

➡ 制定一项治疗方案，这很有可能从心理咨询培训开始；
治疗方案可能根据不同情况而重新制定。

## ➤ 下决心的过程

长久以来，嗜酒者对自我定位、放弃酒精和自己承担责任强烈地反抗。他会让大家想到一个人，这个人通过别人得知自己患上了严重的疾病。然后他提出意见，抗议，尝试妥协，最后不现实地希望回归可控制的节制消费。他开始戒酒，宣称自己已经开始戒酒来证明自己，同时又开始复饮。有时候，他说从今往后，他和酒就此结束了。但是他出去又会喝酒。

性格分裂会持续，刚开始戒酒的人需要待在一个有利于下定决心戒酒的良好环境里。因为之前的反射一直都在，也会随时把所有合理的考虑都清除。一旦重新开始喝第一杯，后面就会接着喝。

实际上，对一个分裂的个体来说，在他连续尝试戒酒，似乎都没能放弃酒精的时候，什么还能起决定性作用？什么可以抵抗酒精？是在空腹的时候仍然保持理智，还是在大量酒精作用下，立马就显示出来对酒精的依赖性？酒精患者必须承认他只能降低体内对酒精的渴望才能重新掌控自己的生活。

那些关系到未来的决定是怎么做出的？当条件都满足的时候，酒精患者又对接下来的生活感到担忧：一边可能进入死胡同，一边可能是出口。短暂又密集的治疗能让他摆脱系统紊乱的状态。他需要的是一个环境而不是改变状况的保证。

不再饮酒也不仅仅是一个正确的选择。我们可以在传统组织架构里做出具有长远意义的决定后再做比较。在这个能做出这种决定的人身上，我们发现一个无意识的潜伏期，然后是有意识的变得越来越清楚明确的成熟期，在这个阶段，新的成分会和旧的进行对抗。在某个时刻，意味着下定决心的第一个行为有了，那么接下来就会有其他行为。然后，新的路程又开始了。犹豫、怀疑和疑问都会出现，从而放慢了前进的速度，但永远不会出现后退的情况。所有的精力和才智从此以后都会被调动起来，使这份决心保持下去。

一份坚定的决心能表现出一个人的意志。它能让人在缺乏意志、无法承受挫折的时候仍可以忍受下去。

注意，在早熟期，决心必须是明显的，不管理性提出了怎样的证据来反对这份决定。从这点上来说，决心不是自由的证明，而是一种激情的表露。

## ➤ 在团体内发言

■ 我不认同您对做决定过程的描述。我曾一度陷入对于生存的思考，也持续了很长时间。

■ 有人，也就是我母亲，她在我整个青年时期都阻碍我做出自己的决定，她总是说服我认可她的决定。

■ 我总是由于害怕犯错而难以做出决定，可我也知道错误是经验之源。

■ 我经常在做了某事之后告诉自己做得对，这只是为了证明自己的决策无误。

原因很清楚。随着情况向前发展，新的原因也总会出现，因为最初的决定会带来变化。这些变化会让我坚定或者质疑开始时的选择。我们不一定总是要在最初的时候就决定，而要在意什么成就了一个选择。

■ 尽管我早前对遵守团体纪律怀有先天的敌意，但在团体中我还是遵守纪律。

■ 我决心戒酒的出发点是害怕，我担心变得疯癫。我在某种情绪的冲动作用下做了太多的决定。我还把情绪误认为一种情感。

■ 我做出的一些重大决定都与你对决定的各个阶段的描述相一致。

■ 我们应理解并且承认开始时候的矛盾情绪和荒谬。我不喜欢做对我来说带有强迫性的决定。

■ 一些小的决定可以让人学会做出不受外界影响的行为。我怕小的决定会由于延期或者过度精细的打算而像滚雪球般变大，所以我不会拖延做这些决定。

■  活着也是承担，承担因我的抉择而带来的后果。

为了摆脱这种困扰，嗜酒者必须提前结束与酒有关的各种形式的妥协行为。减少饮酒量或者暂时停止饮酒只能使病痛**暂时减轻**。更好的方法就是从心理上、精神上和社交上去改变。这种好转能让嗜酒者把治疗师纳入他整个饮酒系统环境里，甚至是让他充当某个很小的亲属角色。酒精治疗与预防专家即使承认并鼓励嗜酒者取得的进步，他也必须坚持指明节制饮酒是一个必要的阶段。

我的一个病人是位计算机专家，他带给我一份他每月饮酒活动情况表。每天用长方形表示，不同的颜色代表着不同的意思。绿色代表滴酒未沾，淡黄色代表出于应酬需要而饮酒，黄色代表有控制性的强制饮酒，而红色则代表完全失控，饮酒过度。总体看起来还好。

每位患者的病程、环境和进展的节奏都不一样。有时病程会出现停滞，表现出**反弹**，甚至是倒退。如果治疗关系能得以维持，那么病痛暂时减轻的做法的好处就在于能使患者保持继续治疗。

### 我所治好的患者

在她醉酒摔倒后，由于多发性神经炎和胯部断裂，布里奇特的治疗变得棘手起来。她的脚趾头冰凉，准备做动脉血管搭桥手术。她从没有过一段长久的爱情。她对她的三个侄女特别上心。她母亲得了乳腺癌。布里奇特回到她母亲家中不是为了照顾她，而只是为了少喝点酒，少抽点烟，因为她母亲可以对她时时刻刻监督。她不宣扬孤独,而自己又过着独居的生活。她恶习不改,会偷偷地抽烟喝酒。以前,布里奇特工作认真,这点无可非议。她经常忙得忘记时间,对她公司里的四十来个员工也都很负责。但是自打她酗酒过度后,公司就倒闭了。在她青少年时期,因骨髓灰质炎而导致的脸部后遗症给她的生活造成了很大的打击。我在思考如何决定她的治疗方式。她下星期开始短期住院疗程,这样可以看一下她身体的恢复情况。这期间,我将对她负责,我会带上书和多媒体视听设备去看她,给她播放影片《感谢您抽烟》①。她将参加一些团体交流会,另外,她会去听一场有关治疗者和被治疗者的讲座。

**请参考**

4.1　指导陪护

4.6　酒精治疗与预防中的帮助关系

# 2.10　除了诊断,还要建立有用的沟通对话

他知道,我知道,他知道我知道。

如果在诊断中进行有用的对话,那么这个诊断结果会是好的。

大家都听说,酒精滥用与依赖者喜欢隐藏自己的问题并把问题小化。而边上的治疗师则很着急。对于喝酒喝到急诊室的人和

---

① _Thank you pour smoking_, écrit et realisé par Jason Reitman,2005.

在咨询问诊的人不配合，我们还能理解。承认自己的问题也起不到什么作用。更糟的是，当房间里散发点点酒味的时候，他会努力寻酒，这个行为本身就是错误的。因而，单看饮酒状况并不能做出诊断。

## ➢ 怎么共享诊断？

有各种标准的问卷（Cage、Audit、Prochaska 和 Face），它们都可以检测是否存在酗酒风险和酒精依赖。但是我们不会用这些问卷。我们使用问卷的目的是在第一次碰面的时候，营造一种对话交流的氛围，提供一些可供参考的信息。直接的问题应该避免问。最好遵循事实，然后等待机会提出一个请求：

■　我这有一份专职医生发来的邮件，您倒车的时候撞坏了一辆市政府的垃圾车，这样的事时常发生？

■　您的驾照因体内酒精含量达到 0.60g/L 被吊销了。下一次，不管您步行还是乘地铁，早一点到饭店。您的谷胺酰转移酶超过了常规最大值的两倍。您懂生物学检测吗？我会给您一份文件，以便您面对法官的时候更好地提出论据。

■　我很烦恼，在这一周的时间里，您的妻子、女儿以及老板一直给我打电话。他们劝我做一些事情。

还需谨慎向前：

■　您的分析我收到了。我希望能跟您单独谈谈。您下班之后，我们能否见个面？

问题不要局限于酗酒。提的问题可能会让嗜酒者感到气愤："大麻，我？从来不吸！"他会用迈克尔·阿弗林的方式拒绝唐纳戈尔喝牛奶的提议："还不如喝波吉亚的毒药！"[1]

好的问题是在对话中提出的，它不一定需要逻辑结构。同时还要根据他酗酒的程度以及在回答开始的几个问题时表现出的防御强硬程度，来让这些问题符合你的对话对象。他的语言和态度可以让你知道该用什么方式帮助他。如果你提问题的方式类似警察边问边填表的调查方式，你得到的也是类似犯罪嫌疑人一样的答案。你必须接受得不到任何有用答案的可能性。接受他的否认也是一种进步，这样可以帮助建立一种持续的关系：

"您是否感到必须独自饮酒？"

如果有人的答案是肯定的，那这就表示他有酒瘾了。

说得明确些：

"您是否感觉为了达到醉酒的效果而喝得越来越多？"

不喝酒的人不追求喝醉的效果。这是问题的关键。

"一旦喝了第一杯酒之后，您会不受控制地继续喝吗？"

答案是多样的。有些人在配偶的细心关注下，靠意志力成功地控制饮酒。还有很多人因为担心，准确地说是怕失去控制，所以在众人面前从不饮酒。他们同意喝一杯，是为了证明了他们饮酒有节制，但他们却急于想在加油站或者其他地方停下来喝酒。有些还是树立典范的市民代表：他们白天工作一天，停好车，利落地做好晚饭，哄小孩睡觉后就去喝酒。越往后交流，其中几个就透露了其他的饮酒方式。一位女研究员晚上喝威士忌的时候，吃扑热息痛药，这样第二天早上头就没那么疼。一些酒精依赖者自豪地宣称他们能控制好这些状况。这是一种坦白，因为不喝酒的人不需要控制。意志可以帮助他们抵抗饮更多酒的渴望。让饮酒者用临床医生的眼光来看待这些问题是有用的：

"当您比平时多喝了点酒之后,是否会浑身冒汗且不舒服,早晨醒来,您的手有没有颤抖？有这些迹象表明您打破了平时的生物节奏:当血液里的酒精含量下降后,您的身体就会表现出饮酒需求。"

在某个时刻,这会让你一团糟:他喝质量差的酒;他发火,以至于出现攻击行为;他还打妻子;离婚几年后,他继续骚扰她;他已经第 4 次被吊销驾照;他可以看同一部电影好几遍;某天某个时刻他感到恐惧不安,精神恍惚:原因可能是四肢的某部分断了或者其他状况。他有考虑到他所有的亲戚、他的妻子和他的孩子,但是对妻子他试图用叫喊的方式让她闭嘴,而对孩子,他则避开他们的眼神。他向你描述那些最荒诞的隐蔽地方,他如何伪造发票来赚买酒的钱。他所有的同伴都喝酒,但是朋友却越来越少。他在镜子里看到自己变难看了。要是刮胡子的时候不照镜子,他会感到慰藉。他也发福了。这位饮酒者经常试图安慰自己:"我还不至于那样。"那这是谁呢？他想等着变成那样吗？

一次有效的对话需要时间。问题就出在这儿,因为在有戒备心的氛围下,没有酒也没有评价。如果当事人喝太多了,需要很快表现出相互间该给予的尊重。我们可以先不对酒精提问,因为对一个必须饮酒的人来说,酒肯定是正确的选择。

## ➤ 生物学能帮到什么？

生物学是临床学的体现。

当要分析血液检验结果时,酒精滥用与依赖者就很专心。如果费用很少的话,他们就安心了。

通过临床观察,可以了解患者饮酒的大概程度和饮酒年限,这样可以对患者的身体状况有个正确的预测。急性大量饮酒会把一个体格强健的人变成患病弱者，比如因为胰腺炎发作，或者体内胰岛素分泌缺陷引起的糖尿病。躯体各种症状能推测出饮酒者的真正职业。

● γ-氨酰胺转氨酶和平均红细胞容积

我们有几项非特定的指标用来检验是否过度饮酒：γ-谷氨酰胺转氨酶含量和平均红细胞容积（VGM）。居住在山区的人和吸烟的人 VGM 偏高。在我们的统计数据里，75％的酒精滥用与依赖者也抽烟。

酒精滥用与依赖者血液里的 γ-谷氨酰胺转氨酶含量也可以是正常的。只要他不连续饮酒，现在越来越多是这样的情况，比如周末饮酒者、周期性饮酒者还有强迫饮酒者。它在血液中的含量与豪饮的酒量没有关系。大多数时候，它的范围是 100—500U/L，有些人的值太惊人的，能超过 5 000U/L。这种情况下就完全不需要 γ-谷氨酰胺转氨酶来做诊断。在以下几种情况下，能看到 γ-谷氨酰胺转氨酶含量稍微升高：比如某些肝病，超重，糖尿病，甲状腺机能障碍和服用几种药物。还有些身材纤细或者体质好的人，水喝多了，γ-谷氨酰胺转氨酶含量也会些微上升。在开始戒酒回归正常生活后，含量呈指数曲线变化。观察它的含量，需要三个月时间。

● 缺铁基转铁蛋白（CDT）

CDT 是一种酶，在检验前一个月内如果长期重度饮酒的话，就能测出其酒精滥用的敏感性和特异性。一个月后，在面对不愿承认自己有问题的病人时，它能帮助我们减少一些工作时间，尤其是在他担心承认而影响工作的情况下。在停止饮酒后，CDT 恢复正常，患者可以再次拿到驾照，但是这时候 γ-谷氨酰胺转氨酶和

VGM 的值还是不正常。

### ● 转氨酶

转氨酶的含量是肝病的一个重要指标。这些酶有两种类型：血清谷草转氨酶（SGOT）和谷丙转氨酶（SGPT）。饮酒的话，SGOT 往往升高，而有病毒性肝病的话，SGPT 明显上升。在开始戒酒的两个星期内，转氨酶又回复正常。

就如大家认为的一样，生物检查正常并不能判断是不是酒精滥用与依赖者，但它能说明酒精滥用与依赖者为了让常见指标恢复正常，停止饮酒有相当一段时间了，也能说明各种扰乱他健康状况的因素都没有了。

---

### 他本可以成为 400 米跨栏冠军

阿莱克斯是瓜德罗普人，个头高，身材修长，肢体灵活。早几年，我在奥运会上见过他，他在 400 米跨栏时动作敏捷且轻松，步态轻盈。起初，他想拿回他的驾照，不然他就没有工作，但他体内γ-谷氨酰胺转氨酶过高，他不可能去看省里的医生。因此我把他因为领导鼓励参加的目标性强的团体心理活动会变成了一种他可以自由选择的治疗步骤。我把他跟安东尼安排在一起，安东尼的妻子觉得，安东尼是块难对付的咬骨。当他说一件运动衫是红黑色时，他妻子就会唱反调，说："不，这明明是黑红色。"安东尼介绍他妻子时，有种理所当然的自豪：前 8 年是夫妇，后面的 20 年像离婚的夫妇。阿莱克斯边听边观察。他听到拉乌尔承认在他的职业病医生和他"太太"的双重施压下，他还是躲掉了第一期短期住院疗程。阿莱克斯听着看着，然后就笑了。在这个疗程结束后，他取得驾照应该不成问题。

**请参考**

1.1 正常消费和病态消费

1.2 定义与界限

2.8 躯体伤害

**影片**

［1］ «L'homme tranquille» de John Ford，USA，avec John Wayne et Maurenn O'Hara，1952.

# 第 3 章
# 如何考虑环境因素？

## 3.1　酒精成瘾的系统维度

> 我身上有什么来自别处？别人传递给我什么，
>
> 我传递出去什么？哪些让我受益，哪些对我有害？
>
> ——勒内·卡斯[1]

　　家庭属于这个问题系统分析应用的极好范畴。不需要一谈酗酒问题就找主要的诱因。只需要考虑家庭饮酒史和家庭饮酒现状，理解人类酒精预防与治疗的系统研究中使用的概念就可以了。

　　是个什么样的家庭？！在一个或几个长辈的影响下，没有变化的家族史成了故事的关键：比如改成情节剧，史诗还是家世小说？官方版本与实际情况相去甚远也没关系。相反地，联结家族成员的是这个或那个先祖丰富的人生经历中所能留给后人的那些东西。比如在家族传统聚餐时反复重复的有趣事迹或被颂扬的轶事能缓和家人间的嫉妒、思想和利益的分歧。

## ➢ 秘密

哪个家庭不会被一个秘密影响？一些恐怖或者很痛苦的事，有时甚至是谋杀，自杀，乱伦，国家被侵占时的通敌，坐牢，私生子和双重生活等。还有一些客观上来说在家庭声誉下被隐藏的附属事件，比如比赛失败和晋升失利。有时，一个无不良影响的细节也会变成秘密(比如在正式结婚前的"早熟行为")。

## ➢ 沉默

谁没体会过沉默后的凝重氛围，在自负和联合审问的作用下，这种氛围无法被人理解，没有语言解释的行为产生更大偏差。沉默不仅仅是把不听话的孩子锁在壁橱里。通常家人喜欢保持沉默：比如家里有长辈酗酒、赌博或者风流放荡。尽管家人间的真实感情能产生凝聚力，但是次数多了，状况也会随时爆发。偶尔，因为某个意外或者可预见的事情，火山活跃起来，熔岩喷出，摧毁了之前已有的立场，把以前认为无坚不摧的建筑变成一片废墟。

## ➢ 幽灵

幽灵不只在城堡里经常出现。它们也会在居住者的脑海里挥之不去。有时要哀悼一个自己很喜欢的亲属是很难的，因为你的脑袋被他的生平事迹占满。在某种程度上说，死者控制了活人。甚至，这个人还没去世，他就发挥着幽灵的作用。他的体力慢慢减退，他开始选中一个最有同情心、最脆弱的亲人来控制，以前一般是选家里最不被疼爱关注的人。他侵占家里的地盘，破坏家里的氛围，掐灭了家里其他居住者生活的乐趣，还不准他们发表意见。不准笑，因为你想，他正受风湿和其他病痛的折磨。

## ➢ 副优势和被指定的患者

面对一个有问题的家庭，考虑一下不同的家庭人物有什么副优势。有时，被指定的酒精成瘾患者本来就存在的矛盾的催化剂。这么严重的病症是躲在暗处的另一个人带来的。

## ➢ 忠诚冲突和分派

忠诚冲突有很多，涉及母女、兄妹、夫妻和其他人。分派，不管是未表明还是表明的，都有利于身份角色的定位：

- "你就和你父亲（或者母亲）一样！"
- "杜鹃鸟成不了喜鹊。"（奥克语地区谚语）

这些谚语和格言说明了一个事实："有其父必有其子"或者"父母攒钱，儿挥霍"。

有多少人因为对自己的归属有错误的认识或者像悲剧的俄狄浦斯一样无知，而错过了更符合他们能力和渴望的生活？

## ➢ 封闭的家庭

不止一个家庭像西耶纳家庭一样与外界隔绝。他们家所在的城区道路弯弯曲曲，黑黑的石板路，窗户紧闭着，玫瑰色砖墙高高围着。家人因为忠诚听话把自己都封闭在家里，每个人都有一种不安全感。每个人都通过这样带有犯罪感的自问来表达情感："我做了我应该做的了吗？""我有权利幸福吗？"而外来入侵者，他不会满足于现在的状态和他所拥有的东西。他也没有努力地接受或者摆脱这些。孤独对他而言更沉重，因为他总是需要其他人或者其他活动来填满自己，这样就不用受孤独折磨。精神空虚是他和其他人都有的问题。

## ➢ 自恋家庭

有些父母渴望用他们大部分的精力来把孩子塑造成像他们一样的人。他们最终做到了，他们的后代表现的个性像复制出来的。他们和父亲一样思考，他们跟着父亲的步伐行走。他们的父母会满意地凝视他们，认可自己的作品，就好像照镜子看到自己又变年轻了。相反地，如果有一位失败的父亲，我们可以用漫画讽刺的方式勾画出他小孩的人生轨迹：辍学、捣乱、冒险吸毒、酗酒、宣泄和导致坐牢的犯罪行为等。

## ➢ 乱伦家庭

有些父母想在孩子的心中占据第一位。他们太过亲近的关系模式会把关系变模糊。如果配偶因为这样或那样的原因在家里变成弱势的一方，就会出现辈分的混淆。有时，因为受害者也同意，这种关系会持续。有多少母亲任凭她的合法丈夫对小孩做出乱伦的事？当然是继父不是小孩的亲生父亲。希腊人就知道把这些故事编成神话。不要用乱伦来营造不良的家庭氛围。只要求所有人都保持一段优先关系就好。

还有，在一些家庭里，这样的命运在好几代人身上重演。

## ➢ 目前受酒精影响的家庭

酗酒问题对家庭而言，没有什么特质性，除非围绕酒精和酒精患者组成了家庭系统。而这时候，家庭关系都是扭曲的。痛苦在增加，这痛苦来自酗酒成癖的酒鬼，还来自因此而受影响的家人。这里有一种暗含的要挟："接受我就要接受我的酒，不然我拼命。"类似这样的话会引起周围人的抱怨和仇恨，因为他们还遵守承诺。遵守禁令却不见效果，还有日复一日的欺骗、耍花招。有时，嗜酒者有不快乐的童年，他现在做的一切就好像是让他的家庭认为他曾因这个家庭受过痛苦而付出代价一样。还有一些情况不是因为这个理由。配偶和小孩迟迟不提这个问题："在这样的困境里，他们做了什么？"

然而不能因此认为，有一个酗酒的直系亲属或者精神错乱者的家庭不如父母亲都是酗酒者的家庭复杂。辈分混乱和角色颠倒也很常见。因为病理性问题而亲近和遗弃的一样多，这都能被观察到。有些家庭故事比其他故事还要辛酸痛苦。有些城堡看起来不可攻克，有些却被荆棘入侵，变成了废墟。

当酒在一个家庭里扎根，那就必须系统深入地了解它。读一些著作有用，比如卡琳娜和蒂埃里·阿尔贝涅的书[2]，还有必要把这些知识在家庭内普及开来，让它变成一种专业的酒精预防与治疗的培训。

对嗜酒者和其他成员一样，自由在家庭内部空间里已经渐远。大家为了参加冒险，还需要丢掉太过敏感的脸皮。

## ➢ 属于自己的领地

简单来说，过家庭生活是一项高水平的运动。必须长时间保持警惕，确保优势大于不便，公平分配优势，还要证明团结互助，愉快有爱。每个人，面对自己都觉得有义务支配一块属于自己的领地，这片领地可以让他获得宁静，保障**心理个性化**。

有一个微弱的声音在说："没有谁是属于谁的。"甚至在有利益关系的那些人之间关系反而较灵活，在尊重个体个性的家庭里，这也不例外。

## ➤ 家庭治疗

如果我们相信弗兰克·奥兹的电影《葬礼上的死亡》中的情节①，那么葬礼也可以成为一次家庭治疗的机会。可能情节会不一样。这样就不会出现下面的事情：装殓师弄错尸体，父亲的同性恋秘密在葬礼宗教仪式上被曝出，一个敲诈的矮子，一位截肢的爱发脾气的老头，一位精神紊乱的儿子希望在父亲葬礼上发表演讲来悼念死去的父亲，一位过分担心自己身体健康的表弟或一群穿着丧服的其他人物。这个小圈子因为误吞了手工制作的恐怖药丸而乱套了。

**请参考**

1.4  债务的象征意义

1.5  风险因素和创伤性背景

整个第三章

**书目**

[1] Eiguer A., Carel A., André-Fustier F., Aubertel F., Ciccone A., Kaës R. *«Le générationnel»*, Dunod, 1997.

[2] Alberhne Karine et Thierry *«Les thérapies systémiques»*,

---

① Joyeuses funérailles, réalisé par Frank Oz en 2007.

*Médecine et psychothérapie*，Masson，2004.

# 3.2　家谱和饮酒事迹

*"在父亲死后，我取代了他的位置。我拿起了他的酒杯。"*

## ➤ 否认，再否认

　　我选择的饮酒事迹不会像**晚宴东道主**从地窖里拿出一瓶珍藏的好酒那样，当事人怎么讲述我就怎么理解，我会从他们住院第一天或第二天开始通过方法并结合情感安全效应，在询问他们状况的时候就问这些事。那些经历过短期住院疗程和门诊问诊的人知道他可以说什么，然后他就讲。他告诉我他的饮酒方式。我们都很清楚嗜酒者会怎么喝酒。在上主餐前，酒作为餐前点心，几乎不是必要的。有时，我们看到国王餐桌上摆满了各种菜品，就如电影《玛丽·安托瓦内特》[1]里路易十六的餐桌：桌子上什么都不缺。关于酗酒问题的故事比一箱箱的杂志和一排排的科技类书籍都多。当我明白患者叙述自己的饮酒史有困难时，我建议他按时间先后顺序把那些事分成两列：左边一列是可证实的事实，右边一列是感受。当他告诉我夫妻间错综复杂的家事，我建议他，如果可以，把自己家的家族基因谱记下来，把配偶的家族基因谱也收集起来。夫妻间就可以就酒精以外的话题进行讨论交流，从而重新找到正确的相处之道。

　　在社会上，存在某种心照不宣的约定。这种约定基于忙碌的医生和媒体社会对有述情障碍和辨别力障碍的酒精滥用与依赖者的共同否认基础上，这样就掩盖了病理性醉酒的弊端。我们处在一种几近否定主义的文化氛围里："我们不要担心，我们这些现代傻瓜叫喊着述说自己的故事、心理疾病和功能障碍困扰！让乱伦、恋童癖、心理上被遗弃被遗忘的创伤和父母失职都见鬼去吧！可以不用管成瘾心理病理学，社会边缘化和**消费**意识形态的作用。我们提些建议，在相当长的时间里，反复强调酒是禁忌，是毒品，但却对自己例外！大家对'科学'一词特别喜欢！鼓励生产幸福之药吧！为酒精带来的感官效应而开心庆祝！增加酒精饮品的税收和处罚力度，这样就不会有酒精成瘾了！"

我们从没低估酒精分子的药效。很多病人在不知道原因的情况下，无意识地成了酒精滥用与依赖者。在听过他们的陈述后，不是之前，我们会愿意承认他们是酒精滥用与依赖者。我们不能让他们闭口不谈。在他们自己说明之后，非之前，我们会和他们说起被害妄想和把自己当成被害者的危险。他们要听一下所有必要的建议从而远离酒杯。

如今，有很多酒精治疗与预防专家似乎更重视戒断后的酒精患者节制饮酒，而非嗜酒者本人。节制饮酒者不大喜欢别人把他们称为酒精滥用与依赖者，说到底，节制地饮酒对他们而言已经变得微不足道，他们从此可以戒酒，享受生活。

## ➤ 日间观察：是受害者还是罪人？

"我女儿的病程十分艰难：她有毒瘾、抑郁症、自杀倾向，还常常跑医院。现在她大病痊愈了。她在三到五岁被我父亲侵犯过。今年夏天我得知这件事后，遭受了很大的打击。"她曾等着看我父母双亡。我们知道他对家族里所有的小女孩都下过手。

　　我经历了很多痛苦的事:

➡ 2005 年 10 月,我的母亲去世了,她和我关系十分亲密。

➡ 2006 年 1 月,我发觉自己得了乳癌,在 2 月动了手术。

➡ 一次次的化疗令人难以忍受,我从没有这样病过。

➡ 当我去投奔我的大女儿时,她向我透露了她被侵犯的秘密。

➡ 接着,我又做了三十几次 X 光疗法,造成了皮肤二级烧伤。

➡ 我逐渐消沉。有一天晚上,我醉酒摔倒了,丈夫粗暴地把我扶起来,导致我的手臂骨折。

➡ 从 2006 年 1 月起,我就不再工作:工作对我来说就好比我的脊柱。我的工作是出了名的好。我负责照顾整个家庭。可我的家人不再支持我,我的丈夫用沉默来表示他的不满,我的小女儿公开表示对我的敌意。她父亲竟然荒谬地纵容着她,就好像他们才是一对,而我是被排斥的那个。

　　天晚了,第二天,我继续谈话。

　　"我记得我小时候是很幸福的。我很爱我的母亲。我父亲一整周都不在的话,这对我来说是再好不过了,因为我很怕他,他总是大喊大叫,情绪很容易失控。他来自贫民区,十二岁就开始工作了。在他二十岁的时候爆发了第二次世界大战。他青年时就去了鱼龙混杂的地方,去服了强制劳役又逃跑了。我的外公外婆有五个小孩,一大家子人再加上儿女各自的配偶,他们一帮人全生活在一起。两年时间里,我父亲就躲在他岳父岳母舒适的大房子里。他白天洗衣服,晚上用铲子翻花园里的泥土。他想加入第二次世界大战时抗德的游击队,我母亲对此很反对。我母亲最小的妹妹那时只有十二岁。我最近了解到,我父亲曾经也侵犯过她。

而我姨妈选择了沉默，然而她其中一个女儿最后也成了我父亲所犯恶行的受害者。至于父亲对我的侵犯，我觉得我也应该保持沉默。我姐姐说我星期天去了父亲的房间。我们小时候都很嫉妒彼此。更糟糕的是，我很喜欢父亲愉快有活力的样子。在他六十岁时，他得了老年痴呆症，这病就没个头。后来，他因为变成植物人而最终去世了。"

家族的故事就变成了一个梦魇：父亲，原来是个英雄的角色，现在却变成了恶魔。就像《八音盒》中的女律师因为父女感情被愚弄。[2]因为酗酒，他们内心虽不承认，但一切都破灭了。

## ➤ 同屋邻居

她以前在银行工作，她丈夫在邮局工作，是邮包信件运送的负责人。她难以接受退休的事实，因为这让她觉得自己很没用。她时不时喝桃红葡萄酒。尽管她经常去嗜酒者互戒协会，但她还总是有喝酒的冲动。

这是她对我说的：

"我的姐姐就好像我的母亲。我五岁的时候，母亲就抛弃我们了，姐姐一直对她怀有恨意。在那个时候，离婚不被社会接纳。我们老是被人嘲笑。神甫跟我说母亲以后会直接去地狱，连教堂都不会经过。我对孩提时期没有多大的印象。我的继母喝酒喝得厉害。她从没接受过我们，老是打我们。她上午喝酒，下午睡觉。父亲是包工头，只想着他的工作，不考虑照顾姐姐。而我假期都在母亲那儿度过。她跟我父亲的一个工人跑了。父亲还一直爱着她，然而她跟那个工人在一起也不幸福。那个人酗酒，还打她。我透过锁孔偷看了一些他们在一起的场景，特别是性爱的场面，让我很震惊。我的丈夫是我生命里的第一个男人。在舞会上，他听人说起我，说我是一个单纯的女孩。我一直很爱他，但由于我性冷淡，我俩缺少性生活，他本可以离我而去的，但是没有。"

通过各种观察，发现三分之二的人多少有创伤性的性格。那些伤害过他们的人对他们现在的生活还是有影响，因为他们无法摆脱童年的创伤阴影。

尽管团体有利于让他们意识到两代人之间那些不为人知的痛苦经历，还必须依靠一个经过培训能胜任这份工作的心理学家来研究最具创伤性的经历。还要检验治疗是否合适：贫苦人会吃亏。这与钱无关。而是人对自己不够重视，不会更悉心地关注自己是不是有哪里不舒服。如果他们决定走出一步，他们也不一定能分辨一个好的心理医生和江湖骗子。我们的通用酒精治疗与预防方案是包年的，还包括给一些明显需要额外的类似咨询的人提供几个月的咨询服务。

**请参考**

3.1　酒精成瘾的系统维度

3.4　父亲与母亲

4.1　指导陪护

6.5　酒精病学统一机构：实践酒精病学机制的核心

**影片**

［1］《Marie-Antoinette》，de Sofia Coppola，USA，avec Kirsten Dunst，Marianne Faithfull，Steeve Coogan，2006.

［2］《Music box》，de Constantin Costa-Gavras，USA，avec Jessica Lange，1989.

# 3.3 夫 妻

在酒精问题中,夫妻既是最好的也是最坏的因素。

关系是成瘾问题的核心问题,配偶一方是另一方变成酒精滥用与依赖者的重要因素之一。

## ➢ 酒精治疗的第一次会面

有两种对立的假设。酒和其他药物成瘾可能都与夫妻关系有关,或者相反,酒精可能成为他们关系发展过程中的一个问题。配偶经常和嗜酒者一样对酗酒行为表现得不是很在意。在某段时期,当精力被过度消耗,比如家庭暴力或者交通事故,他们就会不再保持沉默。当配偶同样关注到小孩子因此受到的伤害时,他/她就会更容易做出反应。在迈出第一步的时候,嗜酒者有时是由上一任配偶陪同来的。

在治疗的时候,因为两个人都有酒精障碍问题,夫妻就幻化成四口之家。一个可以带动另一个,一个又可以掩饰另一个。在这个假设下,妻子会更主动地走这一步。

我们必须要满足他们的亲人了解任何情况的要求,这样他们可以更好地知道这个问题的来龙去脉。我们鼓励他们避免用监视的态度来看待患者,不要威胁,因为这毫无作用,也不要批判他们,这些都只会激化他们的关系。忽视他/她的酗酒者身份更合适些:"我们不谈酒的话题。"尽管嗜酒者的偏差行为给生活带来了障碍，我们还是鼓励配偶过健康的生活，与外界接触。明显的暴力行为必会招致司法控诉，如果有暴力行为，可以到宪兵队报案求助。

全科医生经常医治那些看见别人饮酒而有心理问题的人，通常是嗜酒者的配偶。重要的是，当嗜酒者迈出一步接受治疗，全科医生也必须一直关注其配偶的情况。

嗜酒者亲人团体交流会尤其能帮助互相依靠的配偶们。然后，有些配偶就会为嗜酒者采取一些措施。

## ➢ 我们和什么样的配偶接触？

尽管配偶会主动地以嗜酒者的立场来交谈，但我们也不总是那么容易知道我们在和哪类的配偶接触。在精神或思想被控制时，夫妻互相不理解、生气，甚至产生恨意，母子关系也会受影响。惶惶不可终日的时候，两个人还如何亲密无间？配偶们参与治疗的动机是什么？他们会退却吗？他们还爱着对方吗？配偶虽然不知道治疗的具体内容，但是他/她会比当事人更积极地决定治疗的事。有患者亲属陪同的谈话有良好的效果——让饮酒者愿意尝试治疗。有时，配偶已经开始跟踪心理治疗，配偶态度的转变也能让当事人尝试治疗。

对配偶，我们的态度比较开放，让他们能加入嗜酒者的治疗步骤中。

任何一位配偶都有自己特有的家庭基因情况。从系统角度来看，如果我们面对一对关系稳定的夫妻，关注配偶的家族基因就符合逻辑。家族基因经常与配偶直系亲属的酗酒或者出现的其他相关病症和病痛有关。

嗜酒者会检测出家庭内部环境的惯性力。有时，他/她会意识到自己也被列在检测之内。随着时间推移，以及积极主动采取的措施的实施，他/她会打乱内部的优先顺序。

## ➤ 陪护时间

接受某一治疗步骤接下来的头几个月的治疗对陪护酒精患者的人而言是很恐怖的一段时期。他自己也在努力地配合。但是他没有时间来应付其他人了。他经常要经历一个灰暗的戒酒阶段。在这个时候，告诉他们要先无节制地把他的抱怨和期待表达出来，这或许很冒失或很诱人。从某种程度上来说，即使是在最好的家庭中，一切也不会马上变好。

有些配偶很聪明，在短期住院疗程后，就和嗜酒者组成一个治疗小组。停止饮酒让他们重获自由。如果在情感上，他们的关系没有变糟，配偶的指导陪护有效果的话，酒精患者的个人跟踪治疗差不多进行 2—3 个月就可以了。但是心理康复工作还没完成。如果他要完全戒酒困难不是很大，他自己如果能一直对酒保持警惕，就可以重新全身心投入生活，他的病情也会好转。

夫妻分开对治疗进程的影响也是常见的。酒耗尽了夫妻感情。他们分开是为了孩子着想，也是为了尊重对方。

通常，妻子比丈夫更全身心投入。然而在接受治疗的时候，酗酒妻子经常是一个人。即使配偶在身边，犯罪感的负担也会让她拒绝与外界接触。

　　虽然酒精患者还是坚持戒酒或者感觉不适,家属团体无疑可以帮助他们明白自己对酒精患者的影响。

　　如果治疗出现倒退,那在治疗的关键期,就可以反思这样的配对治疗是否有希望。

　　最后,一个治疗师陪护两个结成配对的酒精患者。首先,他们要被分开照管。在团体工作中,他们学会互相认可赏识。之后故事的发展就看他们了。

## ➤ 如何设计一个自然发展的配对故事? 酒精介入的情况又会怎样?

　　任何长期稳定的一对都经历几个发展阶段:

- **相识阶段**:两人不会立马互生情愫。

- **正式相处阶段**:两人成为一对的具体阶段,不可避免其中会因为各种期待出现关系紧张的状态,有成为"伙伴"的各种表现。

- **经历各种考验的阶段**:这中间会遇到各种变数,比如小孩的出生、工作情况的变化、健康问题或者金钱问题等。

- **随时都可能有常规风险的阶段**:由于社会约束,配偶会失去原本有优势的位置,重心转向别处,比如孩子、工作和必要的休闲活动。一个或几个依赖亲属出现的时候,会改变配对治疗中亲属关系的优先排序问题。在这个阶段,家庭和经济上的共同利益还是要长久持续下去。

- **有差别的成熟阶段**:两人继续共同生活在一起。但是更多的自由会让他们获得新的喘息机会。因为有没有对方,大家都能生活下去。

虽然个人生活习惯已经有所改进，但是夫妻关系的寿命却减少了。夫妻离婚得更早了。由于女性社会境况的改善，女性的家庭向心力减弱了。因为女性不愿受社会限制束缚，女性也有支配权。当她们认为什么都能买卖的时候，就会觉得另一半不一定是生命的伴侣。

夫妻间以前或现在有酗酒问题的话，夫妻关系会加速破裂，这也是必然的。夫妻双方都变成酒精依赖者也是很常见的现象。

## ➤ 最有利于双方互相成长的夫妻关系是什么样的？

给出一个夫妻的典范显得没有以前那么容易。夫妻结合或分开是再平常不过的事了。他们之间，现在依然还存在几个问题，包括从预防角度提出的问题。夫妻关系得以维持就靠一个或者几个小孩的出生吗？满足想要小孩的愿望来掩盖生活空虚，这能接受吗？当一段夫妻关系可能结束的时候，弄清楚因为什么个人原因让他们结合又分开，不是更好吗？否则类似的事还会重复，牵连亲生或收养的小孩就更麻烦了。可以用对待新婚夫妻的方式来看待成熟期的夫妻吗？

关系稳定的夫妻需满足以下几个标准。

1. 在这段关系里，要有吸引力。

2. 每个人都可以表现出自己的不足和疑问，而对方能利用这些来彰显自己的力量。

3. 在这段关系里，双方可以分享有趣的或重要的事。

4. 自己主动给予，并能从对方那里获取想要的。双方要心有灵犀,一方即使不说,对方也能听懂。

5. 能尊重对方。

6. 聚合团结的力量胜过削弱分散的力量。

7. 如果一方在另一方心里没有特殊的位置,那也谈不上是夫妻了。

在治疗关系中,我们也可看见类似的情形。

## ➤ 干涉

➜ 如果我不戒酒,我女朋友就不认我了。当我们找回这份令人愉快的感情时,我却给它沾上了污点。对此,我的双重感觉是我要审视这段关系并且我变得不正常了。

➜ 在短期住院疗程后,我妻子变得好斗多疑。放松后,现在她开始鼓励我。

➜ 他之前就认识我,然后在我酗酒期间,我们又相互加深了了解。他希望找回原来的我,但我们都变了,我们的关系进入了第三阶段。我开始依赖他,喜欢他监督我。

➜ 我和丈夫就像是一条麻绳,为了维系我俩,就得结更多的绳子。一些断了,一些却很牢固。新的绳子是由小孩以及我们共同分担的空闲时间组成的。我们不再借用一根接着一根的绳来把彼此系紧,我们每个人都自己努力付出来维系。这样,我就能感受到自由和宁静。

➜ 我变了,而我妻子又难以接受因变化产生的差距。我指出她对我母亲话语中的矛盾之处。她不同意我在自己身上花时间,因为她还没有自许权利在她身上花时间。

➤ 我和妻子的性生活很和谐。在她成为母亲之后，她就不和我睡了，我觉得我第二次被抛弃，因此我开始酗酒。我变得很善妒。我不能理解的是我变得这样穷迫潦倒的时候，她仍对我忠贞不离。在戒酒后，我们又变得很恩爱。

➤ 我了解两人相互间的欣赏，情侣和家庭内的构成，日常琐事或者双方不再相互吸引的事，还有和母亲重新建立的忠顺情感纽带。在妻子和母亲相继去世后，我变得苛刻，嗜酒，很是孤独，我感到非常痛苦。

➤ 在开始饮酒前，我不惜花钱来获得从未有过的他人的认可。

➤ 喝酒是我妻子家里的一大特色。她父亲和她前夫一样都很爱喝酒，现在她遇到了我，我也爱喝酒。

➤ 夫妻之间，有些东西是可以共享的，有些却不可以，比如空间和文化上的差异，有些可以相互探讨。我不再渴望将对方占满。我知道满足她所有的需求是不可能的。

## ➤ 两则简短的故事

在结束短期住院疗程回来后，**米歇尔**妻子的态度让他很困惑。她冷冰冰的，一言不发。他不知道这些年他妻子都遭受了什么。作为一名血液科护士，她已经习惯了给予。她理解丈夫走上歧途的原因，但她遭受的痛苦也十分真切。她想过轻生。她现在看到喝酒不再觉得难受了。她也不想精神再度崩溃。她想要重新找回她的朋友们，就如她所想，和他们一同度过一些美好的时光。她不想祝贺他或者再像慈母般对他，她不知道自己是否想让这份不再是真正意义上的夫妻关系继续下去。她清醒过来了,感受到了自己的创伤、痛苦和愤怒。她还有两个孩子,我建议她自己或者和她孩子一起去看专门负责治疗酗酒亲属群体的精神治疗专家。

**雅克**的妻子对这烦透了。在心理咨询后,她决定实行三人组:做一定的放弃,重新调整策略,保持一定距离。经历 4 个月的希望和 2 个月的失望后,6 个月后她丈夫参加二期短期住院疗程。之后,尽管他们情感的纽带一直维系着,但她还是决定冒着影响他们女儿学习的风险,打包行李,回到乡下的父母那里。20 岁的儿子鼓励她做这个决定。他父亲上次酗酒时,他气得直掉眼泪。在短期住院疗程这一个星期里,两夫妻通过电话又恢复了谈话,俩人说话轻声细语。这些创伤还需要时间来治愈。这周的两个主题是:

➡ "建构性自我批评";

➡ 引用一句谚语:"水罐常用,终有破的一天。"

**请参考**

3.1　酒精成瘾的系统维度

3.9　新话和成瘾

# 3.4　父亲与母亲

"谢谢爸爸,谢谢妈妈,为了那些快乐……"

——皮埃尔·佩雷

关于父亲母亲这两个角色,写的和说的已经很多了。父母身份既是最自然的现象之一，又是最复杂的职业。在酒精患者戒酒时期，我们还可以说谁可以让他们反思进步？

## ➢ 心理个性化的本质缺陷

任何一个质疑自己依赖父母的人在配对行为治疗过程中，都会关注父母的个性特点。在自己生命的不同时期，他们会思考他们的个性与自己有什么关联。在母亲肚子里的时候，婴儿时期和青少年时期，以及之后就是酗酒问题变得日益明显时，他们都会思考这个问题。虽然记下这些只能让我们了解不完整的部分情况，但是对临床医疗而言是重要的数据。

虽然人口众多，情况复杂多样，又没什么特殊性，但是家庭关系方面的一些特点还是会显露出来。这些可能会对小孩子的短期、中期和长期的发展情况产生影响。作为当前关系，这些特点会产生直接的影响，或者变成记忆，从而间接影响他们的发展。确定到底有什么影响可以让我们大致估计当事人的非个性部分，这些通常在恢复社交功能方面被大家忽略。**原始联结**的绝对优势会导致复饮、成瘾转移和医患治疗关系提前解除，当然还有之前提到的其他原因：饮酒的各种机会场合，各种问题还有抑郁情绪。这一切就好像在说，酒精的吸引力与个人精神病性持续能量成比例，但这想法不理性。

## ➢ 与父母的争执

第一种依赖关系就是孩子对母亲的依赖。酒精治疗与预防学（后面会简称为"酒精病学"）上，母子关系常有的病理性是我们要注意的。母亲可能要先做好榜样，告诉孩子人与人的距离，即"没有谁是属于谁的"，尤其是对自己的亲生孩子。有成瘾行为的小孩，其母亲多与其形影不离，或者母亲抑郁，在母子关系中母亲溺爱或者母爱缺位。从小孩将来的发展来看，母亲发挥的作用很大，比如母亲不成熟、太自恋、太歇斯底里、太疯癫和太不正常都会对小孩产生很大的影响。有这样特殊的母亲，也间接说明幸免于难的孩子的抗击打能力强。虽然母亲被父亲认为是家里的威信权威，母亲还是会很快体现出其对孩子发展起限制作用的特点。母亲的限制作用对父女关系来说是必要的。

要求一位酗酒的人讲述他的童年，最后常常能发现：这个时期的童年记忆存在缺失，有待挖掘。

父亲在孩子的成长过程中也经常缺位，不仅仅是因为社会分工不同导致工作过于忙碌。父爱缺位，就像没有情感与界限的定位。这些定位模糊不清，是心理非个性化的表现。

一位专制、使用暴力的父亲，无形中就给小孩传达法律微不足道的讯息。相反地，一位父亲听从妻子和母亲的话，父亲的形象就完全被毁或者丧失威信，这会让人感觉他不可信。父亲经常陪在小孩身边不如父亲有能力与小孩建立一种连接重要，当然应该是一种健康自然的连接。

父亲象征有距离的靠近，虽然没母亲那么靠近。经历过感情上对母亲的依赖阶段后，父亲能帮小孩打开看世界的视野。他帮助他们变得与别人不同。慢慢地，父亲角色的决定性作用日益明显。父亲的态度可以帮助小孩的生理特点与心理性别特点达到一致。父母亲双方都工作的话，必须要互相承担烦琐的家务活。最好是双方在协商一致的情况下，订立合约，保证融洽相处。

这位男士首先是生物学上的父亲。如果是亲生的，用一个不是很好听的词来说，父亲就是基因传播者。如果是重组家庭，小孩要面对一种情感义务和尊重义务。真父亲与假父亲两者间的平衡会变得很复杂。这一切都可以观察出来。成瘾学成为我们了解父亲角色的一扇不太好的窗，更不用讲那些酗酒的父亲形象。

生物学上的父亲不一定都发挥了父亲的作用。祖父辈发挥了他们的作用。教师也是，如果我们给他们教育人的机会，他们在小孩教育和情感构建方面承担了辅助父亲的角色。各种等级的教育可以限制这些社会心理问题的再现，为小孩多样性的发展提供了可能。在文学作品和电影里，还出现过象征性父亲和身份得到认同的父亲模范形象。

## ➢ 不仅是长远发展

➥ 我和我母亲的关系很亲密。她很爱喝酒，总是吹嘘酒如何如何好。我母亲断然不让我父亲有话语权，总是代替他说话。在母亲去世后，我才得以真正地和父亲相聚。

➥ 现在的关系还算挺好的。为了不让母亲掌控我失去的童真心理，我与她保持了相当的距离。她希望自己表现得像个慈母，尽管她从来没有尽到一个做母亲的本分。她总是说她不只是个母亲，更像个妻子。我们被奶妈疼爱，而不是她。我的两个姐妹和我都有心理障碍，都不想理她。一想到母亲曾给我喂过奶就让我恶心。我小时候设想过我有一个孪生姐妹，她在出生的时候就死掉了。

→ 我是被现在的父亲养大的,他很深情,并且会制定一些明确的伦理规范。相反地,我的母亲和外婆对我有着令人无法忍受的爱。我害怕她们西班牙式的亲吻。我外婆掌控着家里。母亲活着就是为了生病。她这样做是为了得到她想要的。在她去养老院后,同样的闹剧又上演了,每次体检都能检查出新的毛病。我父亲不是不在她身边,也会同他妻子和丈母娘吵起来。夜里和他面对面的交谈让我感觉很好。

→ 我父母老是很忙,我是个不被需要的小孩,在寄宿学校长大。祖母为我做了很多。我最后还是要求回寄宿学校去。我该享有的情感呵护被物质弥补了。不久,他们让我明白我该照顾他们,他们说这是我欠他们的。我答应了。

→ 为人父母是件很难的事,也没有特定的培训班可以学习。我母亲对我时冷时热。我父亲是政府官员,总是忙于工作而不在,他在家里像个老爷。有事时他可以指望我,指望我出现。我建立了我们间情感的距离,我们的关系越来越好了。

→ 我父亲有能力让我母亲不动用暴力,但他老是不在。母亲出殡那天,我亲了一个我或多或少有感觉的女孩子。在母亲去世的前二十分钟,我第一次感受到她那饱含爱意和温情的目光。我知道,之后她受了很多罪。我为自己曾厌恶她而有犯罪感,现在这感觉减轻了。

→ 我母亲是个完美的女人,她是个小学教师,信仰天主教。许多年来,为了维护家庭,不管是父亲酗酒还是老看不见他人影,母亲都一直扶持父亲。父亲指责我,说是我造成了他婚姻的失败,因为之前我非常希望母亲能跟他离婚,我想让他尝尝厉害。

→ 我母亲对我有着令人无法忍受的爱，过分占有性的爱，就像法国皇后对《魔笛》般热爱。她从不对我放手，就想让我待在她给我建的象牙塔里，让我很难走出去。她自己挺胖的，还抱怨我的体重。她说她以前为了让我有奶水喝而吃很多才胖的。

→ 我的母亲有婚外情。她有十七段婚外情，她跟我分享了其中的一次。她强势，专断，粗暴。她把与丈夫的不和都发泄在孩子们身上。我父亲没什么个性，总是说"放宽心，放宽心"。

→ 在一张邮票那么小的纸上就能总结完我和父母的关系，这种方式很奇怪。我有好几任母亲，我可以从她们那里受益。我的生母对父亲总是担心，对她自己没什么信心。生下我就是证明。我们的嗜酒行为就能验证这一切。

## ➢ 还可以补充什么？

对想远离酒精的人来说，熟记与父母的事情还是要费些功夫。如果有记忆的漏洞或者秘密，去弄清楚就好。

理解因父母导致的过失行为和机能障碍是有帮助的。理解并不意味谅解。话说得不好也有危险，因为说出的话可能会让别人成为受害者，甚至会闹上法庭。说出的话是抱怨也有报复之意。根据不同的情况，理解这些可以采用偏爱、中立和鄙视的态度。但是拒绝支持：想想《八音盒》[1]里的杰西卡·兰格的选择。她为父亲做辩护律师，法庭指责他是纳粹刽子手，她最后以匿名的方式把他父亲的犯罪证据送给他法庭上的对手，让父亲接受正义的裁决。

我们与父母间或许存有犯罪感，分析这种犯罪感是必要的。我们需要衡量犯罪感指什么，能不能被原谅。因此，乱伦的受害者承认有肉体快感，但是他们也不是第一批受害者，他们在心理上没法理解和拒绝。

选择做父母应该是一个乐观，鼓足勇气和深思熟虑后的行为。拒绝生育后代也是可以理解的。自愿不生小孩，不愿意承担父母子女的债务，有时也是一种值得尊重和考虑的行为。

作为父母，我们都能从成为真正的父母，而不是理想的父母形象上受益。我们不能只局限多重身份功能：既是配偶又是父母，还是子女和职场人士等。内在的严密一致性虽然只是以保持沉默的方式呈现，但在各种情况下都可以体现。

成年后，我们必须要努力让自己偿清欠父母的债务。其他的帮助也是理所应当。我们应该勒紧脖子偿还不应付的债务，尤其是父母酗酒或者饮酒过度引起的债务。我们要避免以爱护子女或者孝顺父母的名义，造成任何的辈分混乱，也要避免颠覆亲属情感关系圈的先后顺序，这种事情通常会损害配偶的利益。在人的一生中，各种关系的平衡很难维持。

## ➢ 如何与父母和解？

在治疗的过程中，与其选择讨厌父母亲或粘着他们，还不如重视与其一步步建立的关系，熟悉他们的故事和在意之事，这样显得更合理合适。我可以这样认为，那个把我带到世界和在我年幼时候照顾我的年轻女子，最初几年因为缺乏自信而焦虑。她在完全不知情的情况下造成我身体上的不适。然后，出于义务和能讲述父亲和家庭事迹的原因，她表现出一位优秀母亲的形象。她惊讶地发现自己辨别力不足。而我的辨别力却开始表现出来，让我开始质疑她的能力。我必须要和母亲保持点距离，才能组成自己的家庭，因为她的想法和我的想法有分歧。目前，我的情感关系也是有节制的，可以独立存在。

**请参考**

1.4　债务的象征意义

3.2　家谱和饮酒事迹

**影片**

[1] «Music box», de Costa-Gavras, USA, avec Jessica Lange, 1989.

# 3.5　儿　童

嗜酒者通常会有孩子，他们也曾经是别人的孩子。

在酒精治疗与预防方面，子女的问题主要是指预防问题、创伤、几代人间的联系以及治疗的目标。

## ➤ 胎儿饮酒

在法国，每年因为饮酒导致的胎儿先天性畸形的新增案例达5 000例。必须在初期预防胎儿酒精综合征（SFA）和其对胎盘的影响。

母亲饮酒，哪怕是很少的量，对胎盘的影响都不会微不足道。

每天饮 3 杯多的葡萄酒量(30g/L)，对未出世的孩子的损害风险还是很高的。每天只饮一杯酒的量，其危害也不能忽视。在节庆的时候，过量饮酒的话，酒精全部都被胎盘吸收，因为胎盘没有任何酒精屏障。

酒精引起的胎儿先天性畸形表现为身材矮小，颅骨和脸部变形。大量器官变形，智力降低，性格缺陷。这些先天不足带来的影响，就是目前最常见的轻度发作的所谓的多动症。它们会引起认知障碍，使小孩产生学习障碍，在学校跟不上进度。

头和脸部的特点可能让人对面相的诊断产生疑虑：前额发髻低、眼皮变窄、内眼睑、鼻底扁平、鼻子短、鼻唇沟扁平、上唇薄、下巴不明显。

这些症状足以让任何一个没被酗酒问题涉及的准妈妈害怕。全科医生和产科医生都必须告诉她们这些情况。在母亲妊娠期，治疗师注意到常用的精神活性物质对胎儿的影响是基本的工作要求。吸烟这种看似无害的问题也会让人想到孕妇是否饮酒，饮酒的程度和方式。这两者相互关联，每次回答一方面的问题，另外其他的成瘾问题就会随之而来。治疗师们不能省去与孕妇关于这方面的沟通交流时间，不能仅仅满足于给一个饮酒风险的宣传册。认识模糊和通常流行的做法——简单干预不应让我们产生"快，好，有效又便宜"的幻想。

另一方面，应该在初中、高中和职业培训中心，在关于酒精的生物课堂上，教师必须让学生了解胎儿先天性畸形方面的基本常识。在高中阶段后期，应该上一些关于父母职责的课。如果认为准妈妈会受酒精依赖影响，那她需要的不是宣传册之类的东西，而是其他的。她需要遇到一位有能力的人，可以和她沟通交流这些问题。

如今，凡是被正确告知的孕妇在妊娠期完全不会喝酒，除非是些不管道德谴责，有心理和成瘾问题的孕妇。很多女性在小孩出生后都变成了嗜酒者，在与酒精有病理性关联的年轻女性身上，我们会看到她们反复大量地饮酒，甚至是酒精依赖，我们会看到大家所说的"斋月效应"：因为在把一个正常孩子带到世界上的时候，她们妊娠期内不能饮酒。但是，至少三分之二的酗酒患者在妊娠期内饮酒，尽管她们随后同意接受指导陪护，且在这个过程中表现出了人性和才智。

酒精预防与治疗远远不应只停留在预防酒精引起的先天性不足。在儿童创伤那一章还会提到这点。当父母摆脱了酒精病理性关联的时候，也会讲到这点。

## ➤ 痛苦的小孩

当一个小孩的学习成绩或者整体态度被关注的时候，他精神上的痛苦不一定会明显地表现出来。

在创伤童年的消退期经常会出现儿童饮酒行为，创伤童年包括：性滥交，家庭暴力，夫妻关系不融洽，夫妻分离，感到被遗弃，没能达到父母期望，或者感觉被父母控制得像他们个人私有财产，甚至他的出生被认为是用来拯救父母。

小孩相信自己不被父母喜欢。他一方面经常被父母过度控制，另一方面被过度忽视。因为各种原因，在敏感时期，他们早期建立的关系会破裂：比如被送往省级地方社会与卫生事务局(DDASS)托管，婴儿病，早产，母亲产后忧郁，父母都是工作狂，还有划区上学问题的原因。远离继父母或养父母，这也是一段痛苦的经历。在刚出生的前几个月或前几年，如果小孩就让奶娘或者祖父母照顾，母亲想要重新找回自己放弃的位置就难了。孩子需要心理成熟的父母，尽管他们会限制小孩，但也可以让他们在情感上得到安全感。

饮酒的父母，因为个性和饮酒，说话会没有分寸。另外，在父母的影响下，在小孩身上会发现一些特殊的现象，比如羞耻感。小孩不敢把小伙伴带到家里，因为他想保护他酗酒的父母。他还给父母提供酒。而他自己也很难从中摆脱出来。他对父母既爱又恨，自己也是困惑不堪。这就是说，虽然父母中的另一位在亲子关系中缺位更严重，但孩子与酗酒父母一方也有关系好的时候。酗酒的父母失去了孩子尊敬爱戴的父母形象。父母早上和晚上的表现会不一样。酗酒的父母有时太过亲近孩子或者对孩子的占有欲过强，把孩子当作不曾有过的重要伙伴。因为没有令人满意的社交关系和情感关系，父母就会过度倾注感情在孩子身上。

大家都知道，小孩因为父母一方酒精成瘾而深受其害，很容易变成嗜酒者。

这就说明提前治疗的重要性。嗜酒者一旦戒酒，或者至少正在尝试减少饮酒，就需要让他重新审视与孩子们的关系。这样他可以尽可能地把父母之爱更好地表达出来。有时，父母一方，尤其是父亲，对第一个孩子没有那么好，而对第二个和后面的孩子好一些，因为当他变成熟的时候，照顾孩子都是亲力亲为。

## ➤ 让我们自己身上的小孩充满活力

为了接受这个说法，在头脑中想象一个高兴、讨人喜欢又富有创造力的小孩形象。我身边就有这样的小孩,在故事中也有这样的小孩,在电影中也见过这样的小孩。然后,还要想到其他的小孩形象,比如受伤、遭迫害的、规规矩矩的,或者自恋父母的翻版小孩形象。这些小孩之间相互竞争。

这里,我要摘引前五个和我交谈的小孩的话语。

→ **若泽**有必要变得成熟点,因为酒精使他变得幼稚。摆脱酒精后,他妻子就不再是他的"母亲",她就有了一个真正的丈夫。

→ **玛蒂娜**的行为与成年人背道而驰,她倒像是个小孩子,一个不健全、死里逃生的小孩。她能重新找回她的愤怒。她遭受了太多磨难,以至于今天她觉得自己不会再有快乐了。

→ 在一群幼稚、老是醉醺醺的成年人中间,**雅尼娜**虽小,但很有责任感。她不再喝酒,有一段时间这还让她找不着生活的快乐。她一个人过得不错,尽管最近视力不太好,但她经常笑到流泪。

→ **乔瑟琳**从小到大都承受了很大的压力。她在酒精里找到了避难所。目前,她还觉得她对什么都负有责任。

→ **莫里斯**总是听见别人说"你别再像个小孩一样"。在他整个职业生涯中,他老是表现得像个小孩。

现在的小孩个个都被宠着,太被关注了。天资聪颖的小孩虽然历练多些,但还是保持天性。团体就如同一个可以让他们玩耍的庭院,保护着他们。

一个小孩也可以轻快地、一丝不苟地完成任务,这样能显示其威望,有能力,就如电影《魔法保姆麦克菲》[1]里的小孩。电影里,家里新来了一位保姆，她要照顾七个失去母亲的捣蛋鬼，让他们循规蹈矩：她在地上重重地敲两棍子，规矩也就立好了。

一个女病人这样描述自己：秃头、矮胖、躁怒。参照她对自己的认知，我画了一个南瓜和一个穿蓝色星星裙的仙女。南瓜是根据她对自己的描述而画的，而我所看到的她是一个女性的形象。

## 一个小女孩和她母亲在玩游戏

酒精治疗与预防日①催生了一部说教电影，我征求了那位母亲的同意，用移动摄像机记录女儿画的母亲在团体交流会上的一些图片。她坐在离会议桌较远的一个角落画画。会议期间，她占了一大块地方，还走来走去。同时，她还留意着她母亲，这展现了一头母狮子被她小孩惹恼还保持镇静的画面。女儿摘下项链，又戴了回去，摘了耳环，梳着长长的秀发。母亲继续殷勤地倾听着。尽管没有酒精，这个小女孩还是支持着那个给她安全感的母亲。

**请参考**

5.6　待培养的品质

6.4　牵连与类型

**影片**

[1] «Nanny Mac Phee»，de Kirk Jones，GB，avec Emma Thompson，2006.

---

① Plaisirs et réalités, L'alcoologie au quotidien, DVD de AREA, 2009.

# 3.6 支 撑

是什么让我们坚持并昂首迈步向前走？

所有的人或物都有**支撑**的功能价值，就像几乎一切事物都能成为成瘾物：比如配偶、小孩、职业、性、在瑞士的账户、股票期权、信仰、运动和有自恋意味的物品（如物质财产和荣誉称号）。

建筑的支架会断裂，这就是失去支撑，这也值得我们好好讨论。我们选择其中三个支撑来谈一下。

■ 工作，我们最好的依赖；

■ 钱，我们主要缺乏的；

■ 快感，我们偏爱的强迫之事。

## ➤ 与支撑割裂

支架的作用是让所支撑之物直立并增强其强度。船舶上，支架对帆船的桅杆来说是必须的。它们都是装置设备不可或缺的组成。如有什么意外情况，墙壁要立住，还需要其他的物体。在酒精治疗与预防上，我们面对类似的情况：需要新的支撑才能取代其他不起作用的支撑，但最重要的是那些对整体起到平衡作用又有力量的部分。

身体失去自主性，对物质的依赖，社会边缘化，所珍视的人或物消失和失去信任都是与支撑物割裂的表现。失去和失败，不管是显著的还是隐形的，常常容易引起饮酒行为。而它们原本与饮酒没有任何关联。如果经常性饮酒意味着削弱了当事人的抵抗力和适应能力，那在失去这些支撑物后，后果就更明显。

支撑物让当事人在物质上和情感上获得安全感，这些支撑物也就名副其实。一份不好的工作和一段不和睦的婚姻关系都算不上好的支撑物。在这种情况下，辞职或离婚是必要的调整改变，而不是与支撑的割裂。总是反复说些失望沮丧的话，就必须质疑内部支撑系统的作用。

有时，酒精似乎是维持生命的必要物。与一个身体不适的人生活在一起是痛苦的，甚至是难以承受的，但是与他比较一下，就能感到安慰，还有其他**副优势**：配偶被看成受害者；他也是一个有勇气的人；他会忽视自己的不足和机能障碍。

## ➢ 工作的价值

这个星期短期住院疗程的三位成员谈了自己与工作不同的关联。

➜ **艾姆**，是最年长的一位，他是位农民。他被辛苦地拉扯大，工作很卖力。况且他也只知道做这个。他女儿虽然接受过历史方面的教育，但她最终还是选择了继承家庭农场。

➜ **艾玛努埃尔**从事过很多技术工作。但有一个问题反复出现，就是每当他真正了解了他的新职业后，他就感到厌倦了。

➜ **多米尼克**是她那个时代的女性代表。她需要单独抚养年幼的儿子。某天，她全身心投入那些有实际困难的群体去寻求解决方法，并把这当成她的职业。她与被疼爱的青少年相比，反差极大。她像她母亲和外祖母一样酗酒。喝酒让她疲惫不堪，母亲和社会公益工作者的双重身份也让她筋疲力尽。后来她得了癌症，这才让她几个月来不用承担任何职责。

时代已经变了:在工作中酒再也没有位置。酒丧失了能拉近人与人关系的作用。工作中饮酒或者出了工厂后饮酒在很长时间里都是职场文化的组成部分。虽然当事人不承认,但这份放任会滋长过度饮酒的行为,掩盖酒精依赖。职场文化鼓励疲惫不堪的年轻人饮酒,好让他们接受饮酒行为,因为一起喝酒具有进入成人世界仪式的意味。酒和烟一样,是象征男子勇气胆量之物。一起喝几壶酒就可以立马让工人和他们的上级领导关系亲近,并让这种关系长期保持下去。在天色微白或者寒冷的早晨,喝点酒能从心暖到胃。它帮助饮酒者忍受艰苦,承受对人体有损害又危险的工作条件。回家后,喝酒则是用来犒赏自己的辛勤劳动。

企业领导要为员工在企业内部饮酒引起的事故和损失承担责任。因此,在工作时间,禁止饮酒。地下妓院这一类隐秘饮酒的地方现在越来越少。要喝酒的话,就转移到私人地方。这些人一回到家里就喝酒。同事注意到他们因饮酒而耽误工作的次数增多,私下里饮酒带来的负面影响不容置疑:比如面色差,工作效率低,出错和情绪紊乱。

职场人经常容忍酗酒的人,就像忍受心理有障碍的人一样。在企业里,工作相对受到保护,还有一定比例的社交活动。企业领导层可以接受酗酒员工最低工作效率。饮酒者在某些时候需要饮酒来恢复精神,领导们装作没看到他们为了饮酒做出的狡猾举动。在一些办公室里,柠檬味的糖果香味混杂了烟味。有些职业与其他职业相比,与酒接触的机会多些,那这个行业到处都能看到饮酒者,并且饮酒方式各不相同。在饮酒员工里,工作狂和懒惰者一样,人数不少。

当事人与工作的关联很大程度上取决于工作的特性,很明显也与年代有关。一份职业创造潜能越多,就越有意思,越能给人安全的满足感,越能让人成长,就越不会造成成瘾行为。第二次世界大战后的那几代人和工作的关系与现在的人与工作的关系完全不同:前者直接又具体,且相信努力工作至少是为了自己的家庭,这种付出也受到大家的肯定。1968 年后的年轻人把工作看作一种令人讨厌的赚钱方式。

工作除了能让人获得一定的报酬,还让人拥有起码的自主、自由和安全感,还有一定的社交圈,可以在现实世界里较量。有工作还能让人懂得更多的人情世故,在社会上更灵活。不管怎样,有时工作是饮酒唯一的支撑。一个职工饮酒,偏离了自己正常的生活轨道,他就会借口说"是酒造成的",或者说"酒让人沉沦",这些都迟早导致他被边缘化。

工作中有困难并不会让他们变成嗜酒者。但会加速这趋势,比如失业和工作不稳定。这种变化是对那些为了忘记工作烦恼而选择饮酒的人而言,他们必须身体健康,但这是他们欠缺的。

实际上,工作薪酬、工作难度和工作要求员工的才能越来越不成正比。那些已经有很多钱的人得到更多。而那些真正在工作,能发挥他们才智和团体意志的人数量却不那么多。领导者、管理者、监管者和给他们设置障碍的人只增不减。法国有后天优势,它是高福利国家,对那些逃避灾祸的人还是有很多吸引力,但是来法国工作,他们会没有身份认同感。就像嗜酒者,他们学会欺瞒、作假和麻木。

## ➤ 金钱

为了做出酒精治疗与预防的长期选择,我们曾对金钱极其鄙夷。为酒精治疗与预防临床学所做出的努力和这方面的创举都不被认可，因而这种投入也没有回报：包括酒精问题的问诊咨询，系统的心理咨询谈话，团体工作，空闲时间和协会组织工作。如今谈论正确的认识，甚至谈论国家的不正直，都不为过。技术上无能，司法上不负责任，有时甚至要说国家机关厚颜无耻，这些不足都达到了难以想象的程度。战争时期，有时会枪决一些不负责任的人，现在情况还没有这么严重。发表这样的观点，我感到难过，但更难过的是我遇到了一些亲切又有能力的政府官员，可能他们也很想帮助我们，但结果却不是。在由社会保障部管理的城市治疗质量行动基金会资助的 2002 年到 2004 年完成的一份评估研究里，明确指出了正确的认识才能找到正确的方法论。但在今天看来，这份研究没有任何用处。我们的错误在于高估目前法国接受实际创新的能力。

我们必须制定道德规范。住院时，花钱换来医患协议，这份协议确定了彼此的义务和职责。任何一个住院的人都要花钱，这可以让他享有治疗服务，让他精神上获得帮助。他也可以加入临床研究与互助协会。当我们和一家机构就是否需要检查和接受治疗商讨时，我们就不再自暴自弃了。但是很明显，这些举动还不够。这些机构能帮助我们活得更长久，还能提供必要的志愿者。我们的自由革命还没有结束。我们努力不让自己消亡，我们不接受被出卖。但是这些冒险的活动也不会永远继续下去。

## ➤ 快感是一种不能没有道德束缚的偏见

每次看到英雄纪念碑，我都感动。我们经历的战争是不一样

的,没那么血腥。但是我们现在就身在其中。对柯莱利上尉[2],我有自己的看法:

"在战争时期,应该学会享受一切哪怕很小的快乐和一切单纯的美好。"

酒精病学能让我们更好地分辨哪些是让人快乐的事,哪些是有天分的人。我们可以嘲笑一切荒谬的事:这是在无声中进行的,因为它完全不会让我们感到困难。我们知道如何保护自己不受那些让人不快的事情影响。我们可以尝试着真诚地、不带太多幻想地做其他选择。我们被训练成知道如何去与那些适合自己的人结交。

与伦理不同,常常被重新赋予新意的道德在冷静理性的启示下,能保证我们生活的乐趣。

失望变成一位朋友。它学会了耐心等待,因为耐心磨光表面所有的粗糙,不再锋芒外露,咄咄逼人。失望与对他者的尊敬不可分开。它还包含束缚,而对这些束缚我们心存感激。酒精治疗与预防也需要效仿这些。忍受接受这些是前提。

### 电影《金刚》

在影片《金刚》[3]珍珠项链那一幕中,杰西卡·兰格对大猩猩不怀一点善意地表明他们俩根本不可能,因为她难以接受它。

是否存在一种快感能让上瘾者满意? 炫耀健康的快乐是无用的。每个人都能睁开双眼,洗耳恭听。

什么能弥补强烈的忧伤?

比起极端的感觉,我们更应该喜欢充实和灵敏的感觉。在过度饮酒前就停止戒酒,我们仍会不满足,这时候需要饮更多的酒才能感到厌烦。另一种快感就是保持在界限范围内。如果想拥有这种快感，就必须始终保持一点欲望。

**请参考**

**书目**

［1］《Projet d'alcoologie praticienne et associative.》 Document AREA 2005.

**影片**

［2］《La mandoline du capitaine Corelli》，de John Madden，avec Pénélope Cruz et Nicolas Cage，2001.

［3］《King Kong》，de John Guillermin，avec Jessica Lange et Jeff Bridges，1976.

## ➢ 嗜酒者与司法

因为他们坚持一直盘问让，他又站了起来，说：

"你们当中谁没有犯过错，你们就第一个向他扔块石头。"

（这是《通奸的妻子》中让说的话）

酒模糊了法律的界限，而毒品却让人越过这些界限，导致违法。所以，对一个酒精治疗与预防专家而言，在法律框架内，护理一位嗜酒者要轻松许多。

在大多数情况下，都会有一位犯罪嫌疑人出现。法庭判案时，发现许多行为都是因为酗酒导致的：比如反复违反交通规则，家庭施暴或者被暴力迫害，无法承受父母的指责，打架，破坏公共财物和不付钱行为。而乱伦行为的发生，不止是因为过量饮酒，还有其他。各种行为的偏差都说明需要开始接受治疗。同样地，还有在工作时间里饮酒导致的问题。法律是符合事实原则的社会形式：但是因为酒，什么都变得不顺利。我们需要做些事情。开始的时候，如何不再否认酗酒？必须接受治疗才有用，其他都无用，而条件是犯错误的人遇到一个能和他沟通，让他意识到自己真的有酒精使用问题的治疗师，并且这位治疗师能让他在咨询治疗后走得更远。

说句不开玩笑的话，需要接受酒精成瘾知识的专门授课后或许才能让大家遵守公共法则。这里可能会涉及社会的监护代表人物，而酗酒治疗的医生或者神甫不会说与事实相悖的话。第二种假设的情况是在需要时表现出酗酒问题的许多特点。他虽然聪明，受过教育，敏感，遵守伦理道德，被大家关爱，但他还是可能成为酒精依赖者。在节庆大量饮酒一段时间后（也就是反复滥用酒精后），比如在高中和上大学的前几年隐性饮酒，在和睦的家庭内节庆的时候饮酒，或者完全相反，在失去支撑后，比如某位亲友过世，对酒精病理性依赖是很常见的，这样就不可能否认酒精成瘾的致病性。另外，在同一个患者身上，因为身体健康而对酒持中肯态度，但是又节制饮酒或者放弃治疗，这种矛盾说明大部分长时间饮酒者心理病态的事实。

酒精成瘾和强制饮酒的迹象很多：比如吸烟、进食混乱和治疗精神病的非处方药物的副作用。后天获得的社会地位说明，在童年和青少年时期得到保护，心思又都放在学业上的话，求学之路就会一路平坦。然而，个性分裂让他在众人面前和私下里的表现差别越来越大，这种差别很长时间都不易被察觉。

对其他患者也是一样的，预后首先根据病人的心理结构做出。当事人受边缘人格组织影响越多，其心理构造就越强，自恋、癔症、幼稚和反常的因素就越活跃，当事人就更难克服这些障碍，只能让步于一种病态的自动或者异常的毁灭行为。这些毁灭行为与那些能发挥他们才智和情感的东西并存。每一位法官都应该接受过心理病理学方面的培训。比如洛朗·莫拉斯[1]写了一本关于精神病基础知识的书，这本书应该成为法官们的学习课本。因此，司法裁判也应该要考虑嫌疑人的精神鉴定情况。尽管过失方服用了影响辨别力的药物后失去了辨别力，但犯罪动因也不能让他免除处罚。如果丧失辨别力是结构性和长久的损伤，就可以免除责罚，这是一个原则。这就是《沉默与阴影》[8]的结语所包含的意义。一位精神分裂症患者被法院提起诉讼，他的动因被错误理解为痛苦和种族主义，因为他平时都不会伤害人，在某种正当防卫的情况下，看到一个充满恨意的醉醺醺的酒鬼正在伤害一个小孩的时候，他下手杀死了他。可行政司法掌管者没有接着追查真正的动因。根据嫌疑人在案件发生时的意识状态来判断他的犯罪动因[2]的历史问题一直都没有得到完全认同。精神错乱的事实经常会被当作无需承担法律责任的证据。同样，在审判的时候，会经常提及父母间的暴力对小孩子的影响[3]。如果嫌疑犯之前没有过任何不法行为，且很少喝酒，这些都无可指责；如果他在家里被虐待过，这一点就足以博得最大的同情，也成为脱罪的最大原则。

对一些嫌疑人来说,把动因归结于个性中的嗜酒性导致的先天缺陷更合理,因为在生活中,他没有任何其他污点。当酒精依赖与生活不相容的时候,是不是父母遗传,小时候各种关系对精神的影响有关都不重要。当事人必须接受他自己嗜酒,还要通过节制饮酒来减少想喝酒的欲望的这个事实。当然,条件是治疗可以帮助他变得没有攻击性,甚至能让承受痛苦的当事人得到充分成长,尤其是通过发挥他们的艺术创造力和做些力所能及的事情。稍后,当强制戒酒变得不那么明确,当事人就会重新审视自己的酗酒史,并试图理解为什么自己喝酒上瘾。这可以让他相信自己能谦虚地接受自己酗酒的事实,并且还会继续这样的信念。他能承认这些,并且决定不再伤害自己和那些他珍惜的人,这是值得尊敬的行为,尽管可能会因为自己的出身、社会地位等因素被社会排斥。

## 出　狱

雷欧出狱了。我认识他有些年头了。他是累犯。这次他骑小摩托车出了事故。他血液里的酒精含量超标,事实上,这是他第三次因为醉酒驾车进监狱。他回来后住在他父母给的小公寓里。他不在的时候,他父亲没跟他打招呼就把房子打扫了一番,把墙壁刷成了灰色,为了避免他在醉酒的晚上放火,还特地改了炉灶。这让他觉得自己就像在牢房里一样。他跟我说他失去了方向。他来的时候需要有人陪同。他想着给他的公寓弄个更讨喜的颜色。我建议他在进口的小走廊用粗的金属小棒装饰窗户,他跟我说过那有窗户,然后他哈哈大笑,可能这是他入狱后第一次笑。我邀请他去附近的街道逛逛,那有面大的工厂墙面,上面被一排关闭或者半开的装饰窗装饰得很漂亮。

接受惩罚[4]的意愿是野蛮社会的特性,即使同等惩罚相对于弱肉强食的残忍社会关系而言,算得上是一种进步。建议扩大大众评审的影响力是一种倒退的表现。为了让当事人不再不思进取,让他回归正途,接受惩罚是合理的。无论如何,酒精会影响他的认知功能,把一个清白的人变成犯罪嫌疑人,并且造成无法弥补的影响。因创伤性的过往引起的对酒精病因性依赖是一种可减轻量刑的情节。嗜酒者也是公民,结束惩罚后也应该被看作公民。法律把因为酒精失去的尊严还给他。一位酗酒的法官对我说,他用他对法律的理解方式对犯人判刑,这是他表示尊重的方式。好几次,另一位嗜酒者向他表示了感激之情,法官把笔借给他让他在笔录上签字。

就如丹尼斯·罗宾[5]所言,应该把握安全感和安全需求间的关系。安全感依赖于童年时期建立的依恋情感关系是否坚固。还依靠母爱般和父爱般人物满足其情感需要的内化。安全需求说明当事人对他者感到害怕,特别是他者还是他不知道的或者不能理解的人或物,这让他感到恐怖。即使隐隐的不安全感能被克制住,增加安全措施也不能增强安全感。

没有什么可以让我们回避社会防御[6]问题。尽管过度饮酒后会出现过激的宣泄行为,但危险性不是酒精中毒固有的特点。白领犯罪不需要借助酒精。大范围的严重侵吞资金不属于一般民事法庭管辖范围。是否危险是由心理结构状况决定的。越来越多的人对自己冲动性格的控制力很低,而酒精或其他物质让人行为变得不礼貌。通过治疗,希望完全去除药物的威胁是徒劳的,要保证已经节制饮酒的人在恢复理性后,在接下来的几个月或几年内能一直保持戒断状态是一种幻想。任何治疗和精神病专家都不能保证这种社会期待会有效。受害者社会[7]应该稍微缓解安全要

164

求,因为这个社会通过合法报复可以使人放弃悲痛。牢狱刑罚增加,寻求安全感的过程中受到困扰,消费型利己主义出言不逊,导致社会关系破裂。把真正有危险的或者有害的人关进监狱是不可能的,否则,也就没有多次明显违法后还在做笔录这些事了。酒精和其他精神活性药物混合食用,也就是复合药物交叉上瘾,又是一种危险因素。因此,没有什么可以阻止反对人们关心保护整个社会群体。法律通过制定最高刑罚和最低刑罚给人指明了方向,也方便了法官的判决。同样地,酒驾时血液酒精浓度也一样,每个年龄段要求不同,你的血酒精浓度最高值可能比年轻的驾驶员血液酒精浓度最高值要低。

复发是一个客观标准。嗜酒者要知道,驾驶员如果第二次酒驾,撇开民事和刑事惩罚不谈,他一辈子都再也做不了驾驶员。惩治不是预防或治疗酒精问题的方式。因此,当局必须想办法在整个城郊范围内,在家和工作地点搭建快速有效的公交系统。这是公路系统预防措施。酗酒父母无法尽到父母责任,这样的问题不是我们随便推测出来的。没有什么东西可以让父母自诩因为前妻或前夫酗酒的过往而不尽父母的职责。相反,一旦父母有精神病症候症状,父母照顾小孩的职责需要暂停多长时间就多长时间,或者交由严格的机构代管。要明白,小孩并不属于谁。

对被惩罚的人来说,任何惩罚都有可能是应对酒精中毒挑战的结果。这并不意味着可以质疑接受惩罚这一事实,但是我们可以质疑惩罚的形式。监禁这种惩罚可预见的消极作用影响了今天的一些审判决定,因而后来做了些修改。吊销驾照,同时还判处电子手铐,这样惩罚的后果是不同的。对一个手工业者来说,地理和时间的界限相当于一种社会灭亡,而对一个在固定地点工作的工薪阶层而言，搭乘公共交通和拼车就可以了。因此，刑罚判处的差别化和个体化还需斟酌。坐牢的惩罚对于一个嗜酒者，甚至是一个对饮酒缺乏正确判断力的嗜酒者是否有威慑力还无法证实，而这种惩罚会否让他躲回家里饮酒也无从知晓。有些嗜酒者组织活动饮酒而不被发现，还有一些人出于任何考虑都必须饮酒。有个可以肯定的事实是，监狱不是一个有利于治疗的地方。同样地，接受治疗的地方必须要避免提及监狱，因为那里有很多人，大家都穿着化学材料做成的连体衣。但是，有些患者是不能自控的，所以需要单独隔离和安排一些特殊的持续治疗。

每个人都必须拥有自己能掌控的自由，必须学会在受监控管理的地方利用自己健康良好的部分，在那里他可以自我夸耀是一个正常有用的人。根据情况，惠及所有人的举措在客观限制下得以推行完成，这种客观限制是在内部法则不足以抑制宣泄行为时由法官裁定的。我们应该设想一下，占用大量农业和工业用地来安置因体制和家庭关系受害的罪犯，这些地方是他们人生可以重新来过的第二次机会。这样的替代办法与充满凄惨回忆的苦役犯监狱形成鲜明对比。那些为跨国企业奴役的员工可能会羡慕我们有这样的举措。也许他们还可以生产一些零部件，反抗他们的命运？严密监管的区域里都是危险的疯子，鉴于他们所犯的罪的性质和有重犯的可能性，无可争议，他们不会被放出去。反对死刑的人，必须要考虑到这些犯人已经经历人生的惨败，他们是社会和家庭群体中的失败者。

必须从根本上来重新考虑我们的教育体系，培养一些辅助人员，让他们可以承担父母职责，就好像第三共和国时期和平年代的小学教师。我们还要发展有利于儿童成长的现有资源，而不是让他们接受贫乏的精英教育。

希波克拉底的不伤害原则可以帮助法官们审判，这个原则不涉及最低惩罚和接受道路安全教育和抗精神病药物危险的警告。社会和平是这些合力的结果。司法的目的也是如此。

酒精中毒反映了当事人过去和目前机能有障碍。这是一个意味着相关人员关系改变，以及实实在在的社会改变的迹象。这就是为什么我们要用政治眼光来看待酗酒问题。

**请参考**

5.1　道德原则

**书目**

[1] Morasz，Laurent，*Comprendre la violence en psychiatrie*，Dunod，2011.

[2] Parent，Hugues：*L'imputabilité pénale. Mart d'un mythe，naissance d'une réalité*，Les éditions Thémis，Faculté de droit，Université de Montréal，Tome 1，2001.

[3] Sadier，Karen，*L'enfant face à la violence dans le couple*，Dunod，2010.

[4] Salas，Denis，*La volonté de punir*，Paris，Pluriel，2007.

[5] Robin，Didier，*Violence de l'insécurité*，puf，2010.

[6] Ancel，Marc，*La défense sociale*，Que sais-je? 1985.

[7] Erner，Guillaume，*La société des vitimes*，Paris，La Découverte，2006.

**影片**

[8] Mulligan，Robert，*Du Silence et des Ombres*，*To kill a mockingbird*，avec Gregary Perk，1962.

# 3.7　对患者家属有益的概念：
# 放手、重新关注自身和合适的距离

要变成成年人，就必须自助。

　　放手，重新关注自身和合适的距离对生活在酗酒身边的人而言，是三个重要的观念。

　　它们在嗜酒者戒酒后也同样有用。

## ➤ 放手

　　放手指的是第三者：嗜酒者家属和治疗师。

　　他们无法拒绝的原因有三个：

- 高估自己的能力和身份；
- 对目标有情感依赖（目标可以是他者、计划和活动）；
- 他人或者他物的控制，包括婴幼儿行为的影响。

　　必须抵挡为了不负责任使用的各种计谋。一般会使用如下的欺骗手段：

- 产生犯罪感。这与因为原告、主观因素改变事实或者先前的真实有关；
- 情感品质。让人看到令人伤心和可怜的一幕，流露出沮丧的样子，如果绝望是真诚的，那就更无法让人抵抗了；
- 敲诈。根据情况，敲诈会损害家族威望，会引起身体或语言冲突，除了以自杀要挟的情况。

　　责任的转移会导致一些难以接受的后悔和不能遵守承诺的情景出现。操纵者可以采用纠缠的策略，但在法律面前，他也只能让步了。

　　当嗜酒者被消极倒退的力量控制住，又不向别人求助时，他会就此沉沦下去。

　　应第三方的要求，安排他住院，这一危急之下的合理做法也只是无效的应急措施，除非团体精神治疗专家和酒精治疗与预防专家协同合作。

　　放手并不意味着反对救助那些在危难中的人。而是应对紧急情况时要有技巧：可以求助医院急诊室。放手也是循序渐进的，比如在军事上使用的灵活反击策略。

　　对于治疗患者来说，放手是一种技巧做法。这并不是放弃或者惩罚患者。放手也许能帮助嗜酒者认清事实，他到底能不能找到其他的替代物来戒酒。

　　亲人的退缩造成的影响因为治疗师和很少喝酒的参与者的在场而变得没那么严重：事实上，对嗜酒者，他们没有做到这一点。治疗师和参与者知道在心理上把自己都当作受害者，与患者一起承担痛苦。这是在患者住院期间，最支持戒酒者接受治疗的那些人批评他们的原因之一。

　　放手对家长来说不那么容易，这还包括父母是嗜酒者的情况；母亲都爱自己的小孩，会因为先天不能给小孩提供好的物质而感到自责，却忘记在这个过程中，小孩子自己的失足也是有自己的原因。如果再一次这样的话，就无需怪罪任何人。

　　如果我们看重某人或者某个项目，我们就必须表现出**务实主义**态度。如果一扇门被锁了，那么摇把手也是无用的。我们应该叫锁匠来。

在喝酒上瘾期间，除了他拿着的也是让他不能放手的酒瓶，饮酒者面对哪怕一丁点的困难都会罢手。他甚至通过提前做好不好的预测，努力制造困难来表示。他会自己产生幻想。这种方法被有交际障碍的人经常使用。与拿破仑的看法相反，坚持错误或者幻想是不合理的。

当条件没有全部成熟的时候，不屈不挠并不好。亲属也需要摆脱相互依赖的关系。一个后退需要时间，另一个靠近也需要时间。

任何情况都会经历意想不到的发展。冷淡看待反而能推动它的发展，让我们更好地看待它吧。明天总是不一样的一天。

## ➤ 重新关注自身和耐心

重新关注自身就是从内在定位和合适的背景环境出发，重新找到令人满意的安宁和平衡的方式。这是一种对自己仁慈又类似于禁欲的遵守规则的练习，甚至可以在心态平静的时候练习。宁愿外在的事件伤到我们，也不愿意顽强地纠正那些没有意义的事或者为此感到抱歉，这就意味着必须暂时抽身离开。

嗜酒者选择了倒退和提前逃脱。重新关注自己可以帮助他们增强酒后的忍耐力。它也是一种保护措施，可以帮助他们经得起道德束缚的考验：既然他现在停止饮酒，他就需要考虑到别人。

可以接受一个嗜酒者饮酒却否认自己酗酒的事实，还有承认自己性格分裂，因为他做的和他承诺的有矛盾。这种障碍就是问题。而耐心是维持关系的一个条件。如果当事人没做好准备，我们就不需要恼火生气。

在一档我参加的电视节目里，一位同仁用一种讽刺的说法把他这个与酗酒问题无关的人和嗜酒者区分开来，嗜酒者被描述成破碎的瓷器花瓶，就像长期被难以言明又不可承受的痛苦困扰的人。节目女主持人虽然对嘉宾席的嗜酒者马蒂娜表现出了她的宽容，但还是说出了她酗酒有病这些字眼。我首先就说了，酗酒可以被看成为了维持自身行为符合社会规范但是还是无法适应的失败尝试。稍后，我表明了我并未把马蒂娜当作病人。和科诺克医生的看法相反，我明确地说过，我把她看作一个正常的人，只是他们自己不知道。

## ➤ 合适的距离

交际中合适的距离是要表明一个简单原则：当酒在的时候，亲属或者治疗师就会离开；当酒离开了，他们就可以靠近，对话交流就有可能了。成年人之间关系必须要公平。合适的距离可以长久保持某一方不侵占另一方，又可以让彼此有各种交流的可能。

不管是不是嗜酒者，如果是一位操纵者，那必须保持距离。这时候，对话也只能停留在表面，或者被截短。一旦关系变成控制与被控制，为避免再次回到一方屈服或者痛苦的关系中，就必须加强警惕。幽默又不失规则，则可以保证彼此间的关系得到有效的保护。

**请参考**

5.6　待培养的品质

171

## ➢ 同情有什么作用？

这方面的著作都偏重讲个人的发展，但是还有些书比如像伊莎贝尔·索兰特的书，她用敏锐的视角和批判的态度在书中强调同情是解决成瘾问题的一种措施。[1] 她过分强调它的作用但是不够。说过分，是因为嗜酒者至少在清醒时不会要求如此多的同情。即使在饮酒时和醉酒后他试图激起别人的同情，但是他也会把这种怜悯当作最糟糕的冒犯。同情让人感觉像是一种升华的鄙视。它对家属，不是所有人而言，就好像有人爱惜他们，但是又无能为力的感觉，同情因此也无需来源于饮酒者喝的酒。说不够，是因为和米歇尔·蒙若兹一样，我也认为酗酒问题因为最初的苦恼引起的鲁莽行为，和自由的干预都见证了最纯粹的人性。[2] 而医护人员要面临的问题就是洗刷耻辱感，慢慢地让患者可以为自己所支配，进而给自己设定长远的目标，找到抽象的世界观和抗争的兴趣。相比较于同情，嗜酒者更需要尊重，关系的平等，不受约束，还有决心。这都只能依赖其抵抗力。只要他知道，当他想掌控自我的时候，治疗师随时能帮助他就可以了。治疗师常常是危难中的嗜酒者遇到的第一个异质性人物。这个异质性人物让他明白，他和他一样，他不会随意评价他，他也不会随便被我们的戒酒协议给哄骗。治疗师给他自由，同时又陪他走得更远，让他的治疗在更高更广的范围内取得成效。因此，庆幸的是酗酒问题不能简单地归结为与酒的关系问题。酒变得不再是酒，这让我们对前面要走的路看得更清楚，彼此可以相互扶持，我们有更多的创造力和有条件的自由，当然也有可控制的冲突。摆脱社会习俗束缚的嗜酒者能体会对习惯被束缚的人的同情。习惯被束缚的人认为自己是自由的是因为他们屈从别人的偏见。

**请参考**

**书目**

［1］Sorente，Isabelle，*Addiction générale*，J.-C. Lattès，2011.

［2］Monjauze，Michèle，*Pour une nouvelle clinique de l'alcoolisme*，Editions In Press，2011.

# 3.8　帮助的极限

争吵不会带来快乐。

——亨利·萨尔瓦多

## ➢ 我的极限

我既不是流行音乐人，也不是国立行政学院毕业生，对社会和经济领域我谈论较少。我还是让其他专业实践者给我们这方面的指引。[1—5]除了陪伴过一两个幸福的人，我没有陪同遇难者和流浪汉的经历。我感觉自己不适合照顾醉倒在街边的人。我为自己也为他们感到抱歉。我相信他们是有才能有收入的人，只不过他们自己忽视了这些。环境没有给他们指明需要努力的方向。他们想立马得到一切，而不是补偿。处理这类事物我没什么兴趣。

我曾经陪伴现在也在陪伴不少被遗弃的人。有相当部分的患者后来都变得很少饮酒，他们也不再是社会边缘人士，他们现在从事着一些辛苦又繁重的工作。他们领取待业生活保障金，打些临工，然而却没能摆脱贫困。他们已经顾不上情感上的空虚。我试图让最受生活所迫的人仍能做个有思想善言辞的人，让他们活得有尊严，有才智，有同情心。他们对我的帮助比我对他们的帮助大。

酗酒交流团体和临床研究与互助协会是两个交流和分享的组织。但是我所有的成瘾患者都不是嗜酒者，而由我负责陪护的酗酒患者也不参加酗酒交流团体。我给每次的交流会做记录，我还讲些自己的故事。我通过谈论电影和书籍，让他们对文化产生兴趣。我鼓励他们去健身房，去参加一些社团组织。我还鼓励他们买自行车。那些有空闲时间的人可以学着给那些有需要的人读写法语。

## ➤ 公民的典范

嗜瘾者大大加强了社会的凝聚力。他催生了一种交易：除了与心理和家庭有关的研究，还出现了成瘾经济论。因为酗酒患者的各种疾病和机能障碍，他们给治疗师、法官、社会人员还有所有相关的合作群体提供了工作。另外，他们比其他人更早离开这个世界，因为他们所服用药物的毒性让他们过早地被伤害，他们还减少了退休金的领取时长。只要整个社会运行良好，他们的小过失会被容忍。一旦社会出现问题，他们就会被看成社会的毒瘤。这些什么也做不了的社会奴隶，一旦整个社会遇到不幸，他们就会被抨击。他们会变成讨人厌的替罪羊。

## ➤ 非理性的作用力

任何一个社会都要靠意识形态来维持。身份危机反映的不仅仅是经济困难。一个民族为了保持民族团结和精神面貌，需要象征性的胜利：比如一个足球运动员的两粒头球，那这个民族就是被天使庇护的民族。同样地，如果被别人沉重一击，这就会变成一个不幸的民族。现代社会和以前一样，也需要象征性的偶像，需要信仰。科学对人潜移默化的影响只会让人们把幻想需求寄托在其他能与交易要求更相容的支撑载体上。民族会就此解体了吗？我们从此变成了欧洲人。基督教徒产生疑问，是否因为受理性主义困扰？我们引进了一些新的狂热主义，我们完成了加德满都迷幻之旅。

因为看不到希望，最理性的人类只能依靠非理性、眼前的参照物和小幸福活下去。我们的信仰和我们的梦想能帮助我们抵挡住无情的社会关系，以至于不要造成太多的损失。

没有梦想和象征性的认同标识，生活是难以承受的。郊区贫苦的孩子需要齐达内来满足他们卑微的自豪感。以英雄人物做参照，可以重新唤起他们的想象。不管是数不胜数的还是唯一的，众所周知的还是个人的，人类的还是动物的，这些都可以帮助建构认同。

## ➤ 自然灾害起到淡化作用

人类还不是很能理解临时的事故。有时，地质现象引起的灾害可以起到淡化沮丧和痛苦的作用。如果是各种情况的聚合，不管是远的还是近的，都没有爆发的话，就可以自由地增加和加强其批判精神潜力和承受力。同时为了中长期目标，人类还是要避免因为不利的风险因素发作导致状况恶化。尽管被依赖、被约束和被限制，他仍是部分自由的。他活着的乐趣有赖于他的爱和他的斗争。

**请参考**

3.6　支撑

**书目**

［1］Beerger Maurice：L'échec de la protection de l'enfance. Dunod，2ᵉ édition，2005.

［2］Declerck Patrick：Les naufragés，Pocket，2003.

［3］Dejours Christophe：Soffrance en France. Seuil，1998.

［4］Gueguen Nicolas：Psychologie de la manipulation et de la soumission. Dunod. 2002.

［5］Morasz Laurent：Le soignantt face à la souffrance. Dunod. 1999.

# 3.9　新话和成瘾

在成瘾问题上，新话发挥了特殊的作用。

在着手研究这个问题的时候，作者的头脑里一直有这个疑问：通过描述新话概念，他自己能不能摆脱这种概念？如果把它应用在成瘾学范畴上会怎么样？虽然它曲解了真实的含义，使人们永远坚持在错误和痛苦里，但又如何解释这种思想的绝对地位？我们试图通过与一位戒烟专家的对话和新出的两本关于酗酒的书来解析这种思想。通过对经常出现在政治辩论上的两个概念的检验——公正牌和有决策影响力的公民，我们来推导出结论。最终，我们提出了"行星综合征"的说法。

## ➤ 与戒烟专家的一次夜间谈话

➡ **玛丽**在戒酒的三年前就戒烟了。她想比较帮助过她的两位治疗师,一位帮她戒了烟,一位帮她戒了酒,从此以后她只在应酬的时候喝点酒。很多团体病患考虑到或者很想摆脱对烟草的依赖性。我们邀请了高安医生参加晚宴,他是图卢兹医疗教学中心的一位临时医生。他还是一个有活力的医疗团队的成员,这个团队在肺病科主管医生的指导下给病人提供会诊。十五个左右临床研究与互助协会(AREA)的成员都参加了。因此,玛丽在关注自己的酗酒问题前因为这一服务而成功戒烟。作为一个爱美的女性,为了预防体重上升,她求助了一位内分泌科营养学医生。针对戒烟问题的咨询在近一年的时间里分为好几个阶段进行,最终她把烟戒掉了。她用同样的方法把酒戒了,她决定不惜利用一切,让很多人陪着她,以防自己辨别力变弱而又喝起酒。

➡ **约瑟**戒酒后又戒了烟。在尝到戒酒成功的甜头后,他在几个月后又尝试第一次戒烟。他还是缺少足够的内在平静,于是他继续在团体中尝试戒烟。当他觉得差不多了的时候,他在不喝酒的同时戒了第一根烟。自此以后,他又找回了和自行车运动员一样拥有的强壮有力的双腿。

➡ **凯瑟琳**在酗酒前是位复合嗜瘾者。她也好些年不喝酒了,这对她自己影响很大,对她的生活产生了积极的作用,现在她从事教师行业。即使她还依赖烟,但也不再是非抽烟不可。现在她一天抽两根烟。高安医生跟我们解释,一个人每天抽一根烟也就是有烟瘾。他说卷烟比一般的香烟危害更大,一些烟瘾很大的人为了省钱就会抽这种卷烟,图一时吸烟的快感。

→ **莫里斯**给我们讲了一件轶事：他第一次抽烟是在初中，他和小伙伴们在厕所旁边的操场上，捡别人的烟头抽。他母亲收买了给他拍常规 X 照的人，告诉他他的肺明显变黑了，虽然事实上他的肺已经有一些清晰的黑点了。五年后，不听话的儿子不管自己的动脉炎，还继续抽烟。他很高兴能够和烟瘾治疗专家进行谈话，因为专家他们实践过，所以知道他在说什么。

→ **托马斯**是我们故事里的唐吉诃德，面容消瘦，满脸络腮胡。他是所有人中抽烟抽得最多的，尽管他做了支气管癌症手术，但还是坚持抽烟。他觉得倘若抽烟最终导致他死亡也不要紧，因为这是他自己的选择。为了使未来充满信心，他选择性地制定了一套准则，他没有依赖他的酗酒治疗专家，而他的烟瘾治疗医生应该帮他克服烟瘾。两者的区别是言语与行动，主观接受和机械训练的差异。

→ **玛尔蒂娜**很爱抽烟，她把自己笼罩在烟圈中。她搭了个屏障，用来抽烟，要不然她就只能控制自己不抽烟。她一再想戒烟，第一阶段由于缺少动力，失败了。因为她已经戒酒了，她想用应酬饮酒来转移注意力。因为烟瘾，她觉得自己又被社会排斥了，一想到这个就很烦恼。天冷的时候在室外抽烟不大舒服。从今往后又不能在医院抽烟。高安医生跟我们说精神病患者被允许抽烟。那他们又能抽多久呢？

→ **法蒂哈**有一年没喝酒了，但她关注自己的心理问题有好长一段时间了。她在犹豫是该用暴饮暴食还是抽烟来缓解。她决定继续采用边缘方法来治疗心理问题。她的治疗措施让我想起了一个没来的人，这个人在戒烟后大量喝酒，在他进入短期住院疗程的那天他又开始抽烟了。

　　我引用一个患者戒烟后不得不服用抗抑郁药的案例,是为了说明有些成瘾可以让一些人避免一直陷在抑郁里或者是更深层次的心理活动中。一些痛苦因素,比如犯罪感一直都存在,可能不是很明显,但是一直在。因而,指导陪护就显得有必要了。

　　高安医生向我们解释了尼古丁的作用:这种分子通过瞬间快感起作用,最后会在任何时候发作。只要被刺激,静脉组织只能抚平它的消极影响,而黏膜会把它吸收进来。

　　我们要注意区分三种吸烟的动机。

- 为了身体健康。对不熟悉自己身体状况的嗜酒者来说,这通常不是吸烟的理由。

- 为了合群。人都喜欢与别人一致;这样可以让人们无风险地获得被大家认同的形象,虽然是匿名的方式。抽烟喝酒让他们有归属感和身份认同感:"我和同伴一样吸烟,我和别人一样喝酒。"

- 为了快乐。身体被解放的快乐,可以大口吸气,享受有自己独特气味的乐趣,摆脱束缚和为了钱斤斤计较的快感。快感也是走向酗酒这条路的重要因素:比如感官上获得享受,与他人建立联系,为了批判精神,互助,责任以及肉欲而获得的快感。

　　第二天,我看到**让-弗朗索瓦**来就诊。他约见了一位肺科医生。在他三十一岁的时候,他的呼吸能力最终由于吸水烟和大麻减少了 40%。这种吸烟工具运用了土耳其等国家的水烟筒原理,加热过的壳斗在呼吸器官中迅速处理由烟草和粉末状烈性毒品产生的烟。他已经戒烟了,也不用再吃丁丙诺啡。过去几个月以来,除了有一次喝酒被送急诊,他不再喝酒了,在精神上、情感上和工作上都有了很大的进步。我同事跟他说吸烟会让他最多活到四十至四十五岁,于是他开始考虑戒烟。他跟我说:"人们发明让人嘴巴上瘾的东西真是太愚蠢了。"

新话会让人们把戒烟治疗与预防中使用的方法复制到酒精病学中。首先,我们可以肯定的一个事实就是,烟和酒准确来说不是在同一个层面。当然,正确的合力能给受成瘾折磨的人提供更多的帮助。今后,在合适的时候,我们可以借用新的渠道帮助嗜酒者摆脱烟瘾的羁绊。

## ➢ 新出的两本书

我要对嗜酒者和酒精治疗与预防专家表达我的敬意。对前者,是因为他们在戒酒过程中吃了很多苦,对后者是因为我丝毫不怀疑他们对成瘾学发展的贡献。基于对他们的尊敬,我粗略地评价了一下两本著作:《口红》[1]和《为了最终成功戒酒》[2]。这两本书对酒精治疗与预防中的新话做了最新的阐释。

### 《口红》

这本自传体的书看起来卖得不错,它有一个好书名——《口红》,并且第一次采用冒险式的封面,字里行间给酗酒期赋予特权却没有揭示半点特别有用的东西。它想声明:"太好了,继续喝酒吧,不要停!"有一次在公共教堂的广场前,我和一个同事偶然相遇,他也说了这样的话,我还给他介绍过我以前的一个病人。我认为自传体的作品采用了确切的方法来改变一些观念。作者戒了他的酒瘾，因此他想到了列举他生活中的一些事情，醉酒以及一些其他的露水姻缘。经过几年的心理治疗工作后，酒鬼的自传体作品可以用到治疗中，清楚地区分酗酒前、酗酒期间以及戒酒后的表现。它记录了屡次戒酒的失败尝试，再次酗酒，有控制的酗酒期和最终戒酒等情况的表现。这样可以用来评价意识清醒时的广度和治疗对象的文化改变。

## 《为了最终成功戒酒》

这本科普书也很畅销。菲利普·巴特尔的这部作品具有教育意义。这个标题让临床医生们惊慌失措。副标题是《用科学事实对抗似曾相识的既成观点》。总的观点表明，商业和蒙昧主义有着为了避开批判性检验而打着科学旗号的习惯。

抗衡既成观点不仅仅是与"以酒为食"的观点或者"酒能使人长寿"的观点相制衡。我们对酒精有着方方面面的独特认识。在一篇关于毒品危害性的专业报告[3]中，其中一个反酒精的论点表明酒精就像烈性毒品，提倡那些对酒精有依赖性的人们要适时适度地饮酒。

在该书的第 147 页写道："如果说绝对的禁戒精神通常被解释为对酒精的依赖度有所缓解，那我们就越来越能接受少量饮酒，比如一星期喝少于五杯的酒或者在必要的时候喝一下。为了衡量酗酒治疗的效果，研究者偏向于根据三种动态变化来进行判断：完全戒酒，酒瘾再度复发，一定程度上的戒酒（这种情况下，生活质量和酒瘾都有了重大的改善）。"

　　我用这种评估效能的方式可能会有些突然。只要每位患者愿意前进一步,我都会给予他们指导和陪护。如果现状适合他们,他们就不再需要我的服务。酒精治疗与预防专家不是什么完全的"朗白先生"①。他没有必要为了维护道德,把自己定位为肿瘤学家和癌症化疗专家。

　　因此,在公司内举行的以预防措施为主题的会议结束后,其中一个与会者上前和我聊天,他说他很爱喝酒,但是慢慢地他开始有所控制,不让自己醉酒或者喝酒。为什么不呢? 每个人都是自由的,但相应的也要对自己负责。另一个人坚持告诉我,从自然角度和已表现的批判精神来看,他觉得参加此次活动的嗜酒者都很棒。他很抱歉没能帮到一个女性朋友。他又说自己得了慢性胰腺炎,他的胃肠科医生建议他少喝点酒。

## ➢ 公正牌,对决策有影响力的公民和行星综合征

　　2007 年的一位女总统候选人提出了一个承载希望的概念:公正牌。人类要付出怎样的努力才能最终达到社会无比公平的地步?

　　图卢兹的一个黑夜,十多辆小汽车被点燃。丹尼尔住在社会党联盟的总部附近。在大火中,她在对面的墙上发现了一个巨大的标记,写着"还社会公正"。这个标记在清晨时就会被擦去。

　　也是这个候选人普及了"对决策有影响力的公民"这一概念。我更喜欢把它改为"参与性民主"。在我看来,在酒精治疗与预防领域,这类公民是那些能不辞辛苦,不计报酬插手核心部分,又能

---

　　①　编者注:朗白先生(Mr. Clean,法语名为 Monsieur Propre),美国清洁用品品牌。

静静思考的人，也就是协会的参与者和一线的酒精治疗与预防专家。他们可以对自己的工作进行社会分析与评判，因为他们承载了一种记忆和文化。

最初，嗜酒者很难重新把自己置于问题的核心。他采用了假移情的观点，我们叫做"行星综合征"。在谈话中，他又会引用一些报纸杂志上的讨厌的标题，避免被人怀疑自己有问题。他给自己制造不幸，在他重新同情自己的时候，他会选择引起公愤的标题。因此，他转移自己和别人的眼光，不去看他自己应该做也可以做的对自身和周围环境的改变。

**请参考**

1.3　成瘾和依赖概念

5.2　批判精神

**书目**

［1］Roselli Julie：*Du rouge aux lèvres*，Édition K & B，2006.

［2］Batel Philippe：*Pour en finir avec l'alcoolisme*，Inserm. La Découverte，2006.

［3］Roqus Bernard：«La dangerosité des drogues»，La documentation française，Édition Odile Jacob，1999.

# 3.10　国家和社会对成瘾的看法

成瘾情况严重，但不至于绝望。

相对而言，酗酒问题的决策者在做决定时总会提到嗜酒者坚持错误，不肯放手。我还看到他们同样漠不关心地看待这个问题，认为酗酒浪费才能和金钱，其实嗜酒者有能力继续生活，这是对他们的错误认识，至少是偏离事实的误解。就如之前说到的反常人格：他们了解，但是他们不愿意了解。不需要成为大巫师或水平高的科学家才会知道酗酒治疗被国家和社会对成瘾的看法影响。这种现状是由绝对至上的观念造成的，加之在自由领域对医学行为没有加以限制造成的。

## ➤ 回顾动机

那些在生活和工作中因为接触了六个左右酗酒患者而感到痛苦的人知道成功戒酒重要的因素之一就是饮酒动机。因为近视的原因，他只看到一位痛苦的患者。治疗师们的动机从来都不是关键所在。然而，为了照顾酗酒患者，他们需要极大的耐心，对时机有敏锐的感觉，有坚强的乐观主义又不失尊重事实的态度，能承受各种过失和病态。需要他们能够面对人类的阴暗面而自己不被影响，还能坚持对患者情感同化，能看到他们坚持不改变糟糕状态是因为假性快乐。这种"鸟类"比我们认为的还要稀少，但是我们却没想过做什么来增加它的数量。要知道到目前，临床酒精治疗与预防是私下里划分的分支学派，我们还没有方法来让它与别的支派区分开来。

很明显，官僚主义没得治。个人晋升与工作中的表现没有任何关系。20 年间，我们没有接待过一位辅导顾问医生。社会保障部或者地方社会卫生事务部的工作人员来参加我们的交流会，也没有一个人在开完一次会后花上 15 分钟和我们交流，他们甚至把自己当作那些不负责的人,在听完两个小时交流后,居然敢点一根香烟抽起来。然而,不止一次,我们遇到这样的事,上面拨款下来,但是一切就好像都只停留在文件上,就没有下文了。现在应该要弄一个电子文件,让上面下达的命令能兑现。

领导有太多事情要忙,最后他们在这些问题上也就像只吹了一阵风,什么也没改变。可能其中有一些人是心怀好意想做些改变,但是大部分也是骗局。你们只要一出行就被一大帮记者围着,他们怎么可能了解事实?他们的值班室也被一群人堵着,大家都提着奇怪的要求。

顾问的能力如何培养和保持?这些专家很久以来都脱离实践。他们也不考虑参加实地培训,因为这会打乱他们开会发言的安排。在酒精病学上,实地培训意味着要和初中青少年、企业工薪阶层、所有的大学生和有困难的家庭接触。为了明确的任务,需要培养发展一些真正了解情况的公民和真正了解民情的专家。

谁会相信治疗有成效的关键就是随随便便去做个心理咨询,自己注意,然后在精神病院住院,住院期间面对自己的空虚和出院的时候服用 3—4 种药物?

"所有人都不在乎,而我可以做什么?"一个嗜酒者说的这一句话道出了他真正的动机。

## ➤ 盲目成瘾

当我又回到我们交流团体的时候,嗜酒者互助协会的一位老成员手里拿着一份《世界报》的报纸朝我摇晃。一段时间后,他就把自己的请求很快写好,发给了读者来信栏目,这就是那篇文章。

乐观主义者的运气……

政府刚刚推出应对所有成瘾行为的计划。(2006 年 11 月 10 日,《世界报》)这对所有嗜瘾群体提出了双重限制:

■ 自我治疗;

■ 所有的成瘾行为统一集中在一家医院治疗。

这项计划还承诺在 26 所医疗教学中心集中进行培训和研究。

这项计划的理念就是少数人隔离治疗,而不用考虑社会学、成瘾临床学以及酒精学和成瘾学提供的治疗服务的实际情况。这些医疗教学中心混杂着各种类型的嗜瘾者吗? 酗酒的,就贴个红色的星;吸烟的,就贴个灰色的星;服用违禁烈性毒品的人,就贴个白色的星;吸大麻的,贴个绿色的星;性瘾者,就贴个粉色的星吗? 那些对事物上瘾,比如厌食症、药品成瘾、爱冒险、沉迷游戏、贪钱、工作狂、追逐权力、合法和非法施暴的这些人,又该贴上什么颜色的星星? 如果是的话,那里估计会有一堆被贴上星星标签的人!

精神活性药物的复合食用和共同风险因素的存在并没有掩盖一个事实,那就是酒精还是会成为最具决定性作用也是最难避免的替代性毒品,因为我们处在一个无处不断被邀约饮酒的社会。

"我们不能接受国家干预和政府部门的公共服务职能混为一谈,因为这是错误的。另外,要把国家干预转变成国家控制下自由和开明的政体,这是目前自由政体的特点。"

下午晚些时候,一位年轻的物理学家途径图卢兹,在他最终被分配到其他地方前,他跟我总结了一下他的就诊结果,他说:"我以前不理解酒精治疗与预防是一项需要做斗争的运动,现在我明白了。"作为一个嗜酒者直系后代——他的儿子,因为躁郁症而被影响。他告诉我他妻子在人工授精后准备顺产。于是他不再服用药物,而是更加留意自己的情绪变化,以便及时发现问题。

还有几十个人这样果断地、偷偷地改变了自己生活轨迹,但是还有很多人,他们如果能获得这样的治疗机会,也可能会像前者一样。

**请参考**

3.9　新话和成瘾

4.6　酒精治疗与预防中的帮助关系

6.7　重新发展酒精治疗与预防临床学

# 第4章
# 如何制定有效的指导陪护方案？

## 4.1 指导陪护

有效的指导陪护方案最明显的弱点就在这里。

在一次或数次会面后，就可以决定严密的治疗行动，因为我们有理由说指导陪护属于方法论的范畴。在**酒精治疗与预防前阶段**，尤其是对酒精患者的**照料阶段**，需要指导陪护。照料阶段的主要职能是交流一些重要信息，创造长期帮助关系的条件。

这是指陪护那些决定质疑自己现有生活轨迹的人，不管怎样，就是可以随时给他们提供帮助。

➤ **不能就近指导陪护的话，就算不上临床酒精治疗与预防**

在传统的住院治疗期间谈指导陪护，只能是语言的滥用和含义的盗用。实际上，在住院期接受的治疗并没有担负与患者建立长久联系的责任。顶多就是在住院的地方提供治病的服务。嗜酒者是医疗机构的客户或者说是流动的客户，他还可以去其他地方，这就好像解决问题的办法是来自外在。在治疗间歇的时候，他独自一人。

全科医生或者嗜酒者的亲属可以承担起指导陪护的工作，只要他们掌握治疗的基本知识来帮助和代替饮酒者实施真正的步骤。他们也会参与到当事人整个酒精系统维度。

## ➤ 住院后出现困难

"治疗"可以给患者提供一段时间，能够待在一个被保护的空间里。与酒精的关系成了他全部生活的重心。每个酗酒个体都相当于一个复杂的人差方程。任何形式的**趋向性**都会促使他迟早复饮。戒酒是一种冒险。一旦住院这个意外事件结束，年轻的戒酒者就必须在没有麻醉剂的作用下正视自己一连串的提问。他必须和自己的心理特点、他的过去和现在共存下去。他重新找回新环境对他的影响，而自己又没准备好去理解这个环境，因而一直都处于痛苦中。他对事物的理解还是按照原来的方式，最终只能让他又选择饮酒行为，因为这个选择在他看来是最令他感觉适应的。如此思考将来，注定会失败。深入的质疑显得很有必要。因此，无须逃跑。看清眼前的事实，必要的时候从中抽离开来，从此下定决心更好地生活，不要浪费剩下的时间，决心改变被规定好的命运。尽可能冷静地警惕复饮行为，并求助治疗师，尽快做出反应。有待探索的领域还很广。

指导陪护是一种承诺，就好像拂晓照亮了蒙上雾凇的田野。这时候，八哥的叫声准时地打断了这片宁静。

## ➢ 指导陪护工作需要全身心投入

这个星期,有四个人来参加了短期住院疗程。

**埃莉诺**来自一个离图卢兹较远的小城。研究表明,她动荡不安的精神状况和不堪重负的身体状况减少了她的饮酒时间。她的焦虑是她长期用酒精进行自我治疗而导致的。她快八十岁了,身体状况大不如前。她在慢慢进步的同时,是否伴着谵妄、肝硬化和身体机能衰退? 她要求和其他三个人一起用餐,但同时她已疲惫不堪了,她的认知能力也有所变化。到第三天,她才能清楚地谈话,这表明酗酒对上了年纪的人尤其具有危害性。

指导陪护工作必须做到连续跟踪,包括全科医生的协调角色,现场谈话对象以及酗酒治疗专家作为患者不依赖酒精生存的第二见证者。最终,埃莉诺把酒戒了,她感到很平静。搬家后,她能用录音的方式来哀悼她的母亲。不幸的是,她的酗酒治疗医生是唯一确定能给予她陪护的人。

**雷米**从一个里尔的小镇回来。他上次去那是在 2003 年,有机会组织那些对戒酒有恐惧心理而拒绝治疗的人,对他们进行一次短时间的有效治疗。可是他们的精神状况并不见好转,于是他给他们服用了药物。雷米的家里加上他有 5 个孩子,可只有他哥哥和他还活着。他虽有一副庞克的外形,却显示出了截然不同的想法:爱我吧,不要只看外表。这一悖论出现在科克多的《美女与野兽》的情节里。他的外表就像在对一个混乱、歇斯底里,还有自杀倾向的年轻女人说话。找个女人当爱人于他仿佛是不可能实现的事情，可偏偏就是发生了。他之前工作的医疗中心把他安置在行政岗位上，于是他强烈要求得到一份工程师的工作，这样他才觉得和他的能力相符。他自此以后好长一段时间都在生病，一点朝气都没有，于是他想折回他母亲家里住，可是被拒绝了，而他觉得被拒很正常。在医院的第三天，他得到了一瓶葡萄酒，把它喝掉了。这一举动很详细地诠释了说谎癖、幼稚和**反社会**者的症状。

　　从技术角度来看，雷米需要找个女精神分析医生，她能在那必要的几年时间里每星期给雷米提供两次就诊机会。找女治疗师以便他能重建女性形象。女精神科医生、女临床心理医生或者酒精病学机构中心的女工作者都能用行动提供他补偿。然而接待他的女性工作者离开了这个机构。他很不适应替代者。这样很难建立良好的酒精病学关系，尤其当嗜酒者缺乏能让这种关系维系下去的必要能力。每天晚上，他和医生互通电子邮件，还告知协会中组织的活动，这些让远距离的治疗得以实现。然而，这种关系的前提就是必须定期见面，这也可以考验这种关系。

➡ **洛尔**现在的状况是一团糟。她的婚姻面临危机。她一回到家就喝酒。她母亲对她还抱有信心。她的两个小孩是她维持家庭关系的原因之一，另一个原因是从经济角度考虑的，因为她和她丈夫经营着一家旅行社。尽管他们已经很久没有性生活了，她的目标还是想回到她的角色中来。为了保护孩子们，她被禁止去学校接孩子，她也没有零花钱。这个漂亮的女人在我们第一次见面时很抵触我们提供的治疗，不过最后她还是在一

个专门接待女性的机构里接受了一次治疗。在那 48 小时里，
她觉得这简直是在浪费时间。三天的时间就足以说明她还没
有做好准备来面对这些问题。她的家庭又不能给她温暖，而洛
尔只可能开始走向酗酒的深渊。

可是现实又让洛尔质疑自己。跟想象中的母亲来一次谈
话是必要的。说到她丈夫，可能得说他被自己的性格和做父亲
的责任强化了，然而这些因为他妻子承受的痛苦而得到缓解。
洛尔似乎来自一个看重外表的地方。甚至好些年后，她做了整
形手术，这也会助她逃脱她本该承担的责任。她能引诱别人，
对他人控制，抑或找个新的情人。如果她能接受不再喝酒，用
团体这面镜子来审视自己，那么她就能慢慢摆脱酒精的束缚。

➡ **弗朗索瓦丝**的生活经历以及她的依赖性都让她感到很孤单，她
对此受够了。她知道对她来说酗酒就像嗜毒一样。在第一次
交流会上，她杂乱地表达了她的沉默，说不知道发生了什么事，
正在上演着什么。她为没有直接的咨询和直接的对话而感到
抱歉，她对指导陪护这个词的理解有误。她惊讶自己居然不需
要再次陈述。

而事实上我刚重新表述了一次。一个女病人提到了一开始
参加团体工作时的沉默，这让她开始感到不开心，因为有时候看
起来这种治疗是没有前景的。她指出了是什么让她这么固执，
她说"他们让我感到痛苦"。我纠正了一下她，她又说"他们不知
道自己手里捏着我的幸福和痛苦"。这些干预都是成系列的。
实际上，复述总是要做的。第一次的交流会明显说明了这个女
患者身上有很严重的认知障碍以及建立在表象上的关系模式。

## ➢ 指导陪护要根据阶段和效能进行调整

前几个月,需要反复灌输他们脱离酒精和对酒精进行必要警惕的意识。这几个月里,还要帮助新来的人控制自己的精神功能障碍,尤其是易感性太明显、不耐心和对事物的阐释有误的那些人。指导陪护就好像给思想情感扎根,提供一个空间可以抵抗对周围环境的**反态度**。另外,它还包括对有指导陪护需求的家属提供帮助。如果指导陪护不连贯,那么就会变成一个让人失望的演练。当然,同时也能锻炼他们。这项工作要求治疗者真实,能掌控自己的反态度。其实,嗜酒者不止一次尽力地去体验,试图切断同酒精与生俱来的关联,换句话说,对这种关联产生置疑。

接受跟踪治疗的患者自身不可忽视,指导陪护在帮助管理、暂时减轻其痛苦上起作用。比如,当事人喝得少了或者间断饮酒,但是他并不节制。酒精治疗与预防专家在饮酒者继续饮酒期间,期待外部事件能改变已建立的平衡。妥协有利于意识上的进步,这不是既定的。团体治疗的方式比个人跟踪治疗要好,因为前者有利于节制饮酒的决策变得日渐成熟,而这种决策效果优于起初照料阶段的治疗。为了让节制饮酒获得更好的效果,最好就是继续留在团体内治疗。尽管会定期复饮,但是比在自己家里节制饮酒效果要好。当然,整个治疗关系并未因此达到成熟稳定,因为饮酒损害了认知能力。其他反应没有多大作用,因为饮酒与社交生活能够相容了。没有团体,节制饮酒就得不到众多支持。因为附属于集体智慧的个人自由主义不会成为团体**资料集**的保存者,也不能发挥互助作用。治疗师对个人的指导陪护在这些条件下,在不确定的时间里,就像西西弗徒劳而无望的劳作。然而,大家知道嗜酒者总是会反复饮酒，弄得自己疲惫不堪。因而，客观上这种行为都被看成是荒唐的。

嗜酒者会出现行动受限，会经受失败。酒精治疗与预防专家会一如既往地与一个因为他人而感到痛苦，却又抱着一丝希望的"儿童"对话。

> **克里斯蒂安**差不多 27 岁，以前是当兵的，用他的话来说，"在非洲只要是会动的东西他都拉过"，他还和其他的年轻士兵一起看守满是泥泞的尸体。谈话从他否认自己酒瘾开始，因为他还能在一定的有利情况下不喝酒或者少喝点。按他的幻想，他将成为雇佣杀手，而之前他就已经为法国做着这样的工作了。我看他就像是看一个心理受到伤害的小孩。谈到治疗协议时，我对他微笑。协议里包含我对他的期望以及我这一整周建议的事项。第二天，他就转到心理急诊。所以，他没能遵守这份协议。

慢慢地，这种指导陪护工作向前推进。酒精预防与治疗专家身份模糊，进而变成了治疗者。他沉默，更愿意做倾听者。在某个时候，当事人就可以自己指导陪护自己了。他就可以从原来的环境中抽离出来，至此，整个大门就向他敞开。

## ➤ 无目的地放映电影

在酒精预防与治疗方面一个普遍的错误做法就是局限于放映很多与酒精问题有关的好电影，这些电影罗列几行都不够，此外放映一些相关的讲座影碟来强调配合一下。影片应该能巧妙地丰富治疗闲暇期的生活，但要在心理分析师或者护士的监管安排下放映，这样可以让大家忘记酒精这个关注目标，有利于转化理解的内容。从这个角度出发，《偷天情缘》①这部电影道出了使命权利和拥有美好人际关系的能力。在小本子上总结这些知名电影的情节，然后回去再温习，可能会看不懂，因为电影太老了，但是放映这些影片给患者看，能让他们放松一下，有机会用娱乐的方式稳固与患者的治疗关系。因此，要培养患者的精神状态和有利于无酒精生活的文化。

**请参考**

4.6　酒精治疗与预防中的帮助关系

6.3　方法论

# 4.2　节制和复饮

复饮是治疗病程中的一部分，但它不是必要的。

从长远来看，复饮行为是灾难性的。

## ➤ 节制

某天，嗜酒者就不喝酒了。他们努力说不。开始的时候，他们需要表现得很谦虚，不喝一杯酒，拒接第一杯酒。不管是因为什么感觉：疲惫、伤心、厌恶、绝望、怀疑、辛酸、痛苦、满足、幸福，还有无聊，他们需要在孤独的时候思考，自我反省，行事和做梦。想想某个卑鄙的，让人感到极度耻辱的时刻吧。他们同意不要把不幸加

---

① Ramis，Harold，*Un jour sans fin*，avec Bill Murray et Andie Mac Dowell，1993.

在本已不幸的人身上了。把那些不远千里团结在一起的人,认为活着就是受罪的人具象化。取悦善良的人,在意他们的眼神,让自己有空闲时间。淋浴,走进自然,重新找到各种良好的感觉。观察一切。看演出,让自己开心。出于礼貌,多和别人进行无目的的接触,给别人一个微笑,主动地回应别人。节制就好像珀涅罗珀的毯子①一样从一点一点做起。

先来看看各种情况的**节制饮酒**。第一种,协议节制饮酒。住院期间,我尽力不饮酒,放下我的偏见,说真话。我再也不撒谎。第二种,出于需要而节制饮酒:我的驾照,不就是这样得来的吗?第三种,因为被束缚,没有自由而节制饮酒,比如在监狱里。当我从监狱里出来的时候,是不是要以被解放的名义,坚持继续饮酒呢?第四种,为了恢复健康而节制饮酒:接受可重复循环的三个星期治疗。这是一种救命的方式。第五种,因为交易而节制饮酒:"为了使你不离开我。"但是迟早还是会离开的。第六种,被监控的节制饮酒。我不是问信不信任这个问题。你的信任会让我感到不快,因为我会本能地害怕。还是平常心对我吧。让我自己应付酒的问题。

在自己卓绝的努力下,几个月内甚至几年内,当事人能够体验节制饮酒,并且最终戒酒成功。但有可能在复饮后,很难再顺利节制饮酒。

不要再相信,没有酒的生活就不是生活。

---

① 编者注:珀涅罗珀(Pénélope)为荷马史诗《奥德赛》主人公奥德修斯之妻。奥德修斯参加特洛伊战争十年在外,王公贵族争相向珀涅罗珀求婚。她不为所动,机智地称要织好一张毯子才能结婚。于是她白天纺织,晚上又将织好的毯子拆开。

## ➤ 不再饮酒的嗜酒者喝什么？

> **莎拉**人很好。她丈夫是民航飞行员，是个积极又狡猾的饮酒者。为了通过规定的资质检查，他成功逼自己每年一个月的时间不喝酒。到目前为止，他都能用这种比较卑鄙的方法通过身体检查。在飞机着陆的时候，他从没有忘记这个操作——放下飞机轮子。莎拉作为观察员参加了短期住院疗程，但没有参与个人谈话。她的计划是在她所在的大区创建一项与酒精治疗和预防有关的活动。她同一个团体中的一个人曾对这种治疗有很明确的展望。她本以为通过采取这种措施普及节制饮酒有效果，但结果不尽如人意。但是莎拉并没有因此在情绪上受打击，她发了一份她想出来的软饮料制作方法。

### 姜汁饮料

材料：10 个青柠檬或者 5 个黄柠檬，香草荚，糖，蜂蜜，半块手掌大小的姜。

步骤：在一个生菜盆里将以下材料混合搅拌——把姜削皮然后碎成末、柠檬汁、糖、蜂蜜、切开的香草荚（需要里面的香草籽），再加入 1.5 升的水。然后根据个人口味，适量添加生姜和柠檬，搅拌。在冰箱里放置一个晚上，然后装瓶。早餐或者午餐趁新鲜的时候喝，不要在下午 4 点以后饮用，因为这款饮料会使人精神振奋，不利于睡眠。

有时，嗜酒者是很忙的单身者，他们选择的度假地也不都是一些人多的地方或者适合他们的地方。那他们通常喝什么？

考虑到像莎拉提出来的睡眠问题：嗜酒者可以早上喝咖啡、茶或者新鲜果汁，中午喝咖啡，下午就不要喝有咖啡因的饮品，可以喝茶。吃饭的时候可以喝白开水或者气泡水。其他时间或者消耗体力后，可以喝冰茶或者薄荷味的巴黎水。如果在餐厅等上菜时，可以喝果汁鸡尾酒或者番茄汁。

在等餐的时候，可以送上一杯基尔酒，赶紧吃点油脂类的素菜，花生就很好，并慎重地把酒杯放下。

如果某人给你倒了一杯香槟，放到你手上，但是他确实知道你戒酒了，你要用些技巧。你可以等到话多的那个人喝完手里那杯酒再倒一杯的时候再喝。过一会儿，你可以把满满的酒杯慢慢地放在桌角上。如果你想破坏气氛，你只要眼睛看着女主人，问她是不是只有"这个"。也可能遇到特殊情况，你需要面对一个想羞辱你而显摆自己有能耐的人。你也可以说："我只在一个人的时候喝酒。"当服务生递给你酒单的时候，你就问一下有没有白开水或者气泡水。如果他推荐饮品的方式不是很适合你，你一上来就可以点当地的杯装矿泉水[1]。如果怕被别人嘲笑，就直接喝白开水好了。很多餐馆以高价售卖包装漂亮的瓶装矿泉水，客人可以带回家。

喝水的人比喝其他饮品的人爱交际。他们自己节制饮酒，也会让客人适度地品尝他们提供的好酒水。客人交谈时间会短些，他们走得也早，第二天醒来的时候头脑也清醒。最成功的晚会就是晚上八点半开始，两个小时后结束，也就是看场电影的时间。

咖啡馆和酒馆的氛围会给人舒服的感觉，可以在里面写东西看书，还可以看看路过的行人。

## ➢ 复饮

> ➥ 在几年时间里，我不停地戒酒。
>
> ➥ 我也想检验自己。
>
> ➥ 我曾自以为能变好。
>
> ➥ 当我喝酒的时候，我不被信任。

　　在住院期间，复饮很常见。嗜酒者在其他的治疗场所就习惯饮酒。这并非出自他本意。在配偶面前，他装成法官。他估计自己能做多大的改变，但心理也害怕自己得做很大改变。

　　他再一次饮酒是为了充好汉，这样就宣布了自己之前的行为无效。然后就喝得大醉。在团体中，他将需要从基层学起。或者喝，再喝，直到不再感觉到渴。

　　在准备离开治疗所的时候，他会再次饮酒，尤其在第一次或者第二次离开的时候。他在获得荣誉的时候，会端起酒杯要庆祝一番。他也想过检验自己是否能抵抗得住。他打破了自己的纪录：十天或者四个月都没再喝酒。下次他能做得更好。因为他之前也没受多大侮辱，没怎么卑躬屈膝过，他之前都挺好的，所以他认为自己比别人都要强大。这次他可能会一个人走出来。但是他还是会深夜去杂货铺买酒。

　　还有拖延复饮行为。一切都进行顺利，所以他认为小小一杯酒无伤大雅。然后，就一杯、两杯、三杯地喝了。几个星期里，他都适度饮酒。然后，一切又都重新开始，像以前一样，甚至更糟。他之前拯救了他的婚姻，又重新找到一份工作，孩子也骑到他脖子上对他表示喜欢。这就好像在丛林里找到了新枝，他可以在新的环境下重新做人，他就努力灌溉它。

　　当事人知道自己是嗜酒者。他也知道喝下第一杯酒的后果，但是他不知道该怎么办。他独自面对自己的恐惧、幻想和秘密。他孤立自己，因为他不知道如何在团体内发言。他也不怎么倾听别人讲话。没有酒，他就不舒服；有酒，他也不舒服。但是没有人能明白这些。他自己说服自己。只有经常参加团体活动，和治疗师联系才能挫败矛盾情绪，摆脱宿命。

　　他们失去警觉是自然现象。我们的大脑被迫处理负面情绪。也会隐藏不好的记忆，再现对被遗忘的关系的美好回忆。这种选择性记忆会反反复复。喝下的第一口酒和抽的第一支烟所带来的美好感觉是不会从记忆中消失的。即使一个喜欢开快车的驾驶员被惩罚了，他仍然想念速度的惬意。在一条可通行的桥上，发生了交通堵塞，有交通信号灯指挥着，但是驾驶员还是想冒险试试。"一小杯"好酒的美好记忆同样也会重新出现在意识里。

　　有时，他们也会怯怯地说复饮也算是治疗里的一部分。然而，第二次自愿节制饮酒比第一次要难，第三次比第二次难。当事人受到了威胁，因为他把酗酒问题变成了节制饮酒的问题，而没有找到生活的意义。

　　晚期复饮出现之前有反复颓丧的症状的话，那么晚期饮酒就很严重了。当晚期出现复饮，心理缺陷就凸显出来了。在他大部分生活中，因为他的才能、与生俱来的魅力、后天的所得和自己的抵抗力，当事人会出现幻觉。社会表象产生作用，饮酒行为消退就不可避免了。会有一些突发事件发生：情感的断裂，无法释怀的悲伤，失去工作和身体出现问题。心理缺陷就占据了主导权，心理缺陷需要酒来慰藉，酒也恶化了这些缺陷。

　　这种抗争从没有胜利的一方，因为对手是可怕的。但是，有了指导陪护，挫折失败不都是注定的。复饮并不会妨碍进步，成功也只会是迟点时候到来。节制可以在心理活动的作用中进行。

## ➢ 复饮者

很多人在几个星期或者几个月，甚至几年暂停饮酒后又复饮。他们当中很多人一直都在接受跟踪治疗，他们继续来我们这或者与我们接触。虽然当事人自己从没真正决定戒酒，和饮酒保持距离，甚至是在某些时候做出成熟的戒酒决定，但是一段维持稳定的医患关系可以帮助到他。跟踪治疗可以无限期地持续减轻戒酒过程中的痛苦，因为减轻痛苦也是生活所必需的一部分。

在住院的时候复饮对那些戒酒失败的人来说不仅仅是必然的。即使因为只有咨询这一种方式而使戒酒环境不够好，他也可能长期节制饮酒。这说明关键在于选择的步骤必须是自主自愿的。

接受了几年的戒酒跟踪治疗，参加了多次团体交流会，这些都改变了与分析对象的关系：分析对象有酒瓶，酒精治疗与预防专家等。在几年的指导陪护中培养获得的辨别力发挥了作用。只需要克服自己的羞耻就可以了。如有有经验的家属在场，会让他转而接受低价的治疗。受支配的复饮行为通常只要接受哪怕一点的痛苦代价，就会复发。因而心理活动和由指导陪护产生的关系会被影响。

长期复饮的话，需要重新参加短期住院疗程。它给了当事人一个检验自己是否第一次就能完全戒酒的机会。只去一次是无法深入细致地吸收这个为期一个星期的疗程的所有资源，这不仅仅是因为每四个住院患者组成的小组能带来不同的活力。不管怎样，同样的事可能会产生同样的效果，但需警惕不要让自己扮演拯救者的角色，也不要机械重复。为了能让他再来，最好就是可以让患者在一个由大家共同选择的地方，向其他方面确定方向。跟踪治疗可以扩大，可以让另一位治疗师加入进来。

反复复饮反映的是复合精神病，周围环境长期病态，或者隐藏不表现的心理创伤。如果一些关系结构能与酒保持必要的距离，哪怕偶尔一个小小的地点变化也能打破可怕的怪圈。这样，这种关系结构就能长期维持下去。

**请参考**

4.4　心理活动

**书目**

［1］Evina Emmanuelle：*Le guide du buveur d'eau*. Solar. 1997.

# 4.3　药　物

开药少，但要恰到好处。

药物处方的成效是建立在神经生物学和脑成像技术之上的。它不需要被患者的心理活动和治疗师的介入替代。开处方药是常见的做法。

药物在治疗的两个阶段很有用：一个是戒断时，一个是戒断后。戒断后使用药物是为了防止心理障碍导致复饮。

## ➤ 神经生物学和脑成像术

先天和后天对酒精的易感性反映了负责舒适感的神经递质的功能水平。主要指多巴胺、5-羟（基）色胺、去甲肾上腺素、内啡肽（类似吗啡的物质）。这里有个恶性循环：开更多的替代性药物，就会耗尽体内的自然分泌，个体对药物就更依赖。大脑分泌的类吗啡或者内啡肽，在人体感到快乐的时候，在高强度的身体活动后，会被刺激分泌。这就是为什么现在可以看到一些运动成瘾者。

现代影像术能照出被酒精损伤的大脑区域。当我们要求做大脑扫描的时候，常规诊断结果会提到控制联想思维的脑前角出现萎缩，控制平衡的小脑出现萎缩，脑室空洞扩张，大脑皮层沟扩大，这都是脑感应萎缩的症状。患者会拿到这份诊断和有用的分析。

我们一直都有听说实验研究幼鼠的大脑灰质和下丘脑。因为在酒精的作用下，幼鼠的功能运作和人体类似。为了探究实验强度和直观感受，如今的成瘾者让我们想到了著名的奥尔兹与米尔勒的实验：小白鼠对刺激伏隔核的电流乐此不疲。就像小白鼠只要使用一个电流短回路就可以获得极大的满足一样，当事人不使用其他任何能为自己带来快感的方式，而只用电流刺激这一种方式。这样说来，他与这只幼鼠无异。

虽然神经生物学不利于培养医患帮助关系，但是它推动了医药产业的发展，所以得到重视。神经生物学让人们有了放弃饮酒的理由。

据我了解，没有任何一个研究团队研究过长期服用安定药和镇静剂对大脑的长期效应。在那些消耗这类药品最多的国家也是得阿尔茨海默病最多的地方。

## ➤ 非住院式的逐步戒断

急诊部实施的是救助式的戒断，而这种戒断治疗在其他住院中心也可以做到。通常，与患者的初次见面时，我们会建议患者接受非住院式的戒断治疗。对那些没有下定决心实施与酒精决裂的步骤的人而言，逐步戒断让他们有机会检验自己是否有酒精依赖。

**乔治**是一个健壮的工程师，家庭的不幸导致了他嗜酒如命。但是现在他否认自己对酒精有依赖性的事实，拿自己的身体在冒险。第二次就诊的时候，他跟我说他已经减少喝酒的量了。第三次的时候他跟我说了同样的话，但是喝酒的量还是跟上一次一样。事实上，他也发现了自己对酒精的"掌控"不好。然后，他自愿将酒转卖了，这样一来他大概能减少三分之一的饮酒量。在第四次就诊的时候，他终于能骄傲地跟我说一个新概念："简称JSP，也就是一整天没喝酒了。"他一周来两次，以免酒瘾又犯。事实上，天热的时候他喝三到四升的酒和啤酒。乔治说得很清楚，但是他额头上冒着汗。他把这些症状都归咎于我开的处方，而我告诉他这是戒断反应。我之前给他看过关于下决心戒酒的过程的资料。现在，我可以给他一些关于否认的那几页内容，并许诺他会告诉他关于戒酒药物的详细情况。

酒精预防与治疗中最好的药就是用水来代替酒。水对嗜酒者来说就是自由的液体。在住院的第一个星期喝下它，就可以避免在不同的治疗地方遵医嘱做静脉注射。喝水能满足体内被填满的需要，又快还可以反复饮用。体内对液体的需求说明了感应垂体失常。**饮水癖**反映了最低程度的社交不适，这种不适会慢慢退化。我们还可以用去咖啡因的咖啡替代，如果没有不便，我们可以大量地喝。在短期住院疗程中节制饮酒会让动脉压从起初的高压降下几个点。

嗜酒者必须要自己清楚服用的药物在药理学上是哪种级别的药。药品上提供的信息可以让我们间接了解不同感觉的区别：比如焦虑与不安，悲伤与抑郁，变化无常与情绪化，难以入眠与睡眠断断续续。花时间解释这些差别就属于认知努力的范畴。

目前，在短期戒断期，苯二氮卓类药物和镇静药是最好的替代性药品。有些药效长，可以一整夜都有效，而另一些药效时长一般，白天需多次服用，还有一些只有几分钟的药效，但是可以缓解戒断综合反应。β-受体阻滞药是最常开的少剂量处方药，可以使动脉压下降不至于产生极端作用。它能帮助控制焦虑，身体的颤抖，当然还有助于睡眠。共用一个卧室，常常会有一个技术难题。既抽烟又喝酒的人睡觉打呼噜。他甚至经常出现睡眠呼吸暂停。长时间大量饮酒的人在戒断时，应该要注意身体出现痉挛的风险。最终可能会导致严重的创伤性意外，比如脑血肿，或者全身癫痫突发出现挛缩反应导致肩关节脱臼。从这点来看，情绪调节药物有很实用的抗癫痫作用。我们还可以开一种药，用于预防和治疗幻觉或者谵妄。癫痫和谵妄是那些大量饮酒或者数日大量饮酒后突然戒酒的患者固有的症状。很少见这些极端症状出现在采取治疗步骤的人身上。因为非住院式的戒断，当事人变得能操作对话这种技巧。他变得没那么不安，期望脱离酒精。这种自主的做法强化了他的动机，帮助他找回一点对自己能力的自信心。这样，三分之二的人来住院的时候已基本戒断酒精。如果一个人醉醺醺地来参加我们的短期住院疗程，就说明他没理解我们治疗的目的。自从我们延长了在进入我们团体活动前的访客主动反思的时间，这种情况就很少发生。如果嗜酒者在遇到我们之前就想放弃自己生活的话，他就搞错了。我们要毫不犹豫地提出戒断要求，是为了让进入我们团体的候选人遵守最小的动机考验。一个缺乏动机的人在 48 小时内就会宣布退出。这就是周六入院的原因之一。我们不想他们不适当地占用住院床位。与其扰乱团体，我们宁愿他改变主意，不加入这个团体，就不会浪费我们时间。

有了这些简单又实用的操作，戒断就不再是一个问题。

## ➢ 戒断后使用的药物

很多患者来见我们的时候，已经服用过镇静药和抗抑郁药。一看病就开药的下意识行为让人懊恼，因为药物会很快上瘾，而且没有什么益处。最好在开镇静药的时候，剂量小点，也不要急着开抗抑郁药。我们经常惊讶地发现，节制饮酒几个星期后，患者的深度抑郁状况减轻。然而，要戒断这些药物却是很费劲的。抗抑郁药的其中一个弊端就是经常对性驱力产生副作用。

考虑到个体常出现的极端状态，必须了解调节情绪药物的特殊重要性。这些药物会让人体重增加，但是品种之多，可以让人们选择适合自己的一种。节制的规定让个体在节制几个月后，甚至当父母一方因为同样的障碍被治疗，并被证实确实有功能障碍的时候，患者经常有可能摆脱酒精。如有需要而进行的观察行为则强调了节制的药理作用。

如果出现神经官能症并得到证实，就会出现四肢疼痛，行走障碍，开维生素 B 和叶酸是正确的做法。

剩下的，就是要看这些药有没有特殊的适应证。

## ➤ 能控制饮酒欲望的药物

当患者问及减少饮酒欲望的药物药效如何的时候，我就问他，使用这个药是要干什么。超过十分之九的可能性是他已经用这种开药方式获益过，他们可能找过全科医生、精神病专家或者酒精预防与治疗专家开过这种药。他怎么能让他的亲属理解，如果他继续以马苏比拉米①一样不现实的方式来吞食小药片的话，他将不再碰酒的想法归结为他的动机和他要投入到团体指导陪护工作去吗？很多研究都支持他们开药。

我回忆起，在巴黎举办的一次专家委员会上，当我自由地表达了我对科学界对此类药物的等级划分保留意见时，一位同仁出现了过激反应。那时候，这些药物的经销商因为药品上市协议这种没有新意的理由，独家赞助了我们大会活动和宣传活动。

## ➤ 互相谦卑之药

我们认为戒酒硫作用特殊（Éspéral 或 DDT B3-B4），我们把这种药称为互相谦卑之药。这个药，是很久前偶然发明的。在饮酒后服用，会出现呕吐、心悸、头痛和面部发热等反应。它曾经被用在酒精厌恶疗法中，这种做法如今已经不用了。这类药不再被采用，是因为它的副作用，就像大多数有效的药物一样，副作用产生

① 　编者注：马苏比拉米是比利时漫画家安德烈·弗朗坎创作的漫画人物，其形象为有着类似狗耳朵的猴形生物，身披布有黑色斑点的黄色毛皮。

了不良影响，但是它的副作用是可以辨别且可逆的。有没有精神药品没有副作用呢？开这一类药，还有伦理意味，因为要确保一整天都不饮酒，患者每天早上都要有决心有规律地吃药。每个人都知道早上不饮酒的真诚愿望，可到晚上就忘了，因为到晚上这个时候，再勇敢的人都要喝酒。这种药能有效地保护许多不愿在任何情况下冒复饮风险的人。它能给他们时间养成不饮酒的习惯。它曾经避免了依靠亲属救助的几个人走向死亡的风险。当当事人不想饮酒的时候，尽管它会让他质疑在自己的环境下能否有能力不饮酒，但药还是有用的。它不是灵丹妙药，不能把这种药当作第一意向开给患者。

➡ 由于**雅克**好几个月没喝酒了，这是他第二次被送去急救。他已经成功卖掉了他的卡车。他是在同意饮酒后，才达成这笔买卖的，其他人也都一一跟风。他开车的时候体内血液酒精含量达到 $3.5\,g/L$，幸好没出事故。我建议他服用戒酒硫，并跟他详细介绍了这个药的功效。

➡ **尼科拉**戒酒有四年了。她或多或少有在否认那一节我们提到的所有障碍。她又开始酗酒，似乎什么也不能阻挡她自我毁灭，而她又拥有一个好的外部环境。她是医院的医生，她丈夫是全科医生。我把他们俩叫到我办公室，给了一份协议，上面写着：早餐的时候，他们要一起服用戒酒硫，直到强制期过后，她能自觉戒酒为止。他们遵照这样去做了。她的抑郁消失了。几个月后，她重新开始她的工作。她之前被暂时吊销资格直到退休年龄。

> → 周六,**诺伯尔**由于酗酒,被送进医院。星期天下午,我召集了参加短期住院疗程的四人小组。诺伯尔还是喝了很多酒。在小组里,我组织了之前就预想好的交流活动。我们谈到了神经生物学。我画了一个小老鼠的实验图,一只老鼠依靠一个接了电流的踏板,而这个电流通入了它的脑伏隔核。我把这幅画当礼物送给了他。我们也达成了一份协议:护士每天早上给他一片戒酒硫药片,好让他一天都不喝酒,从而保证他和其他三个同伴在这个疗程中的效果。第二天早上,诺伯尔将会发现他口袋里装着那幅画有老鼠的图画,却完全不记得前一天发生的事情。在全体人员在场的时候,他的同伴会向他一一解释我所提到过的,也就是我所画的小动物的身体器官:耳朵、胡子、尾巴等,还有喜笑颜开的表情。

　　当事人必须停酒 2 天后才能服用戒酒硫。动物医学证明该药品的治疗作用,同时当事人应具有继续接受团体指导陪护的动机。

　　每个人都知道哪怕饮很少量的酒都会对当事人动机产生有害作用。因而,戒酒硫对患者来说是临时必要的,患者自身也应坚持治疗原则。

## ➢ 巴氯芬:进步与限制

　　嗜酒者要感激阿梅森医生[①],因为他在经受酒精依赖折磨后,通过服用巴氯芬战胜了酒精依赖。这种药因其长期以来有其他的适应证而出名。人体可以很好地吸收该成分,或者会引起能让人

---

①　Ameisen, Olivier, Le dernier verre, Denoël, 2008.

暂停使用此药的副作用。药效很显著，如果使用的剂量超过了规定的上限，就没有任何作用。此药的戒断不难。把此药作为解决问题的措施是不足的，这种不足就是强化了一种医学治疗模式：症状＝一种或几种药。

**请参考**

4.2　节制和复饮

# 4.4　心理活动

心理活动是长期现象，我们要会引导。

这是常用的一个词，需要解释一下。大脑的本能活动是一种生理现象，在医患救助关系下，我们要努力影响这种生理现象。在酒精治疗与预防方面，我们用"心理活动"这个词来指实施治疗步骤时，当事人的心理变化。这种作用是在一个意识和潜意识水平完成。

## ➤ 酒精引起的心理活动

酒精会引起心理活动。有害饮酒的人需要在心理上脱离酒精。他需要让自己适应自己不再饮酒的条件，而不能为此感到拘束。

甚至当与戒酒还保持距离的时候，他会本能地出现一种想再次靠近酒杯的心理状态。这种矛盾在无意识中继续起作用。因此，离再次沉迷饮酒还有一段时间。

心理化活动可以变成高质量的治疗步骤,开始于能让潜意识运作的细节。因此,孩子的一个想法或者治疗师的一句话可以在危急的情况下,帮助当事人真诚地迈出一步,这一步在几个月后才会产生作用。

同样,心理活动在梦境中被检验。因此,对酒精的幻想能治疗无意识的饮酒欲望,不需要对此感到惊慌。

饮酒这几年时间成为了当事人的记忆和文化的一部分,虽然当事人最终感觉不到与自己有关,他表现得就好像自己偏离了原来的归属和信仰。

## ➢ 酒精之外的心理活动

心理活动并没局限于对酒精的摆脱。它还需要控制心理运作,在可能的范围内,重构心理运作。

简短地说,在团体指导陪护框架下,每个人都可以作用于自己的四大问题,目标在于:

■　情感上得到摆脱,有利于发挥感觉和直觉;

■　缓和和控制情绪障碍,接受和超越它们;

■　从自恋到以自己为中心来重新定位态度转变,还可以对他人开放;

■　建立一种更好的内部和谐,这样可以模糊人格分裂;

■　通过文化上象征性的图像和参照、有用的概念和体验来丰富自己;

■　在正确认识方面取得进步,懂得区分主次和轻重。

努力回忆让忘记的痛苦重新浮现,卸下其中有害的负担。当事人在关系的灵巧处理上进步了。他可以明显地享受更多生活的乐趣。

## ➢ 团体内部的交流

→ 放下酒杯很容易,对此的思考是个无止境的学习过程。我变得更自信了,因而情感上的困扰也没那么强烈了。面对一些处境和事情,我会让步。最近的一次工作面试也表明了我的进步。

→ 分裂观点帮了我。结果是我健康的部分战胜了带来很多痛苦的嗜瘾部分。如果我泯灭了嗜瘾的部分,就好比杀害了我自己。我更愿意享受生活的乐趣,而不是整天与之抗衡,尽管这仍然会有矛盾。我给自己留有思考的空间,团体就像一个我反思的模子。

健康的部分不应被酒精所淹没。即使酒还在的话,一些旧的机能也不会再产生同样的影响。面对这些问题,即使无酒而复发酒瘾,只要坚持指导陪护治疗就能最好地保障进步。

→ 家里的气氛还没做好安静的思考准备。

您提了一个关于安静领地的问题。即使情感上的超脱可以起到保护作用,但在日常生活中找些安静的地方来思考也是有必要的。这个领地可以根据不希望见到的人或物的在场与不在场有多种变化形式。

→ 我比较重视我内心的和谐。为了保持这种和谐,我的表现跟我本来的状态还是有差距。

→ 在短期住院疗程结束后,我有一段时间意志很消沉。我可能做着一项工作,但是我却对此没有意识。团体工作没有让我为难。我可以把它推荐给那些跟我一样懒的人。

事实上，团体可以让所有人有心理化的现象。你们在一定处境下能够控制自己的情绪是一个很重要的转折点，也是心理活动的一种考验。心理上的矛盾代替之前提到的部分分化。同时还要保持中立，被控制也是有可能的，还要使用亲近的关系，凭直觉做事也是可以的。

➜ 阿基米德向我展示了杠杆原理，这就好比团体工作所代表的意义。当事人越靠近团体，力量越大。

➜ 身体的活动有助于心理的活动。

体力上的持久运动也会产生同样的效力。因为它会产生某种催眠状态，能促进无意识但真实的心理活动。当我希望边睡觉边工作的时候，我就会在睡意来袭前做些体力运动好让自己头脑里想些问题。短暂的直觉是一种迹象也是一种结果。可以自我培养，如从小开始看漫画，读故事等都有助于培养联合心智活力。我们可以把体力劳动与在锅中用文火煨的食物相比较。

## 写作工作坊

雅克参加了一次写作工作坊，这是一位以前从事出版的专家举办的，这种活动没有任何治疗的框架意义。组织的方法就是选一个主题，比如说这期是以大海为主题，一期接着一期，会有人提出新的主题，比如旅游、会面、灾难和小岛等等。每个成员对自己想出的新主题进行组织，在年末的时候整理成文集发表。没人知道他是个酒鬼。人们只知道他优雅的叙述风格。其实社会上有各式各样的写作工作坊。

**请参考**

# 4.5　有用的知识和技巧

*只要这些知识不相互排斥，它们就是有用的。*

所有酒精治疗与预防方面的知识一旦可以运用到治疗关系中，与个人谈话和团体工作有关的就都是有用的知识。

## ➢ 已建立的认识

必须要在精神分析的框架下去研究如何越过因为矛盾而困惑的酗酒患者与提前表明自己乐观主义的治疗师在对抗中观察到的态度和反态度问题。[1]可分析的敏感性能让人明白团体工作中发生的事，能让人更好地发挥交流之后的移情和反移情，不管这些迁移是正性的还是负性的。继弗洛伊德、拉康等大师后，出现了像温尼科特、麦独孤、安齐厄以及他们出色的学生一样有才华的作者，他们普及的像精神分析这类值得反思的资料可以帮助理解患者的故事，并赋予它意义。这些资料还可以让治疗师放弃优越感，让患

214

者排遣出在饮酒前就有的犯罪感和大部分的消极感觉。

如果没有一套在概念上和组织上都稳固的系统方法，治疗的效果会很差。比如，在配偶也涉及酗酒问题的情况下，怎么设计制定一个有效的治疗？从照料阶段起，必须帮助亲属也改变生活轨迹，从而使他们能与患者一起并肩行走，如果可能的话，这样能一起形成合力。团体中没有队员能照顾当事人配偶的时候，如何克服家庭系统内的无活力状态，如何超越不理解和报复？所有专门研究跨代关系和系统方面的作者都致力于提高这种实践的反思水平。

团体工作有个很大的优势，就是它能混合所有人的知识和经验。它能把所有知识和经验普及，让原本把一切都分裂的个体们彼此进行除了酒精这一共同目标以外的启发性交流。

像修身养性这样的技术可以结合躯体经受考验的部分和精神生活，帮助当事人自主地管理情境中的情绪。

如果通过与病程各个阶段的患者的接触来对认识进行分类，那么一切都有助于提高治疗关系的效能。只要警惕不要紧跟模式。迷恋任何新的概念化事物，比如手册，也就是工具箱（也就是能解决所有问题的办法），都是不谨慎的。这样研究的小派别又会出现。"派别"如此之多，也是因为关注点不同。在临床体验中，可以合理地加入"科学"带来的新生事物，只要它们确实是新生事物和科学。

## ➤ 动机式访谈

得益于对威廉·米勒和斯蒂芬·罗尼克描述的治疗师与被治

疗者间的访谈概念的翻译，法国微观酒精病学界进行了反思。他俩的贡献并没有否定认知行为治疗的内在指向性或者卡尔·罗杰斯人本主义指向性的缺陷。[2]它并不妨碍临床医生使用心理活动必不可少的三步骤：观察、倾听阐释和批评分析。我们建议读者、大部分协会参与者和实业医生阅读三份参考资料：一本书和两篇杂志文章，题目都是"动机式谈话"。[3—5]

　　然而，我们不能接受科学模式下的高智力恐怖主义。北美地区的语言——英语在世界的霸权地位就是一个证明，虽然这是一个荒谬的证明："我认为，法国的报刊业有爱国的义务，要开始用英文来发布信息和辩论，以便国际货币基金组织的人员可以每天了解法国这里发生的事情，而无需等看报告和简述。无聊的法语一旦被放弃，他们就可以通过看我们的报纸直接评估我们的情况，更快地做出必要决定。"（这是一位巴西记者以沃瑞希莫这个虚构的名字发表的原话）。[6]我们之后还会二度引用这些话，否则我们就不得不重新考虑戈培尔的宣言——使用我们的语言消除任何的批判精神。面对一大批对一个身穿制服的演讲者的讲话和手势就着迷疯狂的纳粹军人，我们也会宽容地会心一笑。那个演讲者说的是："当我听到'文化'一词，我就掏出我的手枪。"

　　动机式访谈理论的核心内容在于一天内就能启发当事人，这也印证了我们所讲的与这个理论相符的帮助关系：

- 移情，指"专注倾听和理解问题的能力"；

- 支持分歧，指鼓励表现观点和实际行为间存在矛盾，尤其是指向"认知失调"的矛盾；

- 回避"论证"，接受患者的论述和他的动机存在差距，还有治疗师大胆提出的阐释或者建议；

■　支持患者的个人效能感，顺从或操纵除外。

对治疗师，则指出以下要求：

■　让患者自己表述现状和改变的优势和不足，在这点上，我们就很靠近罗杰斯的直觉观点；

■　不要过多使用封闭式问题，这些问题虽然对获取客观信息是必须的，相反地要多提开放式的问题，这样可以让患者展现自己的经历，自己的疑问，从而让他不产生抵抗；

■　表现出"反射式倾听"，重复患者的话语。这有几个好处：说明你在听他说话，让他听到他刚刚说了什么，用一种缓和的方式表明看问题的方式。作者要微妙地区分：

■　简单反射：简单地用几个省略号回应；

■　强化反射：必须伴以友好的微笑，避免让他觉得我们不认真对待他的讲话内容；

■　双重反射：在患者表达了矛盾看法之后，治疗师又把这些矛盾观点重复。

我喜欢使用强化反射，因为它有喜剧效应。但是也没必要用完全听从的态度来增强话语中的浮夸。当当事人在系统内采用封闭式防御，借这些话向我们求救的时候，我们可以采用分散注意的做法，虽然这相当于承认我们在推脱。也就是说，有些情况很严重，但所有一切也只是看法问题。这并不是在竭尽全力帮助他。但是建议要有针对性，尽可能地避免一些灾难事件。

还有很多陷阱，当嗜酒者纠缠他的成瘾行为和纠缠给自己的定位不放，认为这种行为合理，要持续这种行为时，因为他的矛盾情绪，他讲话就会拐弯抹角。

米勒和罗尼克强调，概述和简要有益处。在一次长时间完全没有指导，其中又有很多矛盾点的谈话结束后，用建设性的方式概述与访谈有关的讨论过的观点以及延伸出的观点，这种做法很不错。

## ➤ 简短干预

认为用近来提倡的另一个治疗概念"简短干预"，而不采用来访者中心疗法就能有用，这种看法是错误的。"来访者中心"是用来定义动机式访谈法的一种表述。相反，简短干预以直觉敏感性为前提，这种敏感性是帮助关系的重要支持。简短干预必须在常规咨询中断时，找到时机、话语和语气，原则上借用其他的问题进行介入。全科医生在讲到动脉高压和 $\gamma$-谷氨酰胺转移酶含量，担心患者会吸烟成瘾，或者讲到酒精即使作为第二因素也会造成决定性影响的其他任何情况时，他都必须用合适的方式谈论酒精。全科医生也可以轻松高效地帮助他的患者谈及他们的酗酒问题，因为他也是处理关系方面的专业人士。他只要相信自己的移情，学会辨别自己偶然出现的反态度等。我们赞同"简短干预"，因为我们已经开始做了。面对还没有形成酒精依赖的当事人，我们不能使用简短干预作为替代或者逃避帮助关系的方法。我们也和让·阿代斯一样，反对将有害使用和依赖对立起来的看法："对两者的区分，与其说是事实，不如说是诡计……"[7]

没有人应该担心自己的无知。知道比相信重要。虽然没有人出生的时候就是嗜酒者或者是酒精成瘾的预防与治疗专家，但是每个人都可以通过学习或者训练的方式超越他原本的条件。

## ➤ 整合技巧

奥利维尔·尚蓬①介绍了整合技巧，我选择了其中四个。

1. 指示不唯一

根据当事人的临床特点，就要想到给他的指示不止一个。

2. 态度不唯一

必须持不同的态度，这就让人想起了治疗师变色龙的思想。

3. 认识不唯一

酒精治疗与预防专家必须要借用来自不同治疗理论的不同概念。

4. 理论整合

酒精治疗与预防专家的务实精神让他能创造性地对理论加以运用。

**请参考**

2.9　治疗方案和下决心的过程

4.6　酒精治疗与预防中的帮助关系

4.8　交流团体的功能和参照作用

**书目**

[1] Gomez Henri：*Soigner l'alcoolique*，*la pratique des groupes d'accompagnement*. Dunod. Réédition 2002.

[2] Rogers Carl Ransom：*Les groupes de rencontre*，Interéditions. Dunod. 2006.

[3] Miller William R.，Rollnick S.：*L'entretien motivationnel*，Interéditions. Dunod. 2006.

————————

① Chambon，Olivier，Les bases de la psychothérapie，Dunod，2010.

［4］Lukasiewicz Michael，Benyamina Amine，Frenoy-Peres Magalie，Reynaud Michel «L'entretien motivationnel-Bases théoriques»，*Alcoologie et Addictologie* 2006；28(2)：155—162.

［5］Lukasiewicz Michael，Benyamina Amine，Frenoy-Peres Magalie，Reynaud Michel，«L'entretien motivationnel-Les aspects techniques.» *Alcoologie et Addictologie* 2006；28(3)：231—235.

［6］Balmès Jean-Louis：«le concept d'addiction est-il politiquement correct?» *Alcoologie et Addictologie* 2002；24(2)：102—104.

［7］Ades Jean：«Appeler l'alcoolisme par son nom» *Alcoologie et Addictologie* 2002；24(2)：100—101.

# 4.6　酒精治疗与预防中的帮助关系

这是问题的根本。

帮助关系在酒精治疗与预防中不单单指治疗师。

## ➤ 亲属,最亲的亲属

只要亲属没有杀死成瘾亲人的想法,因为情感上的亲近,他们还是会试图帮忙的。通常他们做得不好。即使让一头不渴的驴喝水有困难,它的回应也是真实的。

亲属必须知道几条原则。

尝试让一个已喝酒的人承认自己有错的做法是无用的。如果他空腹喝醉了,或者进了急诊室,对话可以第二天再进行。到时,家属只限于观察，可以问他打算怎么做。一些嗜酒者确实喝醉了，他们的认知能力在喝酒期间确实被损害了。

亲属可以采用与嗜酒者同样的方式。如果能找到一个酒精治疗与预防专家的话，就去咨询他，向他倾诉你的痛苦，这样可以面对你本来不应该讲的或者本应该承受的那些。家属要向饮酒者说明他接下来要采取的步骤，他要了解情况，开始学会放手，对自己重新定位。他将学习一项更复杂但是极其重要的练习：对称式自我定位。如果酒出现了，亲属就远离了；如果酒暂时拿远了，亲属可以再次靠近，这样做的目的不是抱怨，而是分享彼此共有的那部分。说实话，这就是在最好的家庭里会发生的事：被听到的部分和没有被批评、遗憾地被诉说的部分之间存在的确切关系。

对称确实是指导亲属同步前行的原则。

在花时间了解他所能看到的之外的酗酒问题后，亲属必须沉重地思考他想看到的事情：

■ 继续与嗜酒者一同生活，同时还要证明他有这样的适应能力，要懂各种"信号灯"：

　→ 酒是红灯，

　→ 当日还未喝过酒，就出现认知障碍，这是黄灯，

　→ 节制饮酒后还能对话，是绿灯。

■ 决裂，没有任何嫌弃地与之决裂，在这过程中尽可能地遭受最少的损失。

■ 分开一定距离，把房子让给他住或者让他住在远离家里的住处。有时，让母亲或者一个姐妹住在他周围；有时，想自由点的话，就去租套公寓。

亲属必须清楚地衡量酗酒问题的严重程度。除非他有强大的

副优势能在病理上互相依赖，喜欢与他的酗酒配偶一起喝酒，或者除非他仍然还是不理智地爱着她，不然亲属就必须自我捍卫权利，顾及自己和小孩，但不要因此把嗜酒者妖魔化。嗜酒者被某种物质纠缠，某种疾病控制战胜了他。

很少有嗜酒者能不经历断断续续，暂停，后退，还包括没有酒的阶段，就能获得改变。同样，亲属必须明白，嗜酒者必须持续参与投入。同时，他也必须接受，嗜酒者坚持抱着自己能一个人走出来的幻想。亲属有两大盟友：事实的体验和他选择的治疗师。当生存受到威胁，每个人都必须为自己考虑。我乐于治疗因为抗拒看到别人饮酒而不舒服的人。我会尽我所能帮助他，把他当作我对面的嗜酒者一样帮助他。我在这里的作用不是为了让那些无法接受的事持续下去，我会和一切想进步的因素和成分结成联盟。

## ➤ 朋友、同事和公司

同事不应该违反规定保护酗酒的伙伴。他们不能代替他做什么事情。他们也不能因此培养他们的宽容。但他们只能选择沉默，借口说：这与他们无关。沉默并不会推迟终结酒瘾发作，或者推迟他被辞退的情况的发生。尽管这些确定的事实对酗酒问题表明了一种开放的立场，但他们还是会根据这些事实来面对等级划分。

等级划分必须确保他的职责，就像职业病医生一样。等级划分必须清楚地说明一切。它的坚固牢靠自然会让饮酒者反抗：为了让患者接受照料而给予他确诊，患者被强行要求接受酒精治疗与预防专家的治疗，如果他犯了严重错误或者拒绝接受自我治疗就会被临时停职。这没必要拖着。

在拿出可靠的治疗方案前就接受重新融入环境是不合逻辑的。这个治疗方案不能简单地概括为一种"治疗"，或者过渡到咨询。酒精治疗与预防专家和接受治疗者的职业环境之间能建立完全透明的对话。而不对饮酒者有任何隐瞒的对话很重要。之后，进行的跟踪治疗还包括定期去看职业病医生。此时，职业病医生虽然在工作中主要是给嗜酒者提供实际的医疗服务，但还是可以通过帮助嗜酒者自我治疗起到协助的作用。同样，职业病医生也应该接受患者病程中各种变化，面对嗜酒者系统的指责：他也要参与某种形式的干预。

## ➢ 住院的同人和协会参与者

一定范围内的帮助关系是重要的医疗资源，不仅对接受帮助的人，对提供帮助的人也是。通常，这种关系产生在住院的那一个星期，来自同病房的病友。下面这封信就是一个证明。

周二，有那么几个小时，你们处于困境中：还未渡过戒断的难关，想饮酒的渴望还是温柔地折磨着你们，因为抗抑郁症的治疗还没见效，酒瘾折磨着你们，手直发抖。

你们很好地检验了"互帮互助"这个词的含义。有亲切的克劳迪恩，有操着一口加斯科涅口音单纯又可爱的让，没有指向性的临床研究与互助协会（AREA）辅导顾问，还有这个护理环境。我对你们的能力有足够的了解，所以我更反对你们离开的想法。

你们提起过女性特有的完美使命。看起来你们似乎有足够的能力保持不喝酒。

在出院后，自己充当起指导陪护的这个角色是一个明显的陷阱，因为在住院的时候一些友善的关系已经建立。帮助关系能持续下去的条件是没有酒精的存在。否则，以自己为中心来重新定位也会要求中止这种关系。

团体里的辅导顾问和其他协会参与者很快就能获得互助的实际体验。这样他们可以确定这种体验的可能性和限制，他们至少可以在情感上获得脱离酒精的体验。

## ➤ 治疗师

为了帮助嗜酒者，酒精治疗与预防专家应该和他建立**治疗关系**。不能建立这种关系就是传统机制的一个缺陷。许多治疗师都接收住院治疗的嗜酒者，但后来没有对他们进行跟踪治疗。没有指导陪护的话，为什么还要建立联系？在团体心理治疗期间里最好的帮助关系是同酒精治疗与预防护士或者心理学家建立的关系。患者是否要在复饮后才能重新找回这种联系呢？他们当中有些人以职业道德为借口，说自己并不能给"指导陪护"制定规则：他们认为将来访者交给他们同人就好。一般情况下，这种态度最终会导致患者放任自己，不管治疗期间他们提供的医疗服务怎样，这种态度最终都会导致治疗失败。

这里必须要提一下这一主题"连接，断开，再连接"。治疗师应该帮助嗜酒者将治疗陪护的空间和因素联系起来，这些因素包括治疗师和被团体交流激活的先前就建立了的良好联系。这样建立起来的治疗关系能对嗜酒者起指导陪护作用。这种治疗关系会长期受到生活中微不足道的事件和拒绝承认指导陪护必要性的亲属的威胁。亲属坚决否认精神病理性障碍和个体的"嗜瘾部分"。只有这种联系可以帮助嗜酒者管理自己的饮酒节制,慢慢面对改变了的心理活动。

这时,当事人就能重新和他的亲属、他的过往和他内在的"如孩子般单纯的"部分建立联系,给自己带来一个更好的未来。

在帮助关系中,一些关键的问题就会出现:时间可用性(指有时间可用),时机和参与者的投入。临床研究与互助协会的存在和交流团体每周组织几次的交流会可以证明在短期住院疗程中治疗团队表现出的时间可用性。这种强大的存在与其他大量接收精神病人并长期安排他们一起住院的机构状况形成反差。

## ➤ "人本主义"的帮助关系

近些年,大量出版物都研究了帮助关系。这些研究主要来自亚伯拉罕·马斯洛和卡尔·罗杰斯提出的"人本主义心理学"。[1]

卡尔·罗杰斯出生在一个家规尤其严格的芝加哥家庭。对他而言,帮助关系是建立在"非指向性"上的:患者可以随意表达,而不用担心被评价。这种关系的目标是帮助患者更好地了解自己,同时又给自己的创造性行为提供条件。罗杰斯通过加入会心团体[2],发展了各种帮助关系理论。

马斯洛根据生存的缺陷,描绘了人类的"需求层次金字塔":

- 生理需求,指维持人类生活所必须的需求,位于金字塔的低端,是人类生存和维持生存的本能需求;

- 身体和情感安全的需求,包括对时间、空间、关系组织化的需求,还有能保证这些的法律和规定;

- 情感和归属的需求；

- 尊重的需求，被父母、亲属、同仁还有社会承认的需求；

- 自我实现的需求，完成一切与自己最大潜能有关的事情的需求。

人本主义心理学的遇见体验应该属于认知行为治疗和"动机式访谈"学习和成形阶段的必要动作。

理论培训的初始阶段开始之后，学习建立帮助关系的前提是要有实践疗程。之后，要长期深入团体工作和个人跟踪治疗，我们认为这种深入是一种无限定的深入。

## ➢ 酒精治疗与预防中的帮助关系的特性

首先需要对人本主义心理学里的"宽容"这一术语统一定义。这跟与大量饮酒的患者一起工作没有任何关系，也与在没有规则限定的帮助关系框架下的有利发展无关。同样，也不可能意味着患者不需要不同的体验，比如一种既来自协会参与者又可来自治疗师的体验。在嗜酒者不知道或者不甚了解的无酒精生活的开始阶段时，相反，嗜酒者需要一套重要的信标系统。他需要学习一种新生活和新的心理运作，他还要接受许多新事物。事实上，他不会有也不再有被酒精控制安排的生活体验。他个性中也有脆弱的部分。他的自我需要重新进行自我配置和自我发展。当事人需要丰富自己的象征领域。而指导陪护的过程需要帮助当事人寻找自己所需的欲望。这意味着，从根本上来说，人本主义心理学有其合理性：就本质而言，当事人可在自己身上找到解决问题的办法。他的工作就是发现和实践这些办法。酒精治疗与预防专家的使命不是规范患者行为,也不是向他提供立即可用的办法,因为这些办法只能更好地促进表面的进展。为了更好地发挥患者的潜能,他没饮酒时是什么样,我们就必须接受他是什么样的。实业医生不能害怕成为象征性交流团体的一个模具。一个不讲伦理,没有文化参照,没有信仰,没有冲动,没有缺点的酒精治疗与预防专家是不可想象的。他们的亲和力还是很强。医患关系在促进互相会面的同时,还能适度地发展亲和力。

在酒精治疗与预防中,帮助关系建立在一个悖论上:无力帮助。

### 茹尔丹先生和其散文

我很喜欢茹尔丹先生,特别是当他化身为法布莱斯·鲁奇尼①的时候。后者是一个实实在在的贪婪鬼,有着十足的虚荣感和资产阶级的恶毒,对贵族卑躬屈膝,对自己人却报以不屑一顾的嘴脸。我恰巧也是一个"茹尔丹",而自己却没察觉。我进行酒精治疗与预防多半是依靠我的那些病人,他们让我发现了很多研究方法。而之后几年我在心理治疗的课本上看到了这些方法。我甚至还构思了一套方法论,以合作的方式结合理论与实践,较为新颖,比如交互模式中的团体工作。就好比……

**请参考**

---

① *Molière*, de Laurent Tirar, avec Fabrice Luchini, Roman Duris, Laura Morante, Edouard Baer, Ludivine Sagnier, 2006.

4.9 临床研究与互助协会及其参与者

6.6 教育培训

**书目**

［1］Bioy Antoine，Maquet Anne：*Se former à la relation d'aide*，Dunod，2004.

［2］Rogers Carl Ransom：*Les groupes de rencontre*，InterÉditions，2006.

# 4.7 临床酒精治疗与预防专家

只要想象一下聪明的变色龙就可以了。

**尼古拉**很重视他每个月的例诊。五年来，我总是在每周最后一个工作日的傍晚接待他。作为嗜酒者的儿子和兄弟，我可能会看到这位热尔来的大恶魔因为性子急躁，化身成了一个加斯科涅火枪手。他怀疑自己，担心不能得到理解。他轻而易举地戒掉了酒瘾。尼古拉关心妻子，疼爱孩子，体会到了一种安心的需求，他之前从未对此满足过。他以一种狂热的方式向我倾诉："当我来找你时，我说的是我将去看我的心理医生，而您就是我的心理医生。"他还问了他认为比较谨慎的一个问题："你不做精神分析吗？"我笑着肯定地回答："是啊，很明显，我的精神分析师就是交流团体！直到我参加完最后的团体活动，我的精神分析才会结束。"

## ➤ 团体自我分析的概念

　　一位酒精治疗与预防专家和他的患者一样，当他体验到有分析的需求时，他就会从这种分析中获益。如果我们接受我们自己的病程和受束缚的事实，那我们积极参加的交流团体就足以成为对治疗关系双方都有利的方法。一个治疗师必须能够对团体自我分析有必要的控制。因此，在实施任何酒精治疗与预防做法前，我们提倡在加入已建立的团体前有一个入团接受基础知识传授的阶段，还要求加入者判断他是否需要分析练习和团体以外的**监管**。我们要让那些质疑交流团体中的特殊分析变量和道德作用的人注意到，如今，极少的酒精病学精神科专家会屈从一种对比分析，团体心理治疗的交流团体中的大部分组织行为都交给对其没有任何要求的护士。

　　强调"我"代表一种对自己和他人的暴力，是因为它体现了从自己角度出发的姿态。使用第一人称"我"是一种让别人更好地听到你说话的方式。治疗师表现得越像是个分析师，团体里的参与者就越能真实地谈论自己，他就更能带动其他参与者也像他一样真实地讲述自己。

　　我的一位患者是精神分析治疗专家。他告诉我们，拉康就常说自己在团体内不是充当教师的角色，而是一个精神分析对象的角色，他还说只有当团体里的精神分析师的角色由团体的舆论来维持，而不是个人来承担时，才使他成为精神分析的对象。而这种舆论就形成了团体的听众。这些话在 1971 年 1 月 13 日的研讨会上就说过，可能与原话有所出入。[1]

## ➤ 酒精治疗与预防专家是一个混合体

　　即使和酒精患者在一起，我常常也只是一个胃肠病专科专家，看他们是否有食管裂孔、疝气或结肠息肉。为了制定防治方案，我需要和各科室的护士、麻醉师、外科医生和其他医治身体疾病的同人打交道。许多临床酒精治疗与预防专家原来大都从事精神病学、胃肠病学、职业病医学和基础医学。一些心理学家和心理治疗专家同样也有成为临床酒精治疗与预防专家的资格。为什么不能让他们以任一领域的身份得到大家的认可，这样可以帮助他们发挥其他方面的才能？这项才能还可以帮助他们找到平衡和找到愿意长期从事的某一领域。如果酒精治疗与预防专家必须要伪装自己来治疗嗜酒者，却不让他们获得应有的身份，这样又如何帮助嗜酒者承认他们本来的样子？

在此，我们要明确一下，在社会保障的组织结构里，所有一切都是来自上层组织。然而，现场革新理所当然来自下层组织。中间如果没有接力，或者接力发挥不了作用，地区级别的组织就没有任何权利能使他这个等级的革新生效。因而，这种情况会阻碍任何正面的发展。

## ➢ 非主治全科医生可能发挥的作用

全科医生可以成为很好的现场酒精治疗与预防专家，前提是他们知道得花些时间来面对嗜酒者强加给他们的让人气馁又混乱的治疗关系。虽然这种关系因为其双重性，精神病理学特点，不稳定性，喝完酒后难闻的酒精气味和复饮行为频发而让人感到沮丧，但他们之前就开始相信这种关系。现场酒精治疗与预防专家还算好的，嗜酒者在见到他们之前，一般会去打扰酒馆老板。酒馆老板要听嗜酒者讲话，还要慢慢地引导他们采取些有效治疗，在很多情况下，还要给他们进行指导陪护。一名执业医生与患者的关系程度可以从他客户群里有的嗜酒者数量估计出来，除非是通过父母遗传的共有成瘾因素造成的酗酒：债务和忠诚。

交流团体里的组织活动应该成为酒精防治方面非主治全科医生能力的衡量标准。如果全科医生被培养成负责团体的组织活动，那么他的将来将很有意义，又会变得高效。所有的等候室都可以当作交流团体的场地。这些执业医生可能会成为就近指导陪护的关键因素。同时进行的个人跟踪治疗，因为其不受约束和需要时长等原因，必须得到法律的承认，还有财政的资助。但是注意，城区的酒精治疗与预防专家的个人跟踪治疗就没有这些福利。关于酒精使用障碍者的政治意愿，虽然有声明过这方面的意图和官方连续的报告，但其不足很能说明问题。

仅凭一张证书或某种能力，没有人能成为酒精治疗与预防专家。在有能力的条件下，只有参与实践，和能一直帮助他坚持和发展这一事业的团体一起，他才能成为这方面的专家。

## ➢ 常提的问题

在某个时刻，嗜酒者用奇怪的眼神看着我，问我和酒还有成瘾有什么关联。这是一个很好的问题，每个酒精防治的见习生都应该要思考的问题。我抓住这个机会向他讲了债务和身心内稳态这两点。我也提到，我不知道有多长时间没有再喝过酒了，到今年年初，估计有十二年了。我明确表示，有几款葡萄酒的味道我特别喜欢。当我完成酒精治疗与预防活动，我不排除会定时饮酒的可能性。我戒酒是因为担心饮酒影响工作效率，还有就是因为我一直以来关心的事:尽可能做到言行一致。在一个适合的时候,我的一个信仰共产主义的法语老师向我们解析了加缪的《堕落》[2]。自从我不能给一位在塞纳河里挣扎的自杀者提供法律救助后,我就不想让自己扮演巴黎出名律师的角色,每天被纠缠不休的笑声困扰。在我与嗜酒者的关系里,我想告诉他,他比他非常在意的酒更重要。也比不能像大家一样饮酒的不幸更沉重。

## ➤ 治疗师资质

自从一份来自加拿大的报告与高乃依①的"怎么赠予与赠予什么"的重要观点不谋而合后,大家就建议不要关心能给予什么,而是怎么做治疗师。在我看来,对于可用的给予方式还是需要进行有效的讨论。无可争议,最好让一位聪明、受教育、稳重、敏感,灵活但又可靠,快乐又有点创造力的治疗师对患者常常间接提出的大量问题发表准确的见解。这些问题是关于他的反移情态度和对成瘾问题的态度,他的精神状态和时间能否允许他从事这个职业,他能不能理解和爱护患者而不是讨厌他们。在现实的生活中,一个人身上不会聚集所有的禀赋。如果有一个这样的酒精治疗与预防专家,他也会被忽略。与其研究治疗师心理和人际关系特点,还不如提高治疗师这个群体质量,但不是用挑选基因或者心理图式的方法。只要给相关治疗师机会,让他有机会接受大学教育和有足够长时间的直接对抗酗酒问题的经历来投入这行。当然,不

---

① Gomez Henri, *La fonction soignante en alcoologie*, *Alcoologie et Addictologie 2009*, 1(4), 337—339/Pierre Corneille, Le Menteur, acte 1, scène 1.

要忘了团体工作和监管的方式。与其待在两个互相陌生的世界里，还不如改变自己的"楼层"和被其他人呼喊的需要，其他人可以是饮酒的人也可以是戒酒的人，这就像法布莱斯·鲁奇尼电影《六楼的女子》①一样。

**请参考**

**书目**

［1］Gomes Henri，*L'alcoolique*，*les proches*，*le soignant*. Dunod. 2003.

［2］Camus Albert：*La chute*，Théâtre，récrits，nouvelle. La Pléiade，Gallimard，1967.

# 4.8　交流团体的功能和参照作用

交流团体对酒精治疗与预防实践者的
重要性相当于手术区之于外科医生。

交流团体是照顾和指导陪护酒精使用障碍者最重要的措施之

---

① *Les femmes du sixième étage*，écrit et réalisé par Philippe Le Guay，avec Fabrice Luchini et Sandrine Kiberlain，2010.

一。团体形成了一个即可交流又能保持一定距离的空间。

## ➤ 三种类型的交流会

现在，我们每周末为嗜酒者举办三种类型的交流会，每次交流会时长为两小时。

1. 星期一交流会是由酒精治疗与预防专家参与的主题会。专家把会议期间参与者的笔记收集起来，汇总编辑——这样就把两类"抄写员"联系在一起来。汇总的文件通过电子邮件的形式发给所有会员，或者用月刊的形式发给那些没有上网工具的会员。在非会员咨询时，我们还会以宣传教育的名义，发给他们。

2. 星期四交流会由负责探访工作的协会其他参与者轮流参加，围绕酒精治疗与预防专家提出的主题进行，但是专家不在场。主题建议为时事。一个人负责记录他们的发言，然后治疗师很快写出报告。这个会议对年轻的酒精治疗与预防专家的见习有帮助。

主题范围很广，可以是你阅读过的东西：

- 酗酒症状的方方面面；
- 其他成瘾的干扰；
- 精神病理学；
- 反思认知障碍和防御；
- 行为治疗的因素；
- 家庭或者系统主题；
- 能够训练批判精神的环境主题；
- 日常文化主题，可以从一本书、一部电影、一出戏剧谈起，这些可以让我们重新审视与酒精有关系的四个阶段：酗酒前、酗酒时、戒酒时、戒断后。

交流团体就像一个集体的智者一样运作，同时也是作用于自己的一个工具，一种推动进步和让表征系统日臻精细的方法。团体社会学可以把这些作为对象：每个人自己的语言和文化，这一切都有助于改变别人对他的看法，就像泥瓦工塑造自己的形象，而治疗师负责解释那些复杂的用词。当然其中还有有启发意义和有趣的引用和趣闻。

3. 星期五交流会由协会其他会员集体参加，对新加入者开放，主题可以是学员关注和担心的事。新加入者来感受氛围，他们尤其会对随后的疗程提问。

家人（尤其是妻子、母亲、孩子，但很少指男士）在系统心理治疗的指导下，每次在团体活动组织者完成的报告的帮助下，都能获得主题基础知识。这些主题可以在团体间轮换。

2006 年，在预防方案的框架内，我们提出补助申请，这部分所占的预算很少，主要用在每月和他们亲属孩子会面。

这种见面目的有两个：

■　向他们解释酗酒问题到底是什么；

■　让他们自由表达，表露隐藏的痛苦。

但也许是徒劳的。

星期五交流会人数在 15 人左右，而星期一交流会上有 40 人左右参加。要保证倾听效果，就必须适时保持安静，没有打断和私语。而组织中起缓和作用的协助者能推动交流的持续进行。只有治疗师可以直接重复自己的话，但是他并没因为这样而把自己的话当作真理灌输给他们。参加者用自己的方式去理解阐释，从而获得自己的体验。大家的发言可以分成一系列相关动作，中间会因为参与者说的话和个性问题暂停。

## ➢ 交流团体的功能

交流团体在治疗者和被治疗者关系中充当调停者的角色[1]。一旦负责个人跟踪治疗的治疗师与这个人连成一体，那交流团体就是其指导陪护的重要工具。

我们认为，从关系角度来看，治疗者、被治疗者和团体间形成的三角关系很有意义。很可惜，交流团体并没让人引发理论和实践思考。这个团体需要酒精治疗与预防专家的指导，才可能变成指导陪护不可或缺的支撑参照。如果关系中不再有酒精治疗与预防专家，那么就不会有能治疗嗜酒者的那部分因素了。酒精治疗与预防专家必须要承认，也必须要让别人知道，他们需要把他们大部分的效能花在那些接受他们指导陪护的嗜酒者身上。而嗜酒者也要明白，避开有经验的治疗师，他们就不能真正地进步。这就是酗酒问题的困难所在。

有酒精治疗与预防专家的交流团体再次把每个患者和治疗师衔接上。但是记住，有个条件：酒精治疗与预防专家也必须涉及其中。他自己，甚至比其他所有人都有必要完成心理活动。从这个规定出发，团体可以足够深层次地改善关系中移情和反移情的状况。还可以发展一种三角关系，而这种三角关系可以推动和拉开"个人研讨会"中的两者关系。

团体的工作依赖操作者。不管酒精治疗与预防专家理论修养如何，治疗能力取决于他的直觉和适应能力、转化和联想能力、时间可用性，还有对缺乏表达的患者的清晰定位。作为临床医生，他的进步和团体的进步是同步的，这个团体由那些和他一起完成团体工作的人组成。酒精治疗与预防专家要负责攻破他调停者身份的陷阱：不要太多的感召力，一点感召力就很好。他会暂时处于团体的边缘，挑衅自己，迷失自己，还包括沉默不语，通过引发笑声或激动来帮助他避开本能产生的习惯思维。实际上，还需要一个参与者留在治疗环境周围。

　　每个人都以自己的角色和作用参与到安全感的发展中，我们可以把这一点与鲍比的依恋理论联系起来[2]。

　　交流团体就是这些生理意义上的共振箱和反光镜。它让我们学习发言和摆脱情感。它也是对抗离群索居的方式，还可以促进个性化。这意味着在精神层面有一个已经放弃说话及思考的个体，根据迪迪埃·安齐厄的理论，就是"皮肤自我"。它变成了一个简单沟通的空间，这个空间的规则就是倾听，没有评价和建议。看法的不同是通过表达方式的不同来体现的，为了避免公然攻击，这些不同看法也融合到与现实错位的表述中。

　　团体工作最大的好处就是有助于倾听和内部对话，鼓励每一个参与者通过单独的发言来丰富集体思考：每次听大家讲话 1 小时 55 分钟，自己发言 5 分钟。通过这样的参与游戏，每次交流会都是倾听者完成的一次内在对话练习。如果是完成了一次有贡献的参与，那倾听就会得到加强。"我"是为"我们"服务的，反之，"我们"也对"我"有益。这都是开放性的。因此，当出现风险情境或者出现喝酒的欲望时患者能自我管理，患者就可以训练自己和自己对话。

　　从分析的角度看，我们可以认为交流团体起到了个体尤其是嗜酒者逐渐需要的心理功能作用：

■ 像母亲一样容纳和照顾的功能，这是在初始阶段。根据温尼
科特的理论，团体是一般程度的好，一般程度的忠诚；

■ 内部和外部的过渡空间，也是团体中如此相似又各异的个体
待建构或重建的自我与外部现实的过渡空间；

■ 充当父亲的角色，这是通过遵守发言规则和完成伦理秩序作
业来体现的；父亲这个角色由酒精治疗与预防专家来代表；

■ 发挥兄弟般友爱作用，大家平等交流，忽视社会等级。

许多应用都是从这些功能中得出的。从当事人找到自己在团
体中的位置的时候起，团体是：

1. 可以接纳发言的地方、话语之外的本能发言；意识发言，是
自愿地思考过的贡献参与，是需要辨认的发言；这个时候，他可能
把自己的痛苦转换成妙语；

2. 可以寄希望于与其他嗜酒者接触(或者是已经成功的戒酒
者)，这也是一种修复自我认同的方式：相当于镜子，可能重新审视
自己和树立形象；

3. 时间的标杆：在风险时刻或固定时间，习惯性地参加交流
会，这种自动性建立了新的时刻表，有利于锻炼恒心；

4. 面对需要饮酒的交际，这是一种有保障的抗衡力量；从这个
角度看，它帮助当事人改变了文化；

5. 一个学习真正沟通的地方，一位患者说"我在这里做基础
练习"；

6. 因为参与者独特的介入特点，学会管理自己的悲观情绪，同
时学会把自己的话表述得简洁清晰；

7. 团体提供了表达自己痛苦、喜悦还有成功的机会；痛苦是相

对的,因为它看起来也可能是普通的;这样,当事人就不再让自己处在受害者的位置;

8. 可以帮助参与者克服悲伤、绝望和有时因为不顺或者撒谎行为引起的冲击,还可以帮助避免犯别人犯过的错;

9. 承载了集体记忆,也能激活个人记忆;隔了几年后,团体里的老成员还会表示出最初的呼应;

10. 团体也是情绪,情感和文化交流的地方;

11. 加入团体有利于文化的改变和个人道德的发展。

进入团体前后还有其他的生活:比如和别人在附近的咖啡馆共度时光,坐在门口吸烟、一同走向停车场位置和独自回家。

## ➤ 团体的错误使用

对交流团体成瘾的风险是由忽视团体治愈力量的那些人提出来的一个假问题。主持交流会的治疗师必须警惕话语权不能被最有经验的治疗师占用。在这种情况下,风险会变得更现实:在没有一个有经验的治疗师和几个有经验的协会发言者的情况下,团体因为恳求缺失的客体,会用不适当的物品进行自发的欺骗——这大多是酒精的关系,酒从一个好客体变成坏客体。以酒作参考说明心理转化的不足,同时它也是最小公共客体。工作最重要的部分之一就是削弱酒精的象征意义,将当事人的象征符号和精力转移到更能让人充分发展的客体上。

团体中充当调停角色的人应该控制的缺陷有很多。

■ 不能让喝了酒的人或者平时就啰唆的人在交流会上讲太多;

■ 要让所有的发言都被听到;

- 要把发言引向团体中唯一的调停者或者另一个参与者，同时还要让大家围坐在一起发言；

- 要让倾听一直进行下去，阻止私语；

- 会说一些假借的话、普通的话和理想的话，流露出因为对酗酒行为的担忧而激发的虚假自我；

- 鼓励那些腼腆和话少的参加者发言；

- 如果有表述或者用词不清楚，要立刻要求阐明；

- 让发言者不要有任何的辩护；

- 如果发言太抽象或者太简短，邀请发言者说得更具体些。

不言而喻，交流团体并没有可以承担有利于权威地位的使命。自恋个性却憧憬这样，然而，自恋个性最不能保障团体和谐。实践中，如果能有酒精病学治疗师的监管或者调停，那交流团体能变得更好。

在一个团体内，宽容是必须的，因为团体聚集的人不都具有同样的心理转化能力和表达能力。保持这种差异可以被看作互助的第一面。

## ➢ 评判交流团体质量的标准

团体的一次交流会不同于坐在村里长凳上的老少闲谈和咖啡馆的调侃。它也与世俗的谈话和说教大大不同。我们要避免或者避开约定俗成的固定思想，人人都懂的道理，还有意料到的效应和开会的癖好。

对于交流团体指导陪护的质量标准[3]，我们需要注意以下几个方面：（这些质量标准作为其获得资格认证的基础可获得长期

资助）

1. 交流会的数量和频率：一周至少两次交流会才能使团体工作起到心理治疗的功效。必须定在固定的日子和时间，有利于让尽可能多的人经常参与，这既要考虑到他们的工作时间还要考虑家庭时间。只有在重大节日的时候才可以暂停，那时候，就会给固定的交流会排期。

2. 酒精治疗与预防专家至少参与一星期里的一次会议，并且用双重性的"我"第一人称发言。

3. 团体活动可以得到致力于酒精防治活动的协会的配合，那些选择倾注心力在这些活动上的人应该成为该协会的会员。

4. 讨论的主题涵盖酒精和成瘾问题的方方面面。还可以挖掘饮酒前、饮酒时、戒酒时和戒断后的事。主题要倾向于人与人的社交生活。

5. 思考主题需要提前通知，会议结束后，治疗师要写一篇报告。

6. 会议调停者必须解释清楚发言的规矩。

7. 出于会议透明度的考虑，会议对任何一个表示想以观察者身份参与的人开放：亲属、治疗师、学生和决策者。因此，我们会提前预约那些获得资讯和有培训需要的人。

8. 为了之后的评估需要，每次参加会议的人数都会被记录下来。

9. 记录员是协会的志愿者，他的作用是记下发言内容。这是倾听和整合的练习，也是帮助负责本场会议的治疗师撰写报告的方式。

10. 几年下来，我们的会议活动已经达到了 5 000 场。对团体组织的酒精精神病学工作的认可还是一个今后大有作为的议题。

**请参考**

4.7 临床酒精治疗与预防专家

6.6 教育培训

**书目**

［1］Gomez Henri：«Le groupe de parole，médiateur du lien thérapeutique»，*Alcoologie et Addictologie* 2000；22（2）：142—145.

［2］Guedeney Nicole et Antoine，*L'attachement*. Masson.

［3］Gomez Henri，Garipuy Janine «Le groupede parole，référentiel du soin alcoologique.» *Alcoologie et Addictologie* 2003；25(2)；125—130.

# 4.9 临床研究与互助协会及其参与者

这是一个框架、一种互助方式和一个思考空间。

## ➤ 简短历史

从 1989 年来，我们的酒精防治活动直接依靠被定义为合作者的嗜酒者。最初的时候，我求助于酗酒者互戒协会的成员。之前，我还要求一些因为酗酒而得肝病的患者参加这样的活动。让·B就是其中一个，他是和我同住一条街的邻居，是我们大区这个活动的负责人，他曾慎重地邀请我看看他们怎么组织我们的这种集体活动,这就是我在他们其中一个团体中做的事。第一年的观察让我写成了我的第一本工具书:普立万旗下的出版社出版的《嗜酒者》[1]。圣-安娜精神分析方面的精神病专家让-保罗·德孔贝医生,是法国酒精治疗与预防协会的成员,他之前就提出了一个观点,这个观点和我之前收集起来交给图卢兹出版社的几页内容是一致的。我从事酒精防治方面的写作,多亏得到出版社报刊合订本的主任让·昂列的帮助。后来,就一直和迪诺出版社合作,我敢说,我们此后一直合作至今。为了成为法国酒精治疗与预防协会的成员,我请人帮我写了三封入会推荐信,其实两封就可以了。一封推荐信是安娜·C 写的,她是精神分析家克劳德·奥赛尔博士的患者,后者后来成为了成瘾症教学研究院(IREMA)的负责人;第二封信是神经精神科医生、酗酒者互戒协会成员利昂内尔·贝尼舒写的,他在奥塔斯市经营普雷维尔私立诊所;第三封信是里昂胃肠病专科医生弗朗索瓦·戈内写的,他转向酒精防治研究的时间比我要早很多。法国酒精治疗与预防协会在 1996 年改名为临床研究与互助协会(AREA)(在前面章节里面提到的协会就是此协会)。我们让这个协会获得了上加龙省的备案。当时,其他两个省级从事相关方面实践活动的协会也成立了,一个在热尔省,一个在东比利牛斯省。这就是临床研究与互助协会(AREA 31)的简略史。我是这艘船的领航员和其中一个乘客。全体船员是几十个有经验的海员。

接下来的几行内容几乎一字不差地引用了发表在法国酒精治疗与预防协会期刊上的一篇文章中最重要的那几段[2]。这篇文章的目的是研究治疗中的嗜酒者在什么样的条件下可以承担有效率的协会参与者角色。

## ➢ 协会参与者的作用

协会发言者参加到酒精治疗与预防组织中，可以在三个方面起促进作用：一则节省了财力，二则让他们认识到饮酒时尤其戒酒时的酗酒问题，三则发挥了辅助功能，启发和强化了治疗师的效用。他们需要取得节制饮酒的认证，但这并不意味着他们在饮酒成瘾前就有心理问题。因此，他们要先想想，要当有效率的协会参与者，必须具备哪些条件。这才是合理的做法。

### ● 住院的时候

他们在治疗进行的过程中发挥组织者的作用。他们接待新入住者，起到的作用如下：

■ 为他们的前来提供方便；

■ 帮助他们克服顾虑，有时还有羞愧；

■ 让他们了解来我们这里有效率地接受住院治疗应具备的状态和应遵守的规则。

然后，他们会没有指向性地随意地告知一些重要信息，并附上一些佐证。有助于培养新加入者的集体观念和了解互助原则。他们用既现实又人性的方式告诉他们将要面对的困难。因而，让他们意识到指导陪护的必要性。他们还可以列举他们自己取得的胜利，当然还有常会出现的可控制的失败。他们对新加入者来说，他们代表希望，起到标杆性的不可替代的作用。

### ● 指导陪护的时候

住院后的那一年，各种危险都会出现。他们会不同程度地感受到心理活动的需求。戒酒者很需要工作和配偶的支持。指导陪护退缩的最主要原因是心理功能障碍导致退缩，以及有利于成瘾的行为图式的作用。复饮既是原因也是结果。

他们有电话的话，可以方便大家定期联络。协商好的每周会议可以用来帮助我们记录生活里的迷失，还可以让我们知道别人最近发生的事。

　　● 外部干涉

不管培训中我们的对话对象是谁，在短期住院疗程中的患者和临床研究和互助协会参与者都能参加到我们实践中来。因为他们的在场，治疗师的讲话也"受控制"，这样能让他们的表述更容易被理解和接受。采取节制饮酒或者不再饮酒者的发言既是有效条件又是一个道德原则。因为，培训阶段也是治疗时刻。

对嗜酒者协会的成员，要考虑到他们饮酒成瘾的特点，他们并没有承担使命去建立一个对应社团。城市里的社交生活足够丰富，不需要再补充什么。

定期电话联系可以让他们建立初步联系。但是我们倾向最终咨询某种医学分支领域的专家：比如全科医生、精神病专家、企业医生和其他治疗师，同时我们还可以对其他需求开放。

## ➢ 精神病理性障碍的正确应对

只要倾注治疗，"节省经费"的仙女（协会参与者）就可以创造奇迹。协会参与者的态度和反态度，以及反移情是治疗关系的一方面。

要成为团体的支持者——协会参与者，需要满足三个条件。

■　至少接受 6 个月的饮酒节制；

■　酒精治疗与预防专家严格做好个人跟踪调查，包括他们参加的团体工作；

■ 对帮助关系和批判反思有兴趣。

因此，协会参与者选择最积极的方式来照料自己，他可以从以下的方式中获益：

■ 与刚刚住院者互动；

■ 参加外部活动；

■ 在提前预约的医疗辅导顾问交流会上和个人咨询的某些时刻，反思自己的做法。

他有助于构成交流团体的中坚力量。如果他觉得有必要，也可以接受我们机制之外的心理治疗。

## ➢ 开放的问题

### ◉ 协会参与者这一"职业"

当要完成这个任务的任一个条件达不到时，协会参与者的身份就结束了。在团体的支持下，他可以在团体内部选择一个他推荐的替代者，从而保证协会参与者发挥的作用不间断。我们都赞成连续性，但是我们也允许进步的改变。

协会的要求和持续的思考工作没有间断的话，可以保证前后一致，而又不能太拘泥于形式。

工作最好是根据能力和可用性来分配。

### ◉ 协会参与者需要特别培训吗？

在很大程度上，协会参与者职业培训的目的是让他逐步得到团体工作的文化熏陶。团体方面的参考书，团体交流会的报告，还有由治疗师和协会会员不断补充的额外参考书目都有助于加强他的团体知识。他们与当事人的个人经历、家庭、职业和社会经历的关系可以在团体内一起分享。培训可以是外部的学习培训，最终可以取得一个成瘾学方面的大学文凭，或者是其他机构组织的培训类研讨会。建议那些承担行政责任和协会会计工作的人去参加相关的管理培训。

◉ **与其他类似协会的关系？**

考虑到临床研究与互助协会的成员也参加全国已戒酒者联合会，所以这里不需要再赘述与这个协会的关系。他们当中的一些人经常参加住所附近的酗酒者互戒协会的交流会。积极参加额外活动是他们获得体验的第二个来源。当然，这个活动必须是光明正大的，同时要避免消耗太多的精力。

组织建立大区一级的公共或私人网络组织可以让成瘾方面的协会获得应有的地位，还有利于与成瘾指导陪护的公共职能机构加强联系。

另一个问题就是，医疗组织下的协会在开明的国家决策机构中的代表性问题，比如，法国成瘾研究协会（SFA），还有尤其像我们这样远离首都的协会。

◉ **是否一定要保证志愿者获得补偿？**

我们认为，医疗机构的志愿者必须拥有这个身份，否则医疗机构就会偏离方向。即使有专职人员，还是有结构僵化的风险，最后走向金字塔式的结构。

在可能的范围内，能补偿那些参与的志愿者是正确做法，因为他们除了投入时间，轮流做电话接线服务的工作，还为了相关工作的需要买物资和付交通费。

这一点就关系到有益于成瘾研究的协会的财政支持问题。但是现在提供的补助金不够，每年都在变，这些应该要变成一个多年制的协议。

### ● 每个组织都会遇到的风险

为了面对个人或团体的功能障碍和利益问题，组织总是有存在理由的。我们都很清楚，在事物的属性中，问这个事物"存在"的理由，前提是那事物首先必须存在。一个组织，尽管它非常边缘化，它也象征权利次要利益，有时甚至是物质优势的来源。这种幻想权利的可笑特点，还有民主的错觉证明，尽管每个人都表明自己的良好意愿，但每个人表明的自己的看法是相对的。每一个协会参与者迟早都会出现**"无酒精式复发"**，也就是重新出现酗酒时期的一些功能障碍。这就是为什么他应该领会观察，和治疗师一样，以跟踪的形式接受监督。一旦一个协会壮大到一定程度，面临的一个风险就是团体的运作由某个党派控制，形成了小阵营。嗜酒者自身还是脆弱的，集体出现无酒精的功能障碍也是可能的。鉴于这种偶然性，治疗师必须肩负起他们的职责，建立裁决机制，可以让组织恢复到好的状态，这对协会的良好运转来说是必要的。平时，组织的管理由集体负责，设置有效率的行政部门，还要明确其职责。考虑到酗酒问题的系统维度，行政部门可以加入团体的家属代表。希望这样一个协会的主席一职既不是由治疗师也不是由前酗酒患者担任。他可以是不涉及酗酒问题的人，在深知协会的情况下，负责管理协会。

这个人只要在胜任自己的职责之余，能定期地参加除了行政会议之外的团体会议就可以了。对我们协会来说，需要他先看过我们的书，熟悉我们的方法论，同意我们的目标。到时候，可能需要他代表我们，和其他成员一道捍卫我们的选择。在酗酒问题中，与不同的力量组成努力抗争的团体是一个公民行为。

协会参与者是否重要要看治疗观念，这种治疗观念的选择依靠患者和治疗师的智力和创造力。这就涉及一个民主问题，就是对决策有影响力的公民，他们知道自己在讲什么，因为他们有实际体验。

● 我们实践活动中的监督

短期住院疗程者的辅导顾问需要做好监督工作，其方式可以是用简短的电子报告代替碰面，跟踪访谈，以及他们在团体中的表达来完成。这种监督的方式比较随意，比如出席住院者团体的发言会，半年内让他们有时间和治疗师一起工作。治疗师有团体作为监督者，住院的患者也可以表达他们对辅导顾问的印象等等。

**请参考**

1.9　如何制定预防方案？

4.6　酒精治疗与预防中的帮助关系

6.6　教育培训

6.7　重新发展酒精治疗与预防临床学

**书目**

[1] Gomez Henri：*La Personne alcoolique*，Dunod，1993.

[2] Gomez Henri，Harant Anne，Clerc Renée：«Intervenant associatif au sein d'une structure d'alcoologie»，*Alcoologie et Addictologie 2005*；27，4，297—301.

# 4.10　偏向性认知习得

最好的习得来自嗜酒者的文化。

与之前提过的认知行为治疗（TCC）一样，我们研究同一类型的不同研究角度。

从这个角度看，在让-亨利·奥宾医生科学监管下完成的盒式录像带《灯塔》（由酒精病学中心的莫克-里昂实验室经销）很有用。这些影像资料展示了风险情境，对饮酒行为给出了可选择的答案。

酗酒者互戒协会有"节制饮酒地生活"的理念和自己的传统。要把该协会一部分的效能归因于旨在消除饮酒症状措施的思想概念化。

认知行为治疗在其被提出后的整个时期，它的几个概念得到了分析、理解和深入研究。除了特殊的嗜瘾者身份，不管是谁，在他使用这些概念时，他会变得更好，原因很简单，他是人类。我们会提出一些我们在日常生活中的应用原则。

认知行为研究角度包含与酒精、与自己、与他人关系的各个方面。它研究的总体目标是如何使人的行为表现尽量正常。这是指，在任何情况下避免第一杯酒，还有不管情况如何，有效地对抗消极感觉，自我保护，改变自己的看法和自己的生存方式，活跃自己的情绪，自我肯定，自我组织，从而取得进步。

## ➤ 写不完的清单

再详细的清单也不能详尽无遗。

- "24 小时"；
- 按照生活轴活动；
- 花时间在自己身上；
- 为治疗计划时间；
- 抽离出优先权并把它们分等级；

- 表现谨慎，锻炼现实主义；

- 不管在做什么决定之前，总是要先耗尽消极反应；

- 在采取行动之前，对任何一种困难情况，都要从好几个角度来观察；

- 避免反复，或者相反，避免设定情境；

- 为确定自己的错误而感到高兴；

- 总是花时间去做；

- 省视"自己的行为至结束"；

- 选择将快乐从一切中抽离出来，包括"被限制的时间"或者不便；

- 驯服自己的情感；

- 在紧急情况下，实施"反射性"情感脱离；

- 任何情况下，找到情感上的合适距离；

- 恰如其分地表达自己的渴望、不理解和意见分歧；

- 学会对自己说不，区别渴望和冲动；

- 在有困难的情境下，以自己为中心来重新定位；

- 行动首先为了自己，不要忘记快乐是从关系中获得的；

- 节省精力；

- 不要让自己被时间、消极情感和其他紧急情况占据；

- 让自己处于开放状态，知道倾听；

- 实施"放手"；

- 保存最重要部分的同时，把应该的状态相对化；

- 不要过度地自以为了不起，训练"虚心接受"；

- 比起戏剧性情节，更喜欢幽默；

- 知道如何消遣；

- 根据情况，知道如何简要表述，或者相反，知道如何详述；

- 在犯罪感作用下，不为自己开罪；

- 独立思考，不用考虑别人的眼光和看法；

- 比起信念和周围环境，更注重自己的观察能力和个人道德准则；

- 敢于不完美；

- 和自己保持一致；

- 承认自己内在的"小孩"，并让他充满活力。

每个人都可以改变自己这份清单，可以练习现实情境中的每一点，因为这超越了把这些提示变成生存技能小册子的意义。

## ➤ 24 小时和生活中心轴

嗜酒者应该要先使用那些因节制而被释放的时间。与其为有过恶习的过去懊恼或者为不确定的将来焦虑，还不如把精力集中在眼前的这一天。吃早餐时、前天晚上或者睡前的几分钟就足以厘清一下可做的事，专注自己的生活中心轴。

每个人都有自己的生活中心轴：情感生活轴，经济生活轴，分配给限制因素的时间，还有分配给自己的时间。下面还有次级划分。因此，对于酒精成瘾治疗与预防活动来说，咨询阶段、团体工作阶段等不同程度的沟通所用时间都是不一样的，要加以区分。沟通主要指电子邮件沟通，还通过阅读和写作的方式来沟通。

每天都可以凑一点时间留给每个人不同的那部分。这部分的品质可以弥补时间的不足。重要的是不要让自己被那些于己不重要的事情或者困扰自己却没有任何益处的事分心："特里斯坦·伯纳德经常说，那些不会被任何事情分心的人被认为是悠闲的人。"

　　在平时时间内，自己与时间的关联逐渐变得不重要，因为周末原则上提供了更多可自己操作的自由。在一年的时间里，我们还可以安排度假的计划，我们还可以每天留点时间幻想。当情境危急时，要实行"应急方案"的话，对限用时间可以划定范围。

　　因此，当事人首先得学会依靠自己的行为。他得有效地保护自己不被由过去引起的抑郁影响，抵抗当下时间未得到利用而产生的无聊感，还要对抗第二天多少都会有的令人忧虑的不确定感。他不再需要麻痹自己和逃避。

　　重新分配 24 小时并不意味着排除对过去和将来的思考，还是可以幻想将来。把这些都包含在时空里了，不让这些承载痛苦的过往消散，它们就像一颗"定时炸弹"。还可以让我们在最不利的时刻，也能得到快乐的时光。

　　生活中心轴在时间上的优先并不排除时间的可用性。这种关系能在有限的内部保证其可用性。它给消遣娱乐提供了选择。它推动着人类变得有创造性，会提建议。最后可以靠适宜的灵活性来节省时间。

　　把时间和优先的事情结合，长此以往的好处是永远不会让自己长时间地处于麻痹状态。如果我们遇到一个障碍，最好就是不管这个，然后着手另一事。之后新因素就会突然出现，然后改变格局。

　　有两个难题与时间相关。我们经常被迫考虑别人要求的强迫我们去做的事。我们不应该忘记我们需要休息和满足。那么，我们应该尽量延期。就好像在两个短暂的夜晚后，必须要度过一个长夜。我们可以临时表示自己没有空。

仔细想想，时间和生活中心轴这两个概念包含了其他之前提过的所有改变。

## ➤ 动物（或其他）榜样

可能有些人认为，我们刚刚公布了一系列被尼采式力量激发的、有影响力的人的规则。不是这么回事。听那些了解和喜欢动物的患者讲动物，我学到很多。

宠物狗在服从命令、听从权威方面能教人们很多东西。壁虎向我们展示了享乐主义的要点：在太阳下取暖，在遇到危险的时候，舍弃次要的东西——它的尾巴；等小飞虫飞到它能捕食到的地方；在合适的时候，去寻找一个同伴。狼告诉我们团结在一起的意义，出于最起码的需要，它们才伤害他者。小牛象征了自然的周期规律：在母亲的庇护下长大，最后变成碟子里的一道菜，边上还配有羊肚菌。

**戏剧《锌床》**

**镜像效应**

如果我们不看戴维·黑尔的《锌床》[1]这部戏剧，那就太遗憾了，它讲述了一段被主人公的饮酒行为控制的三角恋。它用新颖的方式介绍了嗜酒者的精神病理学，这也是酗酒者互戒协会强调的方式。

劳伦特·特兹弗化身为维克多：一个成熟的商人，前共产主义者，一直质疑和他爱人的婚姻能走多久。多米尼克·霍利扮演他的妻子艾尔莎，以前是个酒鬼，是在酒吧碰到维克多的，当时身边还有两个同母异父的孩子。多亏了丈夫的财富，她体面地重新开始社交。本杰明·霍利扮演保尔，他是一个三十多岁的诗人，维克多被他写的诗篇所打动，以一种含糊的方式雇用他，让他成为一个现实危机的揭露者。

在戴维·黑尔的这部剧中，酒精是主宰者。首先，剧中展现了酒精对保尔的魔力，这个年轻的小伙没尝过爱情的滋味，一爱上艾尔莎就开始写一些可怜的爱情诗。保尔节制饮酒，就像其他戒酒的人一样度日如年，但很明显，他并没有好好戒酒。他说不再喝酒，但事实上对酒精还是有依赖性。他对艾尔莎说："艾尔莎，我喝酒就能爱你，我不喝酒就没法爱你了。这是个选择。"这样的恳求游戏不会玩太久，他很快又会满足于短暂的享受——酒后的胡言乱语，他一喝酒还会撒所谓的迫不得已的谎。艾尔莎马上意识到，跟维克多在一起是怎么回事，她被这个诗人吸引，觉得他身上有跟自己相似的地方。就像很多吸毒者一样，艾尔莎与酒的关系与有严格信仰的嗜酒者不同：她有时候喝得多，有时候喝得少。我们能理解她这种矛盾的心理，她也有时间重新自我建构。酒困扰她的时间比保尔多。

维克多是他们三个人里内在结构最严谨的一个，但也是醒悟程度最高的一个。他挑衅保尔，想喝赢他，于是他在保尔面前大喝特喝。他出了车祸，体内酒精含量是限定最高值的三倍。因此，他将在太平间里找到他的"锌床"。他的死只是让人总结为来自四方面的挫败感：

→ **职场失败**：他的股票时涨时跌，但维克多没有受到很大影响，因此，他并未被贫穷所威胁。他身上的共产主义身份嘲笑他这位企业领导也会遭遇挫折，"他曾一度被技术的浪潮推动着，带领我们走得更高更好"。

➡️ **情感失败**：艾尔莎不够爱他，他们没有小孩。艾尔莎向保尔倾诉她没要小孩的原因是她意识清醒，她说："我对自己没信心，也正是因为这个，我没有给他生小孩。"艾尔莎指出了爱情的限度：如果连她自己对自己都没信心的话，那么对自己爱上的成瘾者也帮不上忙。

➡️ **意识形态的失败**：他的信仰不再。他说："我以前有信仰，但是却被偷走了。历史就是历史，给了我们当头一棒。对我们来说，是因为没有能帮助受害者的计划。"

➡️ **个人品质上的失败**：他以自己的品质去冒险，为了在两代人，强者和弱者间架起博爱的桥梁，保尔和他的妻子都参与进来了："我们希望在那些帮助我们的人身上得到更多，不是吗？"

　　我们对酗酒的治疗与预防和维克多的方式一样吗？不，我们的活动注重集体性。

　　维克多草拟了他的墓志铭："我年轻的时候，人们聚集在一起是为了改变组织结构。之后，他们聚在一起是为了戒酒。"通过这句话，我们能更好地体会这个矛盾的心理状态，一方面友好一方面又带有攻击性。保尔的想法刚好相反，他想：斗争和饮酒是否是每一代人都要面临的问题？

　　引用纪尧姆·德·欧兰奇的一句话："没必要觉得做了就会有希望，也没必要觉得坚持不懈就会成功。"我们敢于依靠互帮互助的组织精神与耐心来摆脱束缚，而不仅仅依靠自己的智慧和意志。所以我们自己的"锌床"还得再等等。

**请参考**

2.1　情感障碍、羞耻感和被轻视

3.9　新话和成瘾

5.6　待培养的品质

**影片**

［1］David Hare：«Mon lit en zinc». Mise en scène de Laurent Terzieff，2006.

# 第 5 章
# 没有酒精如何生活？

## 5.1　道德原则

首先不能有害。

尊重自己和他人。

给自己制造快乐，实践自己的能力。

评判金钱的作用。

以下三条道德原则就足以帮助嗜酒者在日常生活中指导自己。

■　首先，对自己和他人不能有害；

■　尊重自己和他人；

■　在实践自己能力的同时，给自己制造快乐。

这些原则应用到三件我们关心的事，而这三个方面已经得到评估研究。

■　与酒精的关系；

■　心理运作；

■    社交生活。

## ➢ 不伤害的首要原则

首先,不伤害。这是希波克拉底誓言中我唯一记住的一句话。其含义不言而喻。但是,这项原则不是立马就能体现出来的。实际上,谨慎采取这一步需要调动体验、直觉、非指向性、严密的方法论和极大的谦卑。

➜ **乔治**在协会里是一位注重修身养性的志愿者。晚年戒酒后,他完成了一项常规性治疗师助理培训的教育课程。他的妻子是心理治疗师。从此,他成了关系方面的专家。他会以兼职的方式,根据卡尔·罗杰斯的理论,设立一个半指导性的访谈空间,他接受过这方面的培训,所以他可以这样做。我们交流结束后,我丢给了他一个难题。

➜ 我的一个患者独居,患上了社会恐惧症。我是她唯一愿意信赖的人,也是她唯一还认真倾听的对象。她告诉我,多年的跟踪治疗后,她被证实在工作中反应不快,她曾试图自杀,差点就成功了。只要对她稍加批评,她就会缩回到自己的贝壳中去。在她母亲早逝后,她一直和两个喜欢大声批评她的人一起生活。她害怕批评,但是她却又渴望批评,这样她可以再次找到自己的独立空间。几个月以来,她告诉我自己活着很累,生活没有其他的希望,就是在这样的贫乏中老去。她的治疗还有治疗协议都有补助,但是却难以接受现实的检验。一个新的临时协议就会打乱了她咨询问诊的安排。治疗关系就这样在最糟糕的时候中止了。她最后说话的语气有自杀的意味。我认为她的沉默并不意味着我也沉默。我尊重她不讲话，但是我也不能放弃。我决定一星期给她寄一次我现在写的这本书的一些章节内容。在第一次寄的时候，我会提前告诉她，以后每天这个时间，我会打电话给她。我说自己会打 7 次电话。如果她想挂电话，就可以把电话挂断。我不会违反这个规定。接下来的那个星期六，她没有上班。她回复我了，我们又接着沟通联系。

嗜酒者需要我们对他表示不伪装的关心，这样可以防止他再次感觉到被抛弃，这种被抛弃的感觉会长期存在，并且会因为他们单方面切断治疗关系而产生这种感觉。他也需要自己做决定。我们不能用我们的渴望代替他的渴望。我们可以告诉他我们随时有时间，并且不会伤害他。

## ➢ 尊重自己和他人

没有比伏尔泰提出的这个原则更能彻底反驳酗酒逻辑的契约了。一个人对另一个人的尊重能最终帮助到后者，也成为尊重自己的表现。这条原则能把普通人变成可以信赖的人。即使在最气馁的时候，它也不允许我们去侵害身心的正直。另一个人对我说："我让自己的形象接受自己眼光的批判，这种批判的眼光决定我对自己的评价。"我把他的推理再延伸一下，就像他如果站在我的位置："我需要我自己的宽恕和宽容，不让我自己变成严厉的父亲。我需要和自己保持友善的关系。我也不会伤害一个朋友。"

我原本就尊敬他人。不管他做什么，只要保证对我有最起码的尊重。即使他因为酗酒，变得不像原来那样了，但我还是喜欢他，这种喜欢取决于我能在他身上抓住的那些让人感动、吸引人的东西。

## ➤ 在实践自己能力的同时，给自己制造快乐

一旦明白了人类生存条件悲剧性的特点，我们活着的首要责任就是在实践自己能力的同时给自己制造快乐。对那些因为财富而堕落的人来说，他们这样的需求就很多。在青少年时期，我曾经因为《福音》中讲述的浪子回头的故事而彷徨过。故事中父亲的态度让我震惊。他为了这个在挥霍了他财产之后狼狈回来的放荡儿子宰杀了一头小肥牛。这位家长却没有为另一个儿子做过类似的事，可能是因为这个儿子一直勤劳所以不起眼。事实上，后面这位聪明的儿子大概是对自己的正直感到满足，他的兄弟能审视自己的生活行为他就满意了。这种情况也会发生在兄弟姐妹中有人酗酒的情况下。

我们的能力并不会让我们不受约束。我们必须承认我们需要发展这些能力，还要应用它们。关系让我们每个人身上的创造力得到激活。虽然我们是操劳忙碌却只能拿到微薄薪金的人，但是我们也要对创造者致上无限的敬意，因为他们带来幸福。实际上，创造力和劳动力并不对立。创造力成就了后者。而反过来，劳动才能有创造。

## ➤ 金钱的评判作用

我们还是小孩的时候，常常去酒吧玩电子弹珠，我们应该为父母省钱。某天，这个游戏变成免费的了，我们玩了 2 到 3

局，就不玩了。

在酒精病学上，钱具有道德、临床和政治含义。在《治疗嗜酒者》[1]这本书里，我们用了一个篇章来谈论钱这个话题，其中还参考了伊拉娜·雷斯-施梅勒的《精神分析与金钱》这本书。金钱的象征内涵形成了一个复合维度。有钱即意味着自由，同时也意味着丧失一种天赋权利。钱对人与人间的交流也有评判作用。它象征或清算了债务。在自由经济下，钱毫无疑问是主宰者。它可以证明一切的合理性：广告、武装冲突、包办婚姻、交易操作、人民文化、对贫穷国家资源的掠夺、公共机构的拆毁和有组织的慈善活动等等。

尽管一位医管局的领导简洁明了地跟我们说："脆弱会让人变得有创造力。"但金钱是战争的关键。酒精治疗与预防的咨询没有得到社会肯定，表现是报酬与咨询需要的时间和智力资源都不相符。团体工作让这方面的专职人员受尽侮辱，它也就变成了一个神圣的、需要牺牲的职业。给别人咨询，需要调动治疗师的倾听技术，且他的话语要恰当，能让每一个交谈对象都听进去。还要求他能提出符合患者当事人或者符合他的指导陪护者实际情况的建议。这样习惯性的练习不可避免会在这个阶段花去很多的精力。一次这种类型的咨询至少要求花 30 分钟来高度集中精神，拉近双方的关系。因为没有特别的报酬，所以使得这种练习出现了重大的机能障碍。极少有实业医生愿意在这种情况下给患者提供咨询服务。另外，能够预测可能干扰与嗜酒者的会面和跟踪治疗的情况，比如错过或忘记会面，或客户醉酒状态破坏了会面，还不算上他们没喝酒就采取的防御和打退堂鼓行为。如果把临床酒精病学理解为伪君子的沉默和各种情况明细表那就错了。浪费和占用时间来做这些技术活和开处方就会事与愿违，但是整个酒精系统对此也能适应得很好。

## 没有处方地开药

咨询后不给治疗建议就好像句子没有打句号一样。一部分治疗费用由社保负责：药品或者化验检查。

不管是在我的办公室里还是在协会给临床治疗师租的房子里，墙上都挂着小孩照片、风景照、患者自己拍的有美感的照片，还有其他颂扬啤酒和嗜酒者的照片。我特别喜欢爱尔兰的纪念品——拉吉尼斯巨嘴鸟那张照片，还有一张是一个农民手推四轮货车，马蹲在上面，他因为喝了著名的爱尔兰啤酒，变得有力又开心。里面还配了一些书，其中好些书价格都不贵，当见面咨询有效果的时候，我就会推荐这些书。我还会推荐一些导演和演员都表现得很好的电影，他们会给人活下去的勇气。我关注病人的创造力，即使他们不懂得为自己和环境设想，但他们还是会做很多事情。我慢慢引导他们对绘画、雕刻、电影、戏剧和滑稽表演等感兴趣。我总能起到某些作用。所有的痛苦都会过去，就像戏剧《小题大做》里的贝阿特斯①对王子说的："夜幕降临，星星开始闪烁。"

**请参考**

4.5　有用的知识和技巧

4.6　酒精治疗与预防中的帮助关系

---

① *Beaucoup de bruit pour rien*, réalisé par Kenneth Branagh, avec Emma Thompson, 1993.

**书目**

[1] Gomez Henri：*Soigner l'alcoolique*，*la pratique des groupes d'accompagnement*，Dunod. 1997，pp.117—123.

# 5.2   批判精神

> 可以通过训练嗜酒者的批判精神来帮助他们。

在酒精病学上，拯救别人是没有意义的。治疗的目标之一就是让他们学会更好地观察自己，认识自己。他们能用一种临床的眼光来看待自己，这种眼光不是独自，也不是立马就能培养出来的。

一位女患者笑着说："我不消沉，我是清醒的。"在易抑郁的概念上我们达成一致的看法。

## ➤ 批判精神和批判主义不同

我们要将批判精神和批判主义区别开来。首先，批判精神是一种基本的怀疑性的公正。它指质疑的权利，因而，它假设了一段真实的对话：对话里有明确的问题和清楚的回答。它还假设了一种观点，即获得正确信息的条件必须要满足。偏见会让人盲目，易感性和怀疑也是，即使是品行好的人也会被影响。在短期住院疗程期间，我们创造了有利于倾听和表达的条件。我们建议中间宣传媒介的观点要有根据：这些宣传媒介可以是辅导顾问，纸质资料和未准备好的对话中的我们自己。

## ➤ 表现批判精神的必要条件

批判精神要避开一个陷阱，即在话语交流的框架下表现得太早或太晚。当观众听一个报告，一个不允许大家提问的报告时，批判精神就体现得太晚。除非能够记笔记，从而复原推理的连贯和内容，不然光是听这样的参与方式，听到的内容是散的，只能偶尔记得只言片语。批判精神表现得太早，不便于实现理解的目标，然而批判精神涉及复合整体，比如酗酒问题，但是不涉及其中的评价因素。事后，嗜酒者常常是清醒的，然而不饮酒者还是保持他们的偏见，还是不愿意接纳那些戒酒的人表述的事实。

我们尽力让患者具有批判精神。他同样也需要体验对自我的适当宽厚，而这不会提前获得。事实上，他在高估自我和讨厌自我中摇摆不定。然而批判精神能冷静地表现，这样比较适宜。在治疗师的帮助下，他们能回顾过去的事件。在本应该平复的激动情绪影响下，急切地表现出批判精神从而克制自己仓促地得出结论，尤其在酒精的影响下，当事人会一直激动，那看待问题的观点也会偏离事实。

## ➤ 批判精神通过什么体现？

我们通过批判的好坏来认定是否具有批判精神，还要看他提供的建议是否中肯。当然，这些建议是基于正确的认识和经验。我们酒精治疗与预防的实践就符合这种类型的要求。

我们在那些能自我管理和能做到言行一致的人身上看到批判精神。批判精神还带有幽默感：无须自视过高，这是无用的。不管是从媒体宣传还是人际关系角度看，它不会不合实际地过度看重商业顾虑。

批判精神也带有喜剧色彩，就像社论评论员伊夫·鲁凯特发表在报纸上的《天啊，我们年纪大了》[1]这篇文章所表露的一样。下面引用其中几段：

> "直到最后在医院里断气前，每个人都必须让自己保持年轻，比以往任何时候都要有吸引力，让人无法拒绝。不幸的是，我们信箱里收到的请求让我们突然想到老龄化问题的严峻性。'我们三步并作两步下楼梯和两个台阶作一步爬楼的年纪已经不再。'然后开始使用按月分期付款的助听器和防滑拖鞋。在使用防皱霜和减肥节制饮食的年纪后，股骨头开始酸痛。各种老年症状开始出现。"

## ➤ 批判精神在资质上不均等

认知障碍和心理防御会阻碍批判精神的发展，尤其当他不了解自己的心理运作或者辨别力障碍，难以判读自己的情感情绪的时候，这就是我们说的情绪失读症。有些人有超出一般人的实践能力，动手能力或者艺术创作能力。但是，他们在公正地看待自己原本状态上缺乏辨别力。

当她还年轻些的时候，某天她那位老全科医生告诉她，猜到她对自己没有信心："很遗憾，你不知道自己长得漂亮。"她坦然地反驳他："你可能没有品味吧。"这并没有阻碍她在几年后跟我说这件趣事，其实结论是这件事反映了他失信于她。

嗜酒者可以通过观察那些感到不适的人和倾听那些一切都好的人的讲话，来训练自己的批判精神。他们有个艰难的任务，就是考虑和试图控制心理运作中模糊的部分，这部分通过各种方式的否认、可能存在的认知障碍和"四大问题"（不成熟、分裂、虚假自我和情绪障碍）等来体现。

## ➤ 不可预知和不可能的事

酒精治疗与预防专家知道为了最终改变一个患者走向死亡的病程，他要做多少来预防不可预知的事：比如任何人都没预料到的分离、死亡、财产损坏、被质疑和突发事件。他也指望自己凭直觉做出的创造性和冒险的举动能带来惊喜效应，还有小范围住院患者间的偶然互动。尽管他也可以寄希望于不可能的事来调整患者神经生物上的平衡，但是他不能对此产生悲观主义情绪。他早验证过触摸的作用，哪怕是握手，手放在肩上，因而可以想象他重新体验灵气的系统化经历。他曾被埃莉诺写的摆在她失去意识的妹妹床边，用来恳求她醒来的信《玛丽安，加油》①而感动，他也赞赏这些举动：走进安静的大教堂或者小教堂，里面点满蜡烛，唱诗班在唱歌，来这里为他喜欢的人祈祷片刻。从这里可以看出，继德赛②之后，他可以通过祈祷得到治愈。这位作者可能表达了一个看法：只要我们出于喜欢和慈爱，真心实意地关注他，我们就可以通过远程方式正面影响一个患者的命运。当然，也有反面例子，就是丁丁和他的七个水晶球③：扎在小塑像上的针代表了该受惩罚的人。

---

① *Raisons et sentiments*, par Ang Lee, avec Emma Thompson, 1995.

② Chambon, Olivier, *Les bases de la psychothérapie*, Dunod, 2010.

③ Hergé, *Les sept boules de cristal*, Castermann, 1933.

**请参考**

第二章的第一节到第七节

3.9 新话和成瘾

4.4 心理活动

**书目**

[1] La Dépêche du Midi du dimanche 3 décembre 2006.

# 5.3 对自己、他人和关系的信任

> 卡奥在安抚毛克力的时候反复说："要有信心。"①

## ➤ 害怕信心瓦解

三个接受短期住院疗程的患者中,最年轻的那一个的信心来自他对母亲的感情。第二个缺乏信心是因为长期失业,不断找工作,努力成为录取名单候选人之一的境况。名单上所有的竞聘者被通知去竞争一个位置。几轮面试下来,名单上的人越来越少,最后搞得大家既焦虑又抱着希望,心情复杂:只有一位能最后胜出,但是这工作也不能保证未来。第三个因为被辞退感觉双重受伤:工作和感情都受伤。他们的事让我想到了温尼科特关于信心瓦解的直观认识。[2]作者认为,自然灾害会突发或者复发,因为这种灾害在很久以前就发生了,只是大家没有记忆了。作者在关于因为妈妈或者乳母没抱好婴儿导致缺乏婴儿处理和控制能力的文章中

----

① 编者注:蟒蛇卡奥和狼孩毛克力是吉卜林的短篇小说集《丛林之书》中的人物。

268

表示，这与精神分析理论有关。婴儿会把这种不可抑制的安全感留在记忆中。这些提议，虽然简洁明了但是无法考证，不足之处是会掩盖很多在童年和青少年时期就埋下隐患，最终导致他丧失自信心的因素。

在这样的故事里，除了客体被抛弃或者想象被抛弃的情况，还常常可以看到因为自恋而带来的痛苦：比如当事人最终也没能达到父母的期望。自己的理想追求对"好似"个性和虚假自我的形成发展方向造成重大的损害。个人会收集好各种证明，然后在自己的简历中写上各种证书和负责过的职位工作。他会赚很多钱，但是最终也几乎会失去这么多，然后开始从事公职。饮酒可以维持这种激进主义。然而，因此会让他脱离现实，摧毁能力，还会被亲人抛弃。这迟早令人恐惧崩溃，陷入无意识的探究。

> **米歇尔**，巴黎人，三年前接受了第一期短期住院疗程。全科医生要求他接受第二期。他虽然毕业于管理学院，但是还需要领取社会最低保障金。他离婚了，又被他的两个朋友抛弃。他一到晚上，就醉醺醺地来诊所，离开后还是去喝酒，喝到第二天早上回家。可他又是一个正常的、有理智、讨人喜欢的人。我调动了值班的门卫、酒精病学活动的共同倡导者、协会星期天过来的辅导顾问、疗程中的同伴还有我自己来帮助他度过这个关键的时期。我们绝不能拒绝他。我们有一个星期的时间来和他一起思考他这种宣泄行为的深层次含义。

有时，还有一个亲属会相信他，这个人是真的爱他，并一直待在这个失去活下去念头的人身边。[1]最终，母亲再也找不到她已成长的小孩。虽然他什么都不掩饰，但是他依然很可怜。

## ➤ 最基本的信任

就像温尼科特指出的那样，拒绝投入是一种相对完善的心理防御。当处于抑郁状态，可以避免任何责任或者避免困扰。[2]如果能幸运地遗传最基本的信任，成年生活中不可避免的幻觉就能忍受了。因为当事人可以把各种可能发生的事情考虑在内。他不会高估自己，因而不会失望。他不会低估自己，因此他可以继续奋进。如果其他人没符合他的期待，他承认自己评价有误，但他也不会为此生气。如果他人给他提供了帮助，他会心存感激。他不会自大，因而他愿意从失败中吸取教训。他对自己的评价不完全依赖周围人对他的态度。他可以不被理解，也不会成为偏执狂。他可以不被喜欢，但却不会因此讨厌自己，也不会不顾一切取悦别人而让人瞧不起。他会为了曾经那个小男孩而永远保持一份善心，因为这份善心在合适的时候就会体现出来。

## ➤ 没有这种最基本的信任怎么办？

如果我们没有这种最基本的信任，该怎么办？没有其他的办法，只有成为自己的好父母。戒酒是痛苦中的嗜酒者可以允许自己做的第一个有爱的行为。这样，身体和精神都会更舒服。在酒精治疗框架下，他会从别人不明显的善意中获益，而这种善意不妨碍他保持或变成其他样子。他可以照顾好自己，一个人坚持住，按着自己的步伐前进。

当嗜酒者不信任自己的时候，他需要通过投身到互助团队中去寻找内在的安宁。团体对他而言是第二个孕育他生命的子宫。他可以在那里休息，得到充分成长。他不需要为了任何人去体验信任，也不需要为了别人而变得不像自己。他可以寄希望于一段真诚和单纯的关系。实际上，在一段关系中没有偏见，没有特别的期待，只有适宜的精神开放，那这段关系总是能带来好的事情。关系有个神奇的作用：它让每个人都向前走。当所有需要的条件都符合时，这种进步经常在团体工作和个人跟踪治疗中得到检验。如果当事人把赌注压在真正的关系上，那他最后一定是赢家。即使可能出现局部的失败，他也能从中学到一点东西。

在酒精病学上，他人或他物并不都会碰到。在饮酒的状态下不能达成协议，这在日常关系中是很平常的事。不要用怀疑或者信任来缠住他人：只要遵守协议就好了。一个短期住院疗程是一星期，一天 24 小时内都有他人，而且每天都在更新。

关系中基本的信任、对自己的信任和对他人的信任，就是提倡的秩序，这样才能形成一种信任的螺旋，足以让人去冒险生活和表现喜爱之情。

**请参考**

4.4　心理活动

4.7　临床酒精治疗与预防专家

4.8　交流团体的功能和参照作用

5.8　追求意义

**影片**

［1］ «Une fille de province» de Georges Seaton，avec Bing Crosby，Grace Kelly，William Holden，1954.

**书目**

[2] D. W. Winnicott, *La crainte de l'effondrement et autres situations cliniques*, Paris, Gallimard, p.215.

# 5.4 风险、学习和经历①

选择能使个性获得发展的风险，

这意味着一生都要保持学习者的状态。

## ➤ 从免费风险到综合风险

在舆论中占上风的风险概念是就风险论风险的概念：免费风险指的是无关紧要的风险。这种行为就是我们称之为"神意裁判"的行为。为了考验他们的勇气，年轻的高卢人在颈部系上一根绳子，从树的高枝处跳下。这个游戏的关键就在于，当身体的重量把绳子拉得很紧的时候，借用手里拿着的双刃剑就可以砍断绳子。

### 电影《无因的反叛》

类似这种危险游戏的做法就是《无因的反叛》中的情节。[1]由詹姆斯·迪恩饰演的吉姆在醉酒后进警察局的时候遇到了朱迪。为了征服她并加入她担任顾问的黑帮，他偷了一辆车，去参加飞跃悬崖的赛车比赛，这是极具危险的比赛。这个游戏的关键是在最后一刻跳下来。对他的对手而言，这是致命的。

---

① 这一节是在弗雷德雷克·卡迪安女士的协助下完成的。

我们会看到，现在的青少年会玩这类神意裁判的游戏，比如车上打斗、角色扮演、极限游戏、风险性关系，最近还有自愿聚众饮酒。冒风险的理由可能像詹姆斯·迪恩扮演的吉姆一样是为了征服一个女孩，但典型地，神意裁判并不属于爱情策略。它的目的是通过把自己暴露于风险和大家的目光下，来融入一个团体。

当童年结束的时候，冒险行为意味着一种感觉自我存在的方式，一种藐视和否认死亡的方式。在这一点上，不可以把这种行为和表明从童年过渡到成年的习惯仪式混淆。在弗德雷克·卡迪安女士的博士论文里[2]，她正好分析了这两者的区别。通过极端的感觉和对当事人而言意味着"我还活着"的肾上腺素的上升让躯体痛苦，这种做法可以借用各种目的，是即时享乐的体验。这是为了让自己感觉活着，与死亡达成的协议。[3]这时，即时性好像变成了合法性。

从人类学角度看，过渡仪式起到规范化的作用。在成年人的监管下，这些仪式调动一个年龄层的人，让他们必须接受一定的考验。作为交换，成功战胜考验的青少年能以新的身份——成年人的身份得到认可。过渡仪式一直以来的使命既是一种转变的体现，又是社会认可的需要。它的目的是使青少年接受大家对他们期待的社会角色。

对未知和碰见异质的恐惧，尤其是因为性征和接受差异，会滋生青少年这样的危险行为。

　　"如果我们把青少年期看作一个有风险的年龄段，就像任何一个以当事人频繁经历重大改变为明显特征的时期，那么，这是不是也是一个冒险的特殊阶段？"

马尔切利[4]调查研究了青少年首先可能出现的意味着真实

273

风险的重要变化，就是性征的变化。

> "无可争议，青少年的性征具有双重脆弱性，一是对他人的客体人际关系脆弱，二是对自己的个体自恋关系脆弱。只有当他在儿童时期可以体验到他人给予他的支持和快乐，同时当他完全依赖他人的时候，他的自恋能从这个人身上获得强大的支持和强化。只有满足这些，这种性征脆弱性才可以被容忍和被接受。"

在这种情境下，反复的饮酒体验难道不应该被分析为一种让青少年避免或者推迟与自己对抗挑战的间接冒险吗？

通过对被体验风险，也就是神意裁判的风险和真正的风险——性征挑战的区分，西瑞尼克[5]指出了风险行为的即时优势：如果是一种适宜优势，那就完全不关乎发展的优势。这种区别是基本的：如果做让自己处于危险境况的事，就有实际的风险，适宜优势可以避免真正的风险，而精神上的风险不仅限制青少年改变依恋对象，还限制他成为性客体和依恋对象。在冒险举动中，会有很多回避反应，因为冒险举动仅仅只能让他不思考。"这个时候，即时性可以产生镇静剂的作用。"

风险行为并不能帮助解决属于这个年龄的内部精神冲突，它们更多说明了无法调节这些冲突。

相反，有此类风险行为的人说明他难以在社会文化背景下承认自己。他努力通过一些类似不正常的常见做法让自己挣脱父母的影响，自己独立。[6]因而，他可能需要体验**他异性**来发展自己的个性和经历，因为在这个时候他还只是看到了自己的轮廓。他在一个不承认他的社会里，孤立一人。因此，今天反叛，明天可能就因循守旧。青少年的风险饮酒是商业体系下规范的消费行为。只有当他相信饮酒过量和使用其他精神活性物质可以突显自己的时候，他才能融进一个社会，他在其中的角色是消费者。

真正的风险，不管是在现在还是在过去，都是自诩权利接受检验，训练自己的批判精神，按照个人道德准则进行选择，延伸分析自己的责任行为。这种责任行为会以另外的方式打乱已经混乱的秩序。

## ➤ 教育与经历

教育和培训的目的是规范学习者。

我们会反复看到一些人鼓励教育青少年节制饮葡萄酒，因此全国失去了不少饮品消费者。尽管葡萄种植的支持者不乐意，但近几年我们注意到葡萄酒酿造工艺的荒废对青年人产生了有益的影响。而成年人在社会活动之外，需要克制饮酒，青少年比他们更容易摆脱葡萄酒，葡萄酒类似于自由售卖的毒品。说实话，让他们接受酒方面的教育只可能会让饮酒人数比例增加。从此，一上来喝酒就是为了追求喝醉感的人数会占很大比例。

阿兰·莫海尔[7]为酒精预防辩护，这种预防被团体交流和指导陪护中的个人体验或一些产品替代。然而，实际上我们在酗酒方面不缺少体验。大概在法国很少有家庭三代内完全没有嗜酒者，或者至少是过量饮酒者。

我们之前提到的帕特里克·贝雷迪-瓦特尔的研究[8]指出，吸食大麻的人随着他们吸食量的增加，都会饮酒，这是一个普遍现象。

与酒精的关系会产生一种神意裁判的效果：

九年内，这是第三次我们接收一位同人患者，他先是全科医生后来成了急诊科医生。在一个主题为"关系游戏"的交流会上,他透露:"从童年开始,我就喜欢'几乎都在失去'的玩法。我还一直喜欢享受在快输掉时反转游戏制胜一局的极限感觉。我喜欢诱惑,但是我更喜欢征服。"就如他自己说的那样,风险关系因为有刺激,变成了一件复杂的事。

真正的挑战是能把风险融入生活,从中获得享受而不让自己受罪。就如阿兰·莫海尔强调的那样:"体验的价值多少很大程度上取决于自己的阐释。"那些偏离这个行为方向的人其实有认知障碍,因为他们不能把这种经历变成自己的一部分。从另一个角度看,这就是为什么建议去体验那些有吸引力却违反常规的行为。

面对成瘾行为,有理性是没用的。在文明史里,我们把在电影上看到或读到的那些仙女故事[9]给小孩看,这样更有效,因为体验很多时候用语言表达不够到位:我们可以用比喻的方法。

### 电影《匹诺曹》

2003 年,罗伯托·贝尼尼[10]重新拍摄了动画版《匹诺曹》,而之前这部电影在华特·迪斯尼的制作下已经很出名了。匹诺曹是一个活泼的小木偶,他有两个矛盾的愿望:一个人玩乐或者和创造他的主人一起取悦漂亮的仙女。他必须在自己的冲动和禁忌中作出选择。蝗虫象征了匹诺曹想用鞋底一拍就粉碎的超我。他不得不体验化身成贪婪的驴,自己慢慢去证实这种变化,然后他在鲸鱼肚子里待了一段时间,最后变成了一个聪慧的小孩。

就如布拉桑歌里唱的,阿拉贡普及的想法是:等到需要学会生活的时候,就太晚了。必须要承认,早年的创伤背景对心理结构和成瘾行为的出现产生影响。在治疗期的时候,已经错过了几年时间,然而,还是需要用青少年的方式教他学会生活,最后某天他会发现生活的存在。

## ➤ 学习的价值

对于那些戒酒不再饮酒的人来说,风险就是从此以后在一个周围人饮酒的环境里,清醒地进行享受生活的选择。

学习的目标当然有饮酒节制、心理运作和社交生活。可想而知,这是一项长期的工作,说实话这从来没有完成的时候,这可以让每一个嗜酒者和每一个投入到指导陪护中的酒精治疗与预防专家保持学习者的永久身份。通过倾听自己和别人的经历,每个人都可以获得很多体验。

### 我的上帝,我怎会跌得如此惨?

在我们的文化中,女性的生存条件一直都很艰难。为了说明这个问题,我选择了一位没有玛丽莲·梦露这位女演员好运的女演员——劳拉·安托妮莉。她受社会大男子主义、吸毒和整容风波的影响,演艺生涯被完全摧毁后,淡出了大家的视线,被大家遗忘。她拍的最佳的电影之一,就是与这个忧伤的提问同名的影片《我的上帝,我怎会跌得如此惨?》。电影里,她的第一段情事是和她的私人司机,他是一个很有魅力的年轻男士。电影里她感叹道:"我的上帝啊,我怎会跌得如此惨?"①在二十世纪六七十年代,可以说是意大利电影的黄金年代,一些导演把自己的创作激

---

① *Miodio*, *como sono caduta in basso*, de Luigi Comencini,1974.

情用在作品里,传达挣脱意大利社会宗教、性别歧视和社会枷锁的寓意。和皮亚托·杰米的《被诱惑被遗弃的女人》①电影里的那个无情主人公一样极具讽刺意义,吕奇·科曼奇尼这部电影明显有点轻浮的感觉,它反映了在加布里埃尔·德·阿努齐渥那个时代,身体健康的年轻女子有合理的求爱需求和放纵生活的权利。在她人生最低落的时候,她会质疑她身上原本自然和美好却被周围环境破坏的那些部分。

## 请参考

1.3 成瘾和依赖概念

1.6 青少年酒精成瘾

1.7 自我缺点和生活事件

1.9 如何制定预防方案?

2.6 认知障碍

## 影片

[1] «Rebel without a cause» soit «La fureur de vivre», Nicolas Ray, USA, avec James Dean et Nathalie Wood, 1995.

[10] «Pinocchio», Roberto Benigni, Italie, avec Roberto Benigni et Nicoleta Braschi. 2003.

## 书目

[2] Gardien Frédérique: *Prévention de l'alcoolisme chez l'adolescent*, Université de Bretagne, 2006.

[3] Lebreton David: «L'adolescence à risque», *Autrement*,

---

① *Sedotta a abbandonata*, de Pietro Germi, 1964.

*Mutations*，n 211，janvier 2002.

［4］Marcelli Daniel，«L'adolenscence，parcours à risque»，in：Jean-Luc Venisse，Daniel Bailly，Michel Reynaud，*Conduites addictives*，*conduites à risque*：*quel lien*，*quelle prévention*? Paris，Masson，2002，p.51—58.

［5］Cyrulnik Boris，«De l'attachement à prise de risque»，in：Jean-Luc Venisse，Daniel Bailly，Michel Reynaud，*Conduites addictives*，*conduites à risque*：*quel lien*，*quelle prévention*? Paris，Masson，2002，p.75—81.

［6］Baudry Patrick：«*Le corps insupportable*»，in Lebreton David，op.cit.

［7］Morel Alain，*les addictions*，*un objet spécifique de la prévention*，*Alcoologie addictologie*，27，（4），2005，p.325—335.

［8］Péretti-Watel Patrik，*La société du risque*，*Paris*，La découverte，Repères，2001.

［9］Bettelheim Bruno，*Psychanalyse des contes de fées*，Paris，Pluriel，1976.

# 5.5　行为关系：放下酒杯

对嗜酒者而言，宣泄行为有相反的意义：比如放下酒杯。

嗜酒者说："当我想停止的时候，我就不喝酒了。"

不可抑制的想喝的需求是无休止重复的**宣泄行为**。在否认的背景下，这种渴望绕过了理性。

当嗜酒者养成依赖的条件反射，长期的情感紊乱会在任何时候导致他饮酒，甚至是在不合适的地点和时间。他变成了这种需求的奴隶，被控制。他总是悲惨地努力转移别人的注意力。一直围绕在他身边的酒气传递出的信息，说明他心理结构紊乱。宣泄行为可以表现为暴力、强迫性消费、有害的选择和冒险等。从这个已知条件出发，放下酒杯的言下之意应该能想到。

## ➤ 放下酒杯

放下酒杯不只是一个机械的动作，不只是一个与举起肘关节相对的一个动作。它还是一个自由的意识决定，如果可能，他会永远抗拒醉酒的感觉。如果最初，我们考虑到酒精带来的快感或者**蛮劲**（蛮劲会怂恿他去饮酒，甚至是在常见的社交时刻合理地怀念酒的味道），我们就可以想象当事人的矛盾和他的抵抗。

在关键时刻，戒酒是一个生存行为。嗜酒者愿意用除幻想和提前逃避之外的其他方式来生存。他的这个决定是一个有意识的抵抗动作——他放下酒杯。

## ➤ 负向行为

在负向行为中，选择是特别的：当事人不再饮酒。把葡萄酒换成水就让行为产生了新的意义，对他自己和人文环境也产生了影响。

事实上，饮酒者这时不会再被影响，变成了一个有意识的不变因素。他让自己处于有生活导向、给予道德规范意义的情境。他的决定可以让自己与自己达成和解。他重新找回或者获得自尊和生活的乐趣，更谦虚地说，就是那些不再让自己痛苦的事。他的毅力会让他产生犯罪感，酗酒行为既能排解又能滋生这种犯罪感，因为"不饮酒"文化让我们看到了希望，同时也让人更接近现实。这种行为能重新激发能力、之前未用到的知识和直觉等。如果不饮酒，嗜酒者就能获得简单的幸福和有难度的妥协。他对一切都看得清楚，也表明自己坚定的决心：他就是这样，从今往后，他永远都要做一个学习者。

## ➤ 经常被误解的行为

大家经常分不清楚正常的饮酒者和嗜酒者的区别。首先，节制是一个关键点：通过节制这种方式，就知道自己没有依赖的症状。他可以因此否认自己是嗜酒者。

改变新环境，当事人就能发现新环境中对酒精的抵抗和仇视因素：他会被看成什么？嗜酒者还必须待在自己的位置上，安静地不出声，还要把赊的账还清。他容易被酒精引诱，所以他也混乱了，他是不是在禁欲享乐方面做出了某种表率。对日常饮酒者来说，放下酒杯这种行为跟无节制饮酒或者立马复饮一样让人不理解。庆幸的是嗜酒者还有同伴——治疗师，偶尔还有敏感机智的亲属，有他们的陪同，他可以走下去。从此以后，他就可以高兴地思考做什么，不再做什么。这样他养成了**不饮酒文化**。从而，不再有因羞耻而脸红的画面。

## ➤ 深思熟虑的行为：策略、直觉和创造力

把自己限定在 24 小时的时空里，不意味着戒了酒的人在可用

的时间里能够限制自己的愿望。现在少喝一点的想法就会替代之前立马完全戒酒的想法。把目标降低些反倒能让长远的计划继续下去。这样生活的方式也就变了。蚂蚁因贫困而产生的烦恼和乌龟的慢结合在一起,也能让我们看到生猛家禽的样子。部分**活动**是远期战略的一部分。

好好利用一个人的资源,帮助他真正地改变他的人生轨迹,虽然中间会出现停滞甚至后退,但还是需要在时间里留下印迹。这个策略可以为意志服务。这种策略要求必须有实地认识、保持团体的精神状态、团结联盟、耐心、预知和行动能力。

直觉也是必须的。它是经验和开放感觉不断累积的自然结果。直觉通过排除先验性感觉不断训练形成。它能让人马上反应而不需要权衡利弊。事后的考量就能检验这个举动的合理性。体验直觉能让人产生自信。当事人知道就算在意外的情况下,自己也能表现出得体的言行。他知道自己在即兴状态下,有**打破常规*** 的权利。比起害怕意外事件,他更期待意外事件。他也随时准备运用即将出现的事物。他只需要掌握关系框架就可以确定自己的行为。酒精治疗病学上的每个短期住院疗程都可能会出现没提前写在治疗方案里的某个时刻。不管申请加入的患者的动机和提前访谈的效果如何,都会出现没设想到的事。

在直觉的指引下,人会富有创造力。这种创造性体现在微小的细节上。它可以是体力上的、观念上的、实践中的或者是文学诗意上的创造力。它能产生作品,比如一件艺术品,或者像被水淹没的沙子一样失去痕迹。创造力是一种组合运动。他把外部世界和内部世界连接起来。它也象征了智慧和自由,让每个人都变得与众不同。当想象力还没经受社会规范和习俗这个碾压机的倾轧,创造力还是能体现出童真。

## ➤ 交流团体就"透明无菌者"开展对活动的反思

➡ 因为酗酒行为形成的透明无菌环境,我没有让自己接受处罚,我还对周围的环境悄悄地施加了影响。因而,出现了漏洞,最后爆发了革命。

➡ 戒酒的时候,一开始我就像乘着自由的飞轮前进。饮酒的欲望还是会出现,但我的活动有确定方向。借助这些活动,可以建立值得关注的关系。

➡ 我发现了一个好的泡沫空间:电影院。我既可以在那里获得灵感,又可以发现自己混乱搞不清的事实。我更喜欢小空间的放映厅。

➡ 我脱离社会的一个原因是我与这些透明无菌者的关联。它们不会考虑到我是什么。

➡ 透明无菌者不可以被干扰。它们不会沉迷于金字塔结构。被人搅乱的话,它们会气愤。

➡ 每天,我都会努力做一件艰难的事和一件惬意的事。这样,我的一天就没有损失。

➡ 喝酒后,我更喜欢一些简单又必须的活动。我用我的工作来改善与他人的关系。我甚至学会了和等级制度对话,因为它赞赏我的身份。

➡ 单独进行的活动也可以让人获得共享的乐趣。

> ➡ 在协会的工作中,我根据自己的能力,通过拒绝伪装寻找到我的位置。
>
> ➡ 我不再浪费我的精力去老调重弹,去培育灰色或黑暗的想法,因为我拥有安全的空间。
>
> ➡ 如果在一个活动中受阻,我会换一个,然后继续前进。
>
> ➡ 我推倒包围着我的墙。

## ➤ 社交饮酒

下面这些不属于社交饮酒行为。

- 为了表示友好,小领导举杯饮酒,煽动新入职的人和他们一起去地下妓院玩;

- 节庆仪式和盛宴上过度饮酒;

- 给排队的客户提供开胃酒,让他们耐心等待;

- 节庆时刻,平时不喝酒的人还是坚持无酒精的饮食;

- 零容忍的守护天使的饮酒行为。

社交饮酒建立在酒精饮品和非酒精饮品质量均等的自由选择基础上。非酒精消费者和在各种共同的社交场合下的酒精消费者一样感到自在。一位嗜酒者可以大口灌酒,灌到能吐出一个名产区的酒量,这就好像一个不饮酒者喜欢自然水当然就讨厌瓶装水。不能容忍别人不饮酒的行为不能算是好的风俗,就好像在婚礼的时候,承担警察身份的风俗规定要在犯人的酒杯前放一瓶水。这种通过给予多种选择的方式表现出非歧视做法并没有不允许享受本来就有的美味或狂欢。在狂欢节里,面具后面几乎所有的一切都可以接受。为了免除一些对生命不必要的伤害,在进出夜总会的时候他们都必须进行酒精测试。

**请参考**

2.1 情感障碍、羞耻感和被轻视

4.2 节制和复饮

5.7 嗜酒者需要什么样的睿智?

# 5.6 待培养的品质

首先,要放下受害者的心态,才能获得生活的乐趣。

节制是必要条件,却不足以让我们获得生活的乐趣,面对社交。它能让我们发展一些品质,当然每个人的品质各不相同。

## ➤ 没有优点的人不宜饮酒

我们的文化习惯让我们总是过于期待别人的赞扬,然而,外界的意见没有我们自己的看法那么重要。我们对自己本来是什么样子的认识和想变成的样子的认识证明精神独立和宽厚适度的合理性。然而,有精神障碍的人缺乏这些。治疗能帮助他们更好地评价自己。我们更喜欢使用中性一点的"特征"一词来描绘性格的特点,要知道,根据不同的情况和用途,一个特征可以表现为一个优点,也可以是个缺陷。如果心理活动能提前开始,当事人无须用很多言语就可以谈论自己的优点。他已经学会控制自己优点中的不足成分,强化缺陷中的有利成分。他的个性就是在这样的平稳和变化中成形。目前，若干特征需要好好予以引导发展。

## ➢ 坚韧和适度灵活

　　不饮酒只有在长期的过程中才有意义。为了坚持一个选择，坚韧是必要的品质。嗜酒者会为了重新取得驾照，避免夫妻关系出现断裂或者避免惹上官司，要明确限制自己节制的目标。而且，很少有目标可以轻松达成。心理机能上的改变，哪怕是部分改变，其前提都是耐心的质疑和学习。以前的行为只需要再次表现出来就可以了。因此，嗜酒者必须把坚韧作为首要培养的品质之一。坚韧依靠事实，它和顽固不同。坚韧并不是喜欢受挫，它指根据场合时机不断尝试新做法，无论如何，当事人在撞了墙的时候还不放弃。当出现心理障碍，任何的努力都无用时，心理障碍尤其会促使他的策略发生改变。在他前进的过程中，有规模的计划就会被阻碍。为了实现总体目标而做其他投入，具体化对条件变化的主动期待，而这种变化是由既定目标要求的。那时，尽管我们已经学会加强应对逆境的抵抗力，我们也只能放弃幻想和不可能的事。他把自己的生活变成一个与我们身上最好部分相符的计划。他只要在酒精治疗与预防实践领域中充当一个因素就足以设想他要说的话。在人际关系和使用各种治疗工具的方式中都需要把握适度灵活的原则。

## ➢ 谦虚和自豪

　　谦虚是体验的结果，而屈服就会导致矫正。面对一个想喝酒的人，注意尽可能少地因他固执而痛苦的同时，除了等他自己厌烦饮酒，没什么可做的了。只有嗜酒者自己才可以让我们处于帮助他的环境中。也是他才让我们懂得和学习到我们这个职业是怎样的。是他勾勒自己的道路。

喜欢一个人不意味着有帮助他的能力。我们需要接受生活是有限制的，我们有，嗜酒者也有。

谦虚同自豪是一起的。嗜酒者可以很自豪自己走完的道路，因为这一路上，没有饮酒，没有逃跑，没有放弃，也没有撒谎。如果我们能使用可用的资源，冒险地实现我们的渴望，即使经历失败，那也是自豪的事。不管目标达成还是我们用体面地方式输了，没能达成目标，我们都是有理由自豪的。

丽兹："达西先生，你骄傲吗？对你而言，骄傲是缺点还是优点？"

"我不知道怎么说。"[1]

玛丽，这位和蔼又理性的姐姐，可能已经找到了合适的话来解释这个问题。

## ➢ 精神上的正直和简练

精神上的正直是比较被看重的优点。它不是正好与否认和操作相对？这并不是一个不管与谁都会玩的真假游戏。相反，简洁是一种我们更倾向的关系模式，可以让我们自己免于被一些蓄意的谋害和歧视影响。简练在政治上指出明争暗斗是野心家的专利。精神上的正直需要对自我进行练习，是一个人完成的严格训练。我们必须要驱逐我们身上的薄弱意志、马虎习惯和不耐烦的情绪。当我们身上的不幸是因为我们对自身评价有误、缺乏欲望和好的意愿造成的时候，我们应该避免把不幸的责任推卸给别人。

精神上的正直让我们免去对自己的懊恼，也不需要讲明类似于开脱的原因。它会强化我们的受害者态度，证明我们的被动。精神上的正直可以让我们自我安慰，可以让我们用公平地方式来看待我们付出的努力。它也会让我们经不起别人的赞美或者受不了别人的中伤。它还可以让我们还其他人公道，甚至是那些我们有某种理由讨厌或者鄙视的人。每当他们表现出些微人道主义或者才智的时候，精神上的正直都会让我们承认他们的正当权利。这种品质缓和了我们的不妥协态度，让我们变得更灵活。因而，它有相对的意义。它可以变成不露痕迹地嘲笑他们的一种魅力。

## ➤ 幽默和讽刺

幽默类似于沉默：但是这种类比在我们给幽默定义后就会消失。当一般的酒精治疗与预防措施没有发挥作用或者产生不好的影响时，我们需要调动我们存储的幽默。

"医生，你救了我的性命！"然而之后的一声叹息，传递了这种不快。

我们所有人都掌握可以让我们有效保护自己、不做蠢事或者不让自己失望的表达或者语录。这样，敏捷辩答的思维就得到了培养。

讽刺没有幽默那么轻松，它更具攻击性。讽刺不带温情。境遇中少不了这点。我们可以不止一次地验证自己的讽刺。

讽刺和幽默可以让我们避免出现闹剧。这不是不起眼的好处。它们比起逻辑推理更具有教育意义。因此，这个悖论只要能得到恰如其分的运用，就可以被看成一种治疗方法。

**贝阿特斯**在我面前，因为自己的矛盾情绪而动怒。她面对自己无法自控的酒瘾，找了各种理由来治疗自己。在此之前的诊断就好像给了我一个通过梭鱼钓鱼的启发自我的机会。等到贝阿特斯筋疲力尽的时候，她就可能靠近了治疗的方向。

梭鱼是一种食肉动物，它可以弄断任何的绳子，它咬一下，绳子就断了。捕鱼者在鱼线两端用钢丝线进行加固，这象征了永久的框架范围。这不是理由，而是这种动物很强大，就像酒精对嗜酒者的吸引力。展开的线的长度让梭鱼在被钓住的时候，有一段时间让它感到厌烦。最后，慢慢地它就靠近了岸边。

## ➤ 勇气和警惕

嗜酒者在治疗期间的任何时刻都需要表现出勇气。当面对酒以及酒引起的必然结果时，他必须接受自己失去自由：尽管一直都存在矛盾情绪和饮酒文化的完全倾向，他也不再碰酒。

在指导陪护的头几个月里，他需要勇气，这个时候他还是清醒的，而他的亲属经常会感受到强烈的痛苦。他自己还有很多的赊账要还，为了重新履行他的职责，他还需要做出令人满意的努力。

在复饮后，要重新回到治疗环境中，他需要勇气和谦卑之心。

当生活事件唤醒了发生在他身上的更痛苦的事时，他也只能鼓起勇气来对抗这种境遇的挫败。

嗜酒者经常听别人说，或者更糟，自己对自己说，他没有权利犯错误。但愿他可以从别人的错误中吸取教训，能制止或者纠正自己的错误。然而周围的人认为一旦他选择节制，在这段与自己斗争的戒断中，他就应该保持警惕，不让自己再靠近酒，毫无疑问就是不要贪杯。

这就是说，酒精治疗与预防专家必须准备好，在每一位节制一段时间后，就要选择适度饮酒或者定期饮酒的患者进行指导陪护。关键是要知道患者是否会继续反思和为改变生活而付出努力，以及他是否真的在坚持自己的目标。嗜酒者自恃自己比酒更狡猾。他很难想象，在他试图再现的主人与奴隶间的雄辩中，他永远都是那个失败者。

在某些不幸、幸福或者无聊的时候，没有什么比为了保持饮酒节制，他应该同意付出的努力更好的了。这一路历程遇到的困难能让他学会谦逊。

## ➢ 无止境的勇气

西蒂亚·福乐里①的一本书《勇气的尽头》引发了交流团体对勇气的思考。这个题目言下之意就是以前勇气是稀松平常的事，而如今勇气大有消失的倾向。有勇气的人能体会到害怕。他也知道如何控制住害怕。待商榷的空间有时很小。而失望就是与勇气有关的最早体验之一。哪怕有一点意味放弃的动作，我们必须承受失望，把它看成未完的逗号，而不是一个结束的句号。勇气是一种可以让我们克服恐惧或疲乏，正视危险或者承担风险的能力。当某些事情的危险和为了这件事而付出的努力有冲突的时候，我们会感觉到勇气。鼓起勇气就意味着我们有什么要保护或者征服。言下之意，勇气意味着出现了我们自身的逆境。我把盲目逞强行为的勇气和聚生的勇气分得很清楚。真正的勇气必须是当事

---

① Fleury, Cynthia, *La fin du courage*, Fayard, 2009.

人保持清醒,既要意识到挑战也要意识到危险。在冒免费风险的时候表现出的勇气是追求冲动的享乐。勇气也需要能抵制武断,应对批评、流言和无法接受的事物。精神上的勇气必须以充分的内在安宁为前提。这样,勇气可以把暴力边缘化。虽然有时勇气可能表现为为达到目的而做出的鲁莽行为,但勇气并不是指这样的胆量。勇气也需要谦虚。我喜欢《国王的演讲》①这部电影,因为乔治六世国王在面对无法避免的战争的时候,要用演讲的方式而不是讲故事的方式来调动人民的积极性。为了完成这个使命,他勇敢接受口吃的矫正训练。

**请参考**

2.1　情感障碍、羞耻感和被轻视

5.4　风险、学习和经历

**影片**

[1] «Pride and prejudice» (2005), Jo Wright, Grande-Bretagne, avec Keira Knightley, Mathew Mac Fayden ...

# 5.7　嗜酒者需要什么样的睿智?

关键在内在。

## ➤ 嗜酒者的智力就是一种实际应用

一个人的睿智能让人平息下来,也能让一个人振作起来,它还

---

① Seilder, David, Le discours d'un Roi, avec Colin Firth, Geoffrey Rush, 2010.

能给人带来好心情。这种睿智在开始戒酒到完全戒断的时期起决定的作用。它从文化影响中获取养分。我们那些大力主张的灵感来自希腊哲学。注意，希腊哲学除了柏拉图式影子戏，就是一种**实际应用**。希腊哲学是行动的指南，而结合事实做出的行动也能促进哲学的发展。这种哲学经过戒了酒的人的消化理解，让他想到这可以应用到实践中。它不同于周围因循守旧的做法。与金钱利益和毁灭性的冲动比起来，智力总是滞后的。智力将及时行乐的想法与时间的不确定联系在一起，这种时间的不确定必须与团结互助和抵抗精神紧密联系起来。

## ➢ 意愿的作用

启蒙思想让我们深信，解放能带来进步。这种思想激励着唯意志论，还包括最根本形式的唯意志论，最后就会变成像乔治·克伦威尔在《一九八四》和《动物庄园》里描绘的那种需要完善的压迫体系。在他看来，自由的世界主义说明了对生存者条件的平等蔑视。不管我们怀有什么样的乐观心态，也不可能听之任之。只要意愿是在基于经验的智力控制范围内，它就可以为行动服务。

## ➢ 智力的源泉

应用哲学的流派对嗜酒者是最有用的，有伊壁鸠鲁主义、斯多葛主义、怀疑主义还有犬儒主义，都是一些什么什么主义！

■ 　伊壁鸠鲁主义被准确地定义为人的职责就是享受快乐，而快乐也必须是在责任范围内。伊壁鸠鲁主义者自诩有权利走向他喜欢的事物，但是必须在追求快乐时不用担心会伤害他人和自己。伊壁鸠鲁主义经常被错误地理解为享乐主义：为了快乐而追求快乐。这是一种根植于生活的伦理，让人明确自己极限的禁欲主义。这对嗜酒者而言是必须的。

■ 斯多葛主义借指那些不能改变，因此只能接受的思想。这其中需要批判精神和勇气介入。行为结果就是挣脱情感束缚。其天平的一个托盘是接受，另一个托盘是人道主义唯意志论。勇气从一个侧面介入就是行为的勇气。

■ 犬儒思想几乎对什么都不放过。其实，它反对消费逻辑和社会成功。犬儒主义鼓励挣脱物质束缚。它让人从不稳定的欲望中得到解脱。它帮助人们质疑规范性思想。它用讥讽的方式排斥谎言。为了变成一个可靠的人，人在日常生活行为中必须要表现出犬儒思想。因此，很明确它与欺骗操作不同。

■ 怀疑主义在第一个考验阶段可能会成为行动的毒药，起到抑制作用，最终导致虚无主义和绝望。因此，它成为消极的理由。即使怀疑合理，怀疑主义者还是可能固执，寄希望在无法估量的因素上。它可以让我们后退几步来思考问题，它鼓励谨慎和有条理的怀疑。它排除盲目忠诚，不相信会让人失望的将来。

■ 苏格拉底思想应该是任何改变做法的核心。它会引导交谈者改变角度思考任何问题，在将有分歧的观点联系起来的时候，它会使用讽刺的方式，运用矛盾来对抗墨守成规，克服无意义的贫瘠的反对。它还暗指那些被当作真理提出的思想都有短暂性的相对特点。苏格拉底式的讽刺是正确认识的另一面。

## ➤ 辩论中的犬儒主义和意志

■ 智力依赖于经验。当我接受节制学会自我认识的时候，我的智力就开启了。智力的获得是一个长期学习的过程，当然中间会有错误。现在，我允许自己有犯错的权利，但是我会减少数量和降低它们的影响。摔倒，再站起来，再摔倒，再站起来，最后就能直立。

■ 治疗中的犬儒主义是指让别人体验错误。

■ 对节制我还是很实际的，这可以让我走得足够远，还可以保存精力做我必须要完成的事。犬儒主义并非有恶意。某个醉酒的人向我解释，刚刚他怎么喝酒以及为什么喝酒。我告诉他我很能理解他。我克制自己反驳他的欲望，并让他自己意识到自己的论据是错误的。

亚尼内医生通过讲述不屈从一个患者的自杀要挟的故事，给我们上了关于犬儒主义的一课。一个醉酒的人在电话里对他说："我要自杀。"他把一支手枪指着狗，亚尼内博士保持冷静和他对话，直到这个自杀者问他："你没什么要说吗？"亚尼内医生用平淡口吻回答："我等着呢。"这就是一个典型的犬儒主义行为。

■ 在我看来，唯意志论与其说是一种智力形式，还不如说是一种道德品质。

■ 唯意志论的前提是训练努力付出。我把它看成智力的组成之一，因为我不看好脱离行动的思想。然而，行动能延长合理的欲望，也必然会遭遇抵抗和失败，这就奠定了唯意志论的基础。

294

## ➤ 不饮酒文化

> 考虑到酒精的特性就开启了文化之路。

节制，从先验理论上来说，这是一个寓意灾难的词，因为它首先是一个事关生存的选择。它激励人们努力获得认识，所以它成为一种生存方式。

## ➤ 不饮酒文化意味什么？

不饮酒文化意味着认识因素与相关实践因素，它们都参与了嗜酒者的舒适感。

它把任何不饮酒行为当作嗜酒者心理特点的组织导体。

不饮酒文化必然是一种实际应用：当这种文化被设想且被实际应用的时候才有意义。

这种文化在团体工作中得到验证。

不饮酒文化以下面几点为前提：

- 喝酒体验；
- 戒酒体验；
- 经常有嗜酒者经历饮酒病程的各个时刻；
- 酒精和饮酒行为的象征意义被每个人自己解构；
- 参加社交活动，其中不排除他人提供酒精饮品的可能；

不饮酒文化完全看个人心意。

## ➤ 谁参与不饮酒文化的形成？

嗜酒者和治疗师都为不饮酒文化的形成付出了努力。其实通过不同的世俗渠道，不饮酒文化得以维持。它也在不断变化。

## ➤ 不饮酒文化的内容是什么？

不饮酒文化首先包括：

■ 有用的知识因素，它涉及：

➙ 酒的属性和作用；

➙ 酒在经济、社会和文化中发挥的作用；

➙ 象征意义；

■ 认知行为方面的一些概念，有利于生存，最好是有利于日常生活与生存选择的有形实践。

不饮酒文化还包括通过系统心理的分析解读，人类心理特点和社交生活的认识来源，还有各种研究人类行为的科学：比如工作和社会生活经历、社会学、**人类学**、**人类行为学**、几大重要宗教的习俗和经济理论思想。

它还可以从智力和艺术活动中获取养分。

因此，这种不饮酒文化与普通文化易混淆，普通文化由那些能给嗜酒者带来麻烦的小事组成。

不饮酒文化会应用之前就提过的道德原则。

这种文化把超越性仅限于互助和象征思想，同时让每个人自由选择自己的信念。

## ➤ 一种自由开放的文化

这种文化会注意考虑不同的因素，拒绝规范化。它会磨砺人的辨别力和批判精神，强化精神上的独立和个人的自由。

但是在独立中又会有团结和相互依赖。这种文化追求用童真的思想、对分裂的辩证灵活和对情绪紊乱的自我控制来替代心理的未成熟。它会增强适应能力和享受社交生活的能力。这种文化提倡悖论，尽管它在哲学和政治方面拥有突出表现，但这种文化并不会自以为了不起。

## ➤ 为一种生活规划制定治疗方案

不饮酒文化属于一种生活规划，在这种规划中，痛苦中的人，尤其有成瘾行为的人可以认识自己。

## ➤ 意识域中的关键点①

很晚，我们才想到把酒精病学意识域中的关键点按照主题进行归纳分类：沿心理活动轴拉开一定距离来看待酒的问题，促进生活的改变，促进人的全面发展。与时间的关联（关键点1）是详细反思的来源，与行为和活动的关联（关键点2）也一样。辨别力（关键点3）既指批判精神，又指敏感的直觉，它们对缓和认知障碍而言是必不可少的，这个关键点在大部分的主题会议中都有涉及。而关于情感方面（关键点4），我们会探讨情绪、感觉和生活处境。躯体（关键点5）和创造力（关键点6）是在治疗范围外讨论的典型关键点。意义（关键点7）是我们大量思考的对象。对于意义这一关键点，我们要特别感谢加缪和希腊哲学家。它包括文化和心理病理方面的参照。所有这一切形成了一个有趣的整体，总的来说，还是很有效能的整体。很遗憾，一些亲属不可以无限期地拥有进入这一整体的权利。因为他们既不是饮酒者也不是治疗师。

---

① Cahier de l'AREA n°2, *Clés pour sortir de l'alcool*, *petite philoso-phie à l'usage des dépendants*, 2010.

297

**请参考**

# 5.8　追求意义

在他在世时，怎样才会不受死亡的折磨？

**格言**、准则、警句、谚语和问题都可以同时出现在一个写作工作坊里。每个都可以创造自己的意义。

准确来说，因为生活本身没有意义，赋予自己生活的意义却可以由自己决定。

## ➢ 重新回顾债务的意义

人生中最重要的任务之一就是赋予自己的生活一个意义，就是解决无根据的债务问题从而获得解脱。我们从嗜酒者身上看到，债务问题会比较晚才进入他们思考的范围，因为债务问题长时间都模糊不清。在追求认可和寻找受虐犯罪行为的半道中，对债务的精神分析有什么意义？尽力对此辨别是必要的。

我们生命的延续依赖于我们可以传递给后代什么。戒酒就是一个调整世代传递链的时机，也是让后代从债务中解脱出来的时机，因为债务可能会让孩子盲目地制造不幸。

　　为了把债务作为束缚所象征的含义囊括进来，订立协议的原则就是替换一种未表明的债务。在限定的时间内，我会参与确定一个或几个目标，并且一直坚持这件事。在协议到期的时候，我会想办法延长它的期限。如果他人让我经受考验，我挺住了，那我就可自由支配自己。这个原则是临床酒精治疗与预防关系的依据。即使他人伪造了一份协议，我也可以摆脱其束缚。维持一份协议可能会降低自己的价值或者简单点说是不可能的。单方面解除协议会中止治疗师通过契约订立的债务。

　　这种推理也可以应用到酒精问题上。一旦饮酒的反射条件中断，可能就需要修改与酒精相关的协议。我们必须认同这个事实，当一小杯酒可以让人获得味觉享受，方便人际交流，甚至让人鼓起勇气在舞会上不断起舞的时候，酒已经成为一位真正的朋友。但是在节庆和有限制的社交场合下，对于年轻人甚至是年纪更小的人来说，酒是一位虚假的朋友。酒成为表面的关系支撑，它会转变成真正的敌人，因为一旦养成酒精依赖，就会为自己和他人带来灾难。酒精治疗与预防的心理疗法就是使用这种原则。酒精也会成为一个假想的敌人：毒品于自己是痛苦的，但是这并不妨碍毒品于非毒品依赖者的文化地位，这种地位体现为毒品起的社交黏合剂作用，同时也是一种享乐秘方。

## ➤ 脚踩地，头朝天

　　有正确的认识，就不会说胡话。务实主义者不在意空洞无意义的讲话和对饮酒者没有实效作用的意图打算。

要追求意义，需要努力幻想。比如，我们可以幻想一个酒精治疗与预防的组织结构，它可以帮助构建一个有智力又团结的公民身份。这种幻想让我们不得不付出，并且催生了意义。参与到酒精治疗与预防中的协会成员就符合有自我意识的社会标志性人物的形象。

在如今的社会，虽然人会不完美，我们还是要让自己成为有正义感的人。完美的人会让人敬畏，也会招来敌人。

如果我们还是如此徒有其表，那集聚各种资源又有什么用？利益的驱动和权利的激化，这些无意义的**范式**如果都无法使人相信，那么还可以避免什么样的冲突？就像阿尔巴贡和他的藏宝箱一样，还有卓别林在《大独裁者》中扮演的两个角色夏尔洛和兴格尔双双伸出双臂，夸夸其谈。[1]

对于我们而言，时间是被计算的。我们要学会使用时间，要珍惜我们的每时每刻。不要浪费几年的时间在酗酒和诡计上。我们更应该追求那些有意义的快乐。谨慎的享乐不排除幻想、努力和计划。习惯能减轻痛苦。策略来自即兴发言，就好像创造性能在工作中得到锻炼。对自己的时间实施权利也是一种快乐。嗜瘾者追求即时快感，我们也可以慢慢享受自己的片刻时光。嗜酒者知道过度饮酒的界限在哪儿，而我们选择承认并体验这些片刻时光。这很有意思，很真实。最糟糕的成瘾行为就是犯傻成瘾。看到他人身上的犯傻成瘾，就可以更好地检验我们自己身上是否也有。它通常是某些显而易见的后果。学会摆脱这种成瘾行为就要把它消灭在萌芽状态。我们要警惕那些规范准则和道德准则。必须承认，继续欺骗自己没有道理，而怨恨只是浪费精力。比起最高等级，更应该看重相对概念。

现代通信可能让你永远无法认识自己。媒体用虚拟的事物代替象征事物。要知道,在吵闹的时候要求安静,在退缩的时候要求发言。把象征性和自然联系在一起,尊重自然,以免自然界动怒。

这个时代,自我中心主义和个性已经混淆。与其说是在测验中寻求自己的身份定位,还不如说是构建自己的身份。借助友情来帮助我们自己,让我们有更多的亲善潜力。赶紧通过某种善意的举动或者充满想象力的举动去与别人不期而遇吧。

雄辩的思维承认任何事实都有矛盾的一面。如果事实有进一步的发展,相对于不变的肯定,更应该要选择质疑。**内在**和超验同样可以束缚人。这两者都需要接受批判精神的梳理分析。

## ➤ 尽管人会变老和死亡,但是有意义

如果衰老也是一种经历,一种诙谐,为什么要反对衰老呢? 贝诺尔特·克鲁尔用自己的方式向我们阐述了他的看法,让我们得到安慰。[3]

亡灵世界和活人世界挤满了那些通过自己的创作作品帮助我们生存的人。每晚,当我们想到那些让我们学会爱的人,都让自己体验一下死亡吧。

死亡应该被看成和休息一样的安宁。最终,生、老、死不就是一样的事?

关键就是拒绝活着的时候就已经死亡。

## ➤ 观察:摆脱债务

我家里有三个兄弟姐妹,我是最小的那一个。我的出生本来

不在爸妈计划内。妈妈把这件事情告诉了我，这让我很受伤。母亲在养老院度日如年，她从 15 岁起就开始依赖胰岛素。她一生滴酒未沾。我照顾母亲很多。她很早就开始有抑郁症状。母亲不是很温柔，她母亲很严厉，而她父亲经常又不在身边。她在自己的世界中设立各种障碍。我出生的那天，外公来看过，然后被他司机接走了，可是不幸的是发生了车祸，外公去世了。

我内心经历了一些变化。我父亲是建筑师，我 16 岁那年，在圣诞夜晚餐结束后，他就消失了。（就像《莫扎特传》电影中的撒里耶热的父亲一样，但是没有像电影里一样被鱼刺卡死。）父亲一直饮酒，抽雪茄。我希望我能和他一起工作。

我很喜欢我外婆。她经历了她儿子的去世。后来，她绝食，六个月后她去世了。

有些男人打妻子。我正好相反：在我家里，我被妻子打。她的童年过得不容易，她可能一直等着我也使用暴力，然后去告我。我之前就和家庭医生说过这些事。但是我妻子否认了。考虑到孩子，我忍受这些。我绝不允许她碰我的孩子。如今，一切都结束了。我儿子之前还亲眼看到过她打我的几个场面。

我不喜欢酒。当我和我妻子出现问题的时候，我曾经极度沮丧。我可以连着三天以上不喝酒，但我经常整日待在酒馆里。

我也有朋友，但是因为酒还有我的一些经历，我和朋友有了嫌隙。我始终对我的婚姻状况不能释怀。对此，我感到羞耻。

观察后的评价：

在我看来，您酗酒问题的主要根源是您母亲的创伤，也就是她父亲的去世，因为这是在你出生之日发生的不幸。因此，您会感到有罪。在你外公不幸遇难后，你母亲情感上的缺失与她后来的抑

都也有关。可能是因为您满满的罪恶感让你可以接受您妻子的
虐待。

　　您父亲饮酒的方式也起了作用。在职场上,当您可以把对您
父亲的感情具象表达出来的时候,这种作用就没有了。

　　债务的重担还取决于被遗弃的感觉和犯罪感。

## ➢ 团体的贡献

　　探讨关于生命意义的主题已经偏向于探讨面对死亡的态度,
这种离题有其作用,因为每一个人都多多少少不承认死亡,这是大
家的共同特点。只是每个人面对死亡采取的处理方法不同。

　　好几个参加者都担心死前受罪。其他人认为,拥有了完整的
生命后就可以让自己准备好离开人世,但是让我们接受喜欢的人
离世还是很痛苦。可能明知这些是会发生的事,所以让人最难以
承受。目前,分离是一种轻微的死亡,重逢后又可以恢复。每日与
酒精重新建立的联系都会引起轻微的死亡,宣布分离无效。如果
一位参与者过早被召见(即离世),他会感到为难,因为他意识到自
己的时间还没有结束。一位女性把自己形象地比喻成四季。每个
季节都有它的美和资源财富。她期待能享受眼前的一切。季节的
连续性就体现在开始和结束的中间部分。它拒绝酗酒行为导致的
精神割裂。在此刻之前,她认为,还不是反映生存和正确认识的时
候。而关于之后的问题,看法就不尽相同。一位母亲不能从丧女
之痛中走出来。对她而言,跨过这道槛就是希望的力量。在某些
时刻,会出现另一个渴望和一个不被理性允许的信念。她承认自
己缺少活下去的力量。而第三位参与者哈哈大笑。他找到了一种

解药——爱,趁现在爱,直到生命的最后一秒。另一位提出一种更精细的做法——在入睡前让自己练习死亡,比如,被一个漂亮的女性吸引,喜欢得快要死掉。生小孩就是一种设计重生的方式。牲畜看不出饲料中有蛆或什么不能吃的。一位脸颊消瘦的男子自从不再饮酒后,他就敏锐地意识到还剩下的时间。他用最佳的精力来经营死前的生活。他感谢能遇到两位让他有活下去欲望的人,这些欲望让他得以继续生活。一位提前退休的女性,她知道,退休后她生活的重心就是为余下的生活找到意义。一位女性承认因为没有找到生活的意义,自己后来就选择了酒。她明白是她自己赐予生活的意义。另一位承认自己骄傲,她不希望老死,因为到时下葬的人很多。那个笑的人会让她发现莫扎特和莫里哀一样,在雨夹雪的一天被扔到公墓前,没有多少人来参加他们的葬礼。[2]一位刚退休的人想起,他所生活的村庄的生活节奏就像是葬礼一样。他经常看到一个奇迹:最无耻讨厌的人就是在饮啤酒时还被人大力赞扬的人。某人让我们注意到,我们同胞中生活最辛苦的人是那些不得不让自己活下去的人。其他人花很多钱给自己凑合改变一下,然后产生幻想。克罗迪娜在这次讨论会结束的时候,就杀人犯问题发表了一个看法:不再饮酒的人不需要摆脱被喝空的酒瓶。

这个问题的答案很简单。生命的意义就是:活着并帮助别人活着。

**请参考**

1.4 债务的象征意义

5.7 嗜酒者需要什么样的睿智?

**影片**

[1] «The great dicator», Charlie Chaplin, USA, avec

Charlie Chaplin et Paulette Goddard. 1940.

[2] «Amadeus», Milos Forman, USA; avec Tom Hulce et F. Murray Abraham. 1984.

### 书目

[3] Groult Benoîte: *La touche étoile*. Gallimard. 2006.

## 分析电影《傲慢与偏见》

### 葡萄酒、话语和眼神

在我们自己身上可以看到过去的和虚构的人物形象，我们永远因一种感情而和他们关联着。简·奥斯汀让年轻的电影导演乔·怀特和他的团队爱上了《傲慢与偏见》[1]中的人物。这是根据小说创造杰作的必要条件。这位牧师的女儿，虽然在40岁去世的时候孤身一人，但在她青年时期作品中到处都体现着她讽刺的睿智、正确的认识和生活的乐趣。这部电影的一首插曲是钢琴家让-伊夫·迪波登创作的，它渲染了当时社会没落的背景。电影借用演员们惊人的表演，增加了大家阅读小说的兴趣和幸福感。从这部改编电影中，我们提取三个因素：葡萄酒——传统社会必须要的因素，话语和眼神，它们都是治疗必不可少的工具。

### 葡萄酒

葡萄酒长期来都是社交情节的组成部分。使用葡萄酒能突出人物的特性，且不会歪曲主角的实际情况，也不会歪曲故事。在《傲慢与偏见》这部电影中，酒掌控了18世纪末农村小乡绅这一家人的角色。虽然葡萄酒没有解除彼此间的关联，但是它却解放了人们的嘴。

父亲班纳特先生喝酒,因为他喜欢葡萄酒,还因为酒杯对他来说是一种姿态,一种面对他妻子,支撑体现他歇斯底里又果断的性格的一种方式。在他死后,根据限定继承法,就是不能让女儿继承遗产的法律,他的财产要被他一个卑微的侄子继承。因此,班纳特太太必须要为她五个女儿找到有钱的丈夫。

班纳特先生参加社交舞会,手里拿着一杯酒,一个耳朵听他妻子叨叨,眼睛看着他的女儿们。一位喝醉的男士,像一个逃亡者,靠着一根柱子打瞌睡。喝空的酒杯会让他失了礼仪。对喜欢给女儿说媒的母亲来说,酒是很微妙的东西。五个女儿中最年轻的那几个,在微醉的时候还和军官们跳舞。

之后,其中一个女儿,那个鲁莽的利迪娅在一杯酒的作用下,道出了一个对故事后续发展至关重要的秘密。在利迪娅重新回到家里散心的时候,女主角伊丽莎白得知了这个秘密,她却不敢面对自己。

当伊丽莎白那位美丽端庄的姐姐简的追求者,在自己好朋友达西的引导下,最终决定跨出求婚的一步。母亲那种轻浮随便的缺点顷刻间就被消除了。在这桩婚事被反悔前,一屋子的女人都结成联盟,在客厅里发号施令。

电影最后一幕是父亲同意他最喜欢的女儿的婚事。在伊丽莎白离开他后,他与酒的关系会变成怎样呢?唐纳德·萨瑟兰出色扮演了父亲的角色,确实很人性。

### 话语

话语是伊丽莎白表现优雅和无礼的武器。她对自己的信心来自她父亲对她的喜爱和她强烈的家庭归属感。他父亲把语言天分遗传给了她。她一句反驳就足以震撼自视甚高的男主角。她一开始就觉得他高傲，第一次眼神交流时，他就犯了一个错，他认为女主角还过得去，但是还不足以到能让他着迷的地步。她使用一些合适又简单的词，就能不露痕迹地嘲笑傻子，大胆地面对别人的高傲和恶毒的评论，还可以表明自己的同情心或者尴尬。

**眼神**

阴郁的达西经常惹伊丽莎白生气。他拥有德比郡一半的房产，但他可能是那里最忧伤的一个人，他对伊丽莎白无恶意的嘲笑首先从眼神中流露出来。当他听到班纳特太太在公众场合跟一些唯利是图又单纯的人夸赞她女儿简时，他冷漠地看着。这就好像达西是通过眼神来传递他的想法。当他第二次再遇到伊丽莎白时，他的眼神变温柔了些，更注重她的内心，这种眼神说明了他被触动了，他彻底动心了。在这位很早就成为了一个大庄园庄主的年轻男子身上，很少看到笑容，只有在与他妹妹相处时，才流露出笑容。在她妹妹在场的时候，他才能勉强地对伊丽莎白露出会心的微笑。

在达西告诉女主事实真相的时候，他的话语和眼神充满爱的挣扎，一切都似乎停止了。他抛弃了他的傲慢，也消解了伊丽莎白对他的偏见。比起直接交流，用笔来交流让他更自在，因为伊丽莎白也会有眼神和微笑流露。话语和眼神最终一致了。当伊丽莎白吻了达西的手背时，他们的前额被日出的阳光照亮了，在寒冷的拂晓中，他们相互依靠，然后去告知家人他们选择在一起。长期以来，葡萄酒发挥的作用不止一点点。

**请参考**

5.6　待培养的品质

6.4　牵连与类型

**影片**

[1] «Pride and prejudice»（2005），Jo Wright，Grande-Bretagne，avec Keira Knightley，Mathew Mac Fayden …

# 第 6 章
# 如何建立实用酒精治疗与预防学?

## 6.1 酒精治疗与预防是一种心理治疗吗?

> 意识的指导根本就不是我能关心的事。

被同桌的讨论者问了这样一个敏感的问题:酒精治疗与预防是一种心理治疗吗?

首先,我们同意让-保罗·德斯康巴对心理治疗的定义。他认为,任何心理疗法都涉及以下内容:

- 一份明确的协议;
- 系统化的技巧;
- 适应证与禁忌证;
- 这种疗法包含临床学。

这些就是在对嗜酒者的个人和团体指导陪护工作中,我们尤其试图想明确的内容。同时,要明确酒精治疗与预防专家、定期参与者及协会各自涉及的部分。

## ➢ 必须轮流发表意见

→ 我可以想到5种心理治疗，但是没有一种能让我不再酗酒，它们只会让我发现自己毫无价值。如今，我有意对"自我"之外的其他事物感兴趣。

→ 我认识几位心理医生。第一位心理医生跟我一起哭；第二位就像一位母亲一样同我交谈；第三位对我提出很多限制和要求，当我不记得去见他时，他就会立马打电话强制要求我去见他。

→ 我需要说出我的痛苦、我所想。

→ 准确来说，这种治疗必须要能给我们超过自己语言所能表达的指示，还可以让我们获得其他的观点，帮助我们进步。

→ 我的精神分析师的沉默最终让我感觉不适。他是自满、冷漠还是太专注了？他是不是睁着眼睛睡觉？在15年内，他说的三句话都刻在我记忆里。

→ 这些年接受精神分析，我一直感到犯罪感，很累。接受如今这种疗法，我觉得不再受到大家的审判。

→ 个人心理治疗应该是可以让我与自己的灵魂进行对话。在那里，我练习倾听和简述自己的看法。

→ 每当我结束交流会离开后，我还是会反复应用学到的东西。几天前，亲友中有人突遭变故去世了，我因此受到打击不能自控。但是想到酒精治疗与预防专家的声音，他所说的话让我重新找回冷静。

→ 有时，我们需要一个人立即出现。而现在，我们总是能找到一个人。我可以把我的疑问通过写电子邮件的方式告诉他。我知道治疗师会回应。

➜ 我很喜欢在寻找自己的时候能帮助他人,因为相互关联让人更能感觉彼此间平等。

➜ 我喜欢因为我们的治疗而帮助到旁边的人。

➜ 这种酒精病学可以引导我们考虑到躯体。

➜ 我们现在感觉到有一个合格的第三者帮助我们。以前,我告诉我的心理医生我喝酒,她会告诉我她不能理解我的行为。

➜ 我见过一些心理医生,但我不喜欢。但我觉得他们只是厚颜无耻地用弗洛伊德、拉康的名义掏空我的钱包,就好像他们是万能的上帝。而这样的交流团体可以让我接受治疗师。团体,治疗师和我自己形成的三角模式适合我。

## ➢ 一种独特的心理治疗

首先,需指出这种治疗的特点:帮助当事人脱离酒精。但这不是理所当然的事。即使生理条件反射和行为条件反射阶段已经过去,仍可以看到很多人复饮,这说明脱离酒精不是件简单的事。其实,大家都建议节制饮酒。但他们用手指指责那些饮酒过量的人,睨视那些在戒酒的人。周围的人就自发地成了同谋或批评者。嗜酒者必须下定决心一点酒都不能再喝。如果有一天真的做了这个选择,那会让当事人既对自己的环境,又对自己的文化感到陌生。如果他把自己的选择看成一种介入,他就会受到威胁。而他自己身上的嗜瘾部分将节制饮酒看作一种禁令和侮辱。然而他的意识又把这看成必需的事。

酒精治疗与预防的制定工作是慢慢推进的,主要是让节制获得禁令般的地位，甚至是针对损害身体健康的禁令。可能，任何禁止针对的对象是违抗。有一种虐待或者被虐的快感需要违抗。事实上，禁止能起到保护和解放的作用，它阻止我们伤害别人和自己。那些自知自己是嗜酒者但还继续饮酒的人可能下意识地成为异常调整的受害者。嗜酒者喝酒的时候，会效仿和他一样嗜酒的人，违抗那些对他来说可能是象征性的法则，这也可以当作对话本能的一种补充。他究竟在违抗什么？在他醉酒影响了自己的利益后，他是不是表现出类似于俄狄浦斯一样的错误，就像一个女孩为了掩饰某种心理倾向，学他嗜酒父辈一样饮酒？这是否表明，他无力让自己在精神上不受父母辈缺陷不足的影响？

节制还有一个任务要完成，就是让当事人放开心胸接纳其他人，这是自相矛盾的事。节制首先可以让自己与同类的人建立关联，这也是交流团体中酒精治疗与预防专家发挥的功能之一，这自然不言而喻。然而，在不饮酒文化中，必须发展社交关系。这种独特的公民身份特点，是每个人要基本具有的。

## ➢ 酒精治疗与预防需要交流团体和治疗师

在这个团体内，不要随意指责和顺从。每次，治疗师都会面对不一样的临床情况，这包括不同的家庭和社会实际情况。酒精治疗与预防专家只会使用一种方法论，它以患者的矛盾作为出发点。他提出一种指导陪护的框架范围：既有个人时间，又有团体时间的指导陪护。然后由当事人选择后续的治疗方式。酒精治疗与预防专家不针对特定关系。根据患者开放精神的程度和他的状况，专家给予他能给予的一切。他还掌握一些工具和解读的范式。他在给予的同时，也需要获取，这才能让他满意。作为本来的自己，他学会了倾听他人，但是不能因此被困扰。他用自己本来的身份来和患者讲话，不说话的时候就沉默，同时还用多种渠道的经验来进行反射。他为他的客户、患者或者合作者服务，但他不是支配者或者用人，而是指导陪护他们。当他作为个人成为交流团体的成员的时候，他也得到了团体的陪护。

有时，治疗师害怕他的功能衰竭。作为团体里的一个成员，他害怕因为自己的工作习惯变得不诚恳，生活很快会让他重新审视自己类似的行为举止。还有，他知道自己一直需要从之后的对话者身上学习新的东西。

## ➤ 酒精治疗与预防学作为心理治疗体现在什么方面？

体现在以下几个方面：

戒酒能创造条件，让经常受到损伤的大脑能力得到恢复。

最初的几次接触能让患者减轻羞耻感和犯罪感。

指导陪护工作可以让患者接受自己的不同，能和喝酒或者正常不喝酒的人接触和生活。通过交流团体和协会，这种工作对患者获得正面的归属感有帮助。

指导陪护可以让患者拉开一定距离来看自己的故事、失败和自己这些问题的关系。再次经历自己的大小创伤后，指导陪护能使他的痛苦相对缓解。

患者自己投入治疗有利于促进情感、复现表象和行为的发展。可以帮助患者在保留现实意义的同时，重新回到线性时间，承认接受自己的欲望和行为。

随着时间的流逝，当当事人重新控制自己的生活和重新找到生活乐趣的时候，自我形象就慢慢修复了。

在最佳的病例中，指导陪护能让患者面对他人、道德，还有追求意义。

## ➤ 酒精治疗与预防专家是患者倾诉痛苦的对象

心理治疗师倾听客户的心理痛苦是有报酬的。酒精临床病学或成瘾临床学专家也是患者倾诉痛苦的对象。在这种长期建立的关系中，他们有时是唯一接受客户痛苦的人。不承认咨询成瘾临床专家的价值就是一种否认嗜瘾者痛苦的方式。剥夺嗜瘾者对交谈对象的选择经常说明了一个问题，就是见死不救。

### 照片语言

我们提议以"创造故事"为主题组织住院的小团体来准备一个交流会。皮埃尔带来了一本相册，里面都是他女儿做的合成照片。他已经和他两个饮酒的孩子想好了故事。迪迪埃用两张照片说了一个角色扮演的游戏：一张与酒有关，另一张与自由有关。看照片进行发挥创作是没有限制的，就好像一些游戏，比如排在一起的玻璃杯游戏（把四个空的玻璃杯和四个装满水的玻璃杯排在一起，通过四次换杯子位置的动作，但每次必须一起移动临近的两个，最后让八个杯子空的满的交替排开），还有一个游戏就是如何画出船倒影在港口水面上的景象，这涉及各种颜色、形式的交融等等。这都是语言之下的东西。

**请参考**

# 6.2 最好的治疗方式

*"最好的行走方式，就是我们自己的方式……"*

——《行走之歌》

心理治疗方面的技术和学科的激增，让我们产生了好奇和疑惑。可供选择的数量如此之多，就好比一家大书商拥有的藏书，这正好与饮酒者使用的药品如此单一形成鲜明对比：酒精是一切事物的答案。而科学研究有两个方向：

■ 研究每种方法不同之处以外，还研究它们的共同特点；

■ 一位好的治疗师的素质。

考虑到结构的严谨性，首先需要提出一个概念，就是折衷整合心理疗法[1—3]。总想着提供给患者自认为最适合他的治疗的这种做法有两种逻辑结果：

■ 临床治疗师必须是支配者，至少他对治疗技术和主要理论有足够的了解；

■ 当他不能处在最有利的位置来满足他的客户，而客户又质疑他想摆脱他们的时候，他的地位必须既能让他最大限度地照

315

顾他们，又能根据他们的特殊需要知道如何引导他们。

目前这方面的科学研究都是建立在对嗜酒患者的心理病理状况的了解之上，而且这种认识还不稳定。对各种情况的描述胜过了对它们的理解和阐释。另外，即使存在可以让人有哲学反思的思想流派，它们也很少能成为治疗的工具。据我们了解，没有任何思想流派会从政治解读的角度来思考治疗问题。而且，所引用的一些经济统计数据也仅是说明了表面客观事实。准确来说，所有思想流派都对是否适合治疗只字不提，用类似的术语说，就是治疗专业人士和治疗费用的问题。

我们不追求研究实验室中实验的客观性，我们为了酗酒问题将尽力去回答这个根本问题："什么才是治疗？"

## ➤ 酒精病学治疗的总体原则

1. 考虑患者的意愿，也就是患者的矛盾状况。

在信的最下面部分询问酗酒者的意愿是幼稚的举动。即使饮酒者受够了自己酒精成瘾的后果并由衷地感到内疚，他还是在意这种消费模式给自己带来的那些影响。在他自己的要求中，还掺杂了他亲属的意愿。在他接下来采取的步骤中，经常又长期地渗透着各种否认。他低估了酒精成瘾对自己和周围人的影响，但十分关注戒酒措施。他从来没有真心乐意打算放弃酒精曾经给予他的安全感。

2. 确定患者们主要的心理特点。

在学习心因性和精神病理的同时，治疗师还要在跟踪治疗过程中，通过倾听、观察和对自己的反移情检验，了解患者的主要心理特点。而对自己反移情的检验，是临床专家和不涉及这种医患关系的实业医生都用的方法。如果酒精起到屏障作用（即阻止治疗师和患者见面），那节制几天甚至只是小时就能得出患者与酒精有关的有害心理特点。

3. 治疗师确定自己的心理特点。

作为治疗师，不能略去对自己的了解，因为，所有的研究都明确表明，主要的治疗资源都是在我们治疗师身上。我们可以发现，在医患帮助关系中，这种起决定性的部分并不在酒精病学培训的范畴。然而，尽管这是酒精治疗与预防选择的问题，但还是有很多有待发现。

4. 不管有过什么样的经历，都要保持学习者的心态。

在日常实践中，我们不断磨砺，获得不少技术诀窍。临床师需要大量典型案例的实际治疗经历：包括初步的接触、患者住院、急诊情况、跟踪治疗中各种突发状况和取得的进展，团体工作，在进行专业反思的时候始终保持学习者的心态，还包括酗酒问题外围相关的参与工作。他不应该恐惧要学习的知识太多。在典型案例不断增多的时候，这些认知也一定会因为治疗关系实际情况的发展而变得更清晰。

5. 对足够多的不同又可靠的实际情况确定解读框架。

酒精治疗与预防专家必须是一个有文化、有正确认识的人。他必须练习从政策和哲学的角度出发拉开一定距离来看待患者的情况。他必须同意用批判的方式违背或至少重新审视基于发现的实际情况所传递的信念。"禁欲"这个词用来指治愈功能不为过。

6. 酒精治疗与预防专家不应该害怕发挥自己的特点。

治疗师本身应该有足够的灵活性，来使用和发展自己特点中最适合某个患者的那部分。根据采用的技术的不同，可以发现有好几类不同性格的治疗师。酒精患者能够激励治疗师。中肯的表达——"话语的提示"还有其他什么意义吗？这个中肯的表达不仅指治疗师使用的词语、组句方式、声音、眼神、姿态，甚至还指话语表达的范围。这些必要的介入，既与认知疗法专家的统治态度不同，又与心理分析专家的退缩态度不同，它们让我们更靠近格式塔疗法。心理分析师主要从患者的移情出发研究患者，而酒精治疗与预防专家则正好相反，将前者的这种做法变成他主要的态度之一。可能这样可以激励患者自我表述，也可以让他更好地与患者保持一致，免去患者移情的尝试或者患者否认的表现。他听从这些是为了更好地贬低这些尝试和表现，作为交换，在不伤害对话者的同时，给出一致或者不同的观点角度。事实上，临床酒精治疗与预防专家就是格式塔主义者：尚蓬指出，他专注地凭直觉挖掘他的反移情，而面对后者时，他尽力保持与意识拉开一定的距离。事实上，酒精治疗与预防专家汇总了他遇到的精神病理学的各种紧急情况。这样，他就像是一条变色龙，根据他认为必须也可能放置在这种医患关系中的不同情况，随时调整以适应患者的情况：治疗师合适的态度可以与患者的心态保持一致。其非指导性特点是一种假象，同时，他知道对话者的思想开放到什么程度能起到决定性的作用。

　　阿兰在这周六来住院的时候是醉醺醺的。他对之后会有一个与他人共住的病房有反应，这时候他已经有军士军衔了。他从18岁开始从军。陪伴他的妻子没有时间来帮他办住院手续。他在接待大厅里激动得晃来晃去。在我的建议下，协会的辅导顾问把他的三位同仁也召集到了大门口。我上前迎接他。他看起来迷茫、开心又有些安心，他紧握双手。一会儿之后，在办公室里，他好奇地看着墙上挂着的照片，大概有三四十张，还有一幅堂吉诃德骑马的石版画。我告诉他，堂吉诃德的罗齐南脱就是我。然后他反驳说，这位骑兵并没随时准备好应对困难重重的旅途。这样，我们之间就建立了关联。通过这样一个 90 分钟讲故事的访谈，我让他的状况得到好转，而且比他之前持续 8 个星期的两次住院期间精神医生给他看病的总时长的疗效还好。

治疗师必须谦卑是由酒精病学医患关系的实际情况决定的。面对一位血液酒精含量为 2 g/L 的患者，最杰出的治疗师不会感到任何重负，甚至面对患者的谵妄，他也不受任何影响。其实，在移情和反移情方面，不同的理论流派都有正确和中肯的地方：不管是精神分析心理学、认知心理学、罗杰斯的人本主义心理学、格式塔心理学，还是策略心理学，根据医患心理活动的可能性，它们同样都有一些跟踪咨询的类型。一位临床酒精治疗与预防专家的进步空间与他的不足有关：这种进步是无限的。

7. 酒精病学专家必须临时让步于嗜酒者所懂的知识，并且激活建立在三角模式和联盟原则上的治疗关系。

这一点是酒精治疗最特殊的特点之一。酒精病学专家不能一个人做完所有事情。为了教患者如何戒断节制饮酒，在精神上接受它，并尝试下意识地把它整合进来，在实施节制步骤的时候，他需要嗜酒者向他求助。这一类的嗜酒者对开辟研究之路，消除羞耻，促进自己开始寻找身份认同都是必须的。这种身份认同不会冒险丢开与酒精的关联。治疗联盟不局限于医患关系，两者的关系要参照早期的非个性化经验，还掺杂了被控制和被抛弃的恐惧感。而联盟的问题就是要把第三者牵连进这种治疗关系中。最经济有效的第三者就是能调节关系的团体，而且不用在意治疗师在其中的地位如何：指导、增强表现、感情同化、叠加作用，还是因为心理分析而被削弱。当治疗师参加交流会的时候，至少也是在交流会后介入，因为其在交流会的报告中加入了自己的评价，团体对关系起到调节作用。在酒精治疗与预防框架下的这些变量会给预计的改变带来额外的东西。我们欢迎临床心理学家和其他的治疗师加入我们的团体。他们是否可用的前提是他们先前是否已经投入。对于不同治疗师可以分配给他们角色来面对患者：有人承认自己没能力帮助患者，有人相信患者的能力可以改变自己的生活状况等。这种联盟同样也可以在与治疗有关的团体生活中得到具体体现。这样，联盟就让治疗师和患者正式有了必要的相互依赖。协会参与者再一次成为自己能力的主宰者，对那些新加入的人来说，他们发挥了榜样作用：用他们自己的行动说明，向前走就会看到道路，已经获得的知识通过质疑的方式就能被保存下来。

8. 酒精治疗与预防陪护的局限是什么？

尽管酒精病学的治疗旨在消除饮酒者这方面的症状，减少饮酒者的错误定位，从而让他们可以重新与周围的环境相容，但指导陪护在几个月内会渐渐失去作用。

尽管大家把酒精病学方面的治疗看成一种生活实践，其实并非如此。原则上可以把治疗看成推翻已有的障碍，转变成一种可以培育的优势，这里的障碍是一种与酒精有关的毁灭和退化关系。

局限是什么要看患者体验的需求。每个患者各自情况不同，比如自己无意的失神、饮酒行为以及没有心理活动的需求，这些决定了他们自己后续的治疗。有近 15% 的见面约定没有完成。治疗师只能让自己适应患者变成可以接受的治疗者。

换个思维角度，局限还指治疗适应证，以及出现适应证的患者的个人接受能力。这就涉及治疗分工问题。如果职业病医生或者全科医生在自己领域内有一个或者几个可用的临床医师，像他那样在城区的诊所上班，他就会倾向依赖一种医疗组织结构——医院内的成瘾问题治疗中心或者酒精病学咨询中心，或者把患者转给精神科医生，但是精神科医生不习惯回复患者的邮件。鉴于此，分工的作用就消失了。通常，短期住院疗程后的信件作用因为没有临床数据反倒凸显出来了。搜集到的临床数据可能因为是机密的，所以只能由患者决定把自己的这些情况交给谁。尽管如此，就近交接不会对负责看护住院期患者的医生造成困扰。因为治疗师前后是一个人，分工工作自然可以分为住院期和指导陪护期：酒精病学专家要参加三个阶段的会面，住院时的照料阶段，还有个人跟踪治疗。患者在这些阶段依赖药物，自己的精神机能和周围环境。唯一可平衡的力量就是与治疗师关系的紧密程度。但这种关系难以建立。如果它因为方法而断裂了，那就严重了。然而，这就是酒精病学的规则。医患间的联盟要求有一段长期相互信任的关系。即使其他治疗师加入后期的跟踪治疗，这种联盟也只能由嗜酒者和临床酒精病学专家相互建立。

## ➤ 酒精治疗与预防的折中整合心理治疗

　　根据患者表现出的特殊性，建议嗜酒者去咨询这个或那个治疗师。如果是一个参军很久的军人，在参加了所谓的"和平"战争后受情绪紊乱困扰，就可以建议他参加 EMDR 创伤治疗或者使用衍生的其他治疗技术。但是要明确的是，我们不能指望针灸治疗或者荒谬的打针输液治疗，另外，也不能依靠只开某一种药物的治疗。整合治疗因为其使用的方法和治疗类型，需要一个有经验的合作对象。

酒精治疗与预防的折衷整合心理治疗包含什么呢？我们后面会提到交流团体涉及的咨询和团体治疗阶段。

● 咨询

从 2010 年 9 月到 10 月完成的一份评估研究可以让我们更好地分析我们的咨询。

我们的咨询分为：

■ 初次见面的咨询；

■ 以讲自己故事为主的咨询（每个患者有好几次）；

■ 跟踪咨询（这个时候，主要工作是再确保患者情况，而不是具体分析他的情况）；

■ 个人心理治疗式的访谈（这个时候主要分析病情和反思，在这个阶段，还有协会志愿者加入，负责监督咨询）；

■ 系统心理治疗式的访谈，这时候会让患者的几个家庭成员加入，与此同时，患者在前几次见面和跟踪治疗的时候因有配偶亲切的陪伴，咨询都很顺利。

每次咨询时间为 30—45 分钟，治疗师要全情投入，要倾听，让患者感觉到无拘束，要记录，阐释还要提建议。

由于太晚通知治疗师无法赴约或者其他没提前通知的爽约达到了提前预订的咨询会面的 15%。这一结构性的数据说明，必须要预想到其他可行的活动来填补这个空缺。可以事先声明任何先前定好的会面最后无故不来的都应该收费。

■ 简单接触的咨询（咨询时患者喝得醉醺醺的，司法跟踪调查对这种咨询不做要求）占 5%；

■ 第一次见面咨询占 11%；

- 以讲述自己故事为主的咨询占 5％；
- 跟踪咨询占 46％；
- 心理治疗式的访谈咨询或者是监督式咨询占 32％；
- 家庭成员加入的系统咨询占 1％。

　　鉴于嗜酒当事人咨询时的醉酒状态或者是在其监禁期施刑法官的强制下见医生的情况，我们可以发现 5％的咨询可以被认为是纯形式上的咨询。这还包括不涉及常规饮酒问题的咨询。而第一次见面咨询占咨询时间的 11％。这个阶段至关重要，可以明确当事人的饮酒动机，知晓他选择哪种治疗方式，开始建立一段联盟的关系。以讲述自己故事为主的咨询占到了 5％。其实这种咨询也算是跟踪治疗，患者当然免不了住院，但是这意味着与酒精的关系已经得到控制。在短期住院疗程的第一天需要病人讲述自己的病程故事。跟踪治疗咨询倾向于对患者提供支持，而不是带有分析内容的咨询，两者的比例是 46％对 32％。因为后者是要看患者个体的特性和其心理化能力。这种区分不意味在跟踪咨询中没有心理治疗的成分，就如让-保罗·德斯康巴提出的观点，跟踪咨询涉及对患者工作、家庭和小孩的咨询。以心理治疗为目的的咨询的相对重要性从团体内部的应用和互助协会宣传的反思活动中就可见一斑了。还可以观察到，准确地称之为对家庭成员的咨询的比例很少，只占所有咨询时间的 1％。尽管我们非常重视相互作用，甚至是相互吸收的系统因素（因为这些相互作用中汇集了精神病活性分子和内部的破坏分子），但这部分咨询所占比例还是很少。我们的咨询技巧主要还是集中在嗜酒者身上。在危机情况下，患者家庭必须能被接纳，从而重新确定治疗的方向。

　　酒精治疗与预防的跟踪工作有限度：由于酒精治疗与预防专

家时间的关系，他还有不少其他工作要做。有些患者，还包括他的家属可能需要更密切的个人跟踪咨询或者患者在接受跟踪咨询时一起接受咨询。要赶紧依靠一位非酒精病学方面的精神病专家，把治疗的各阶段更严密地衔接起来，同时尽力让患者加入团体形式的集体治疗。

考虑到在紧急状况下难以找到时间给患者进行咨询，因而如果可以让患者写邮件表达自己的想法，并且在 24 小时内快速回复，那这就算是一种有效的缓和之计。

### ● 团体的整合疗效

关于这一点，我们简单提一下，因为这个问题可以单独列一个章节。

交流团体中整合的困难在于难以把某个体验传递别人。大部分的交流会都只能浅显地围绕团体的主题展开，很少有关于指导陪护方面的培训讨论小组会。酒精治疗与预防专家因为没有时间和资金，不会被迫要求在这个领域有所革新，所以他们仍然还是大量使用固定的治疗方法。作为医患关系介质，团体经历越细腻，这种体验就越难以传递，除非是以培训疗程的形式。那么，学习者就强迫自己跟随治疗师和协会参加者的步伐，完全进入一个患者的角色。这就是我们曾经向一位已经节制饮酒的嗜酒医生提出的建议：他自己也住院占一个床位，参加短期住院疗程。这种研究很难用来对整合团体进行评估，不仅仅是因为其发展的可能性。很奇怪，患者们却可以更快更好地理解"整合"这一词的内涵和这样一个团体可以给他们带来的一切。

患者中有一位舞蹈老师，用他自己的话来说，借助横向概念，舞蹈技巧显示其一生的反叛命运，就像他选择节制饮酒是为了让自己对酗酒问题有更开阔又丰富的视角。在访谈的时候，他再一次验证了类比的力量，而混淆问题则毫无作用。

就像尚蓬引用的诺克罗斯的比喻："整合技术就像一个套餐，里面有好几道菜，而理论结合就像一道新菜式，其中融合了不同的配料。"这正因为这个，集体心理治疗阶段的程序设计和指导陪护下的团体工作有区别。

整合团体免不了负责维持医患治疗关系联盟的治疗师的实际投入。它的目标就是促进参与者、学习者还有治疗师在各方面取得进步：控制表达、控制思维、降低防御、控制情绪、获得有用的理念、学会团体工作、意识到已做出的选择的影响、彼此共享知识、锻炼辨别力、促进生活态度进步、获得更多的自信心和加强团结互助意识和安全感等。

一位刚来的患者用这些话来总结一次团体交流会："我之前不知道有这样的团体存在。我想这就是我一生在寻找的。当我到那里后，我虽然没记住你们的名字，但是我感觉我一直以来就认识你们所有人。"

**请参考**

4.8 交流团体的功能和参照作用

**书目**

[1] Norcross, JC, Goldfried, MR, *Psychothérapie integrative*, Desclée de Brouwer, 1998.

[2] Marc, Edmond, *Le changement en psychothérapie*, Dunod, 2002.

[3] Chambon, Olivier, *Les bases de la psychothérapie*, Dunod, 2010.

# 6.3　方法论

三步华尔兹。

我们的方法分三个阶段：

1. 酒精治疗与预防前阶段，我们很看重这个阶段；

2. 照料阶段，主要是指短期住院，我们简称为一个"疗程"。

3. 指导陪护阶段，这时候，交流团体占据中心位置。

## ➢ 酒精治疗与预防前阶段

酒精治疗与预防前阶段是酗酒问题的确认时期。它可以总结为来自嗜酒者的帮助请求。

如果酒精病学和成瘾学专业发展良好的话，酒精治疗与预防前阶段就可以大大缩短。通常，执业医生和酒精病学专家之间的良好关系需要**反馈**。从一种实际的角度来看，这种良好的关系对酒精患者而言就是进步的方向。

在这里，我们要强调，有些医生和心理治疗师工作很优秀，就像他们面对有困难的患者，和他们进行电话和邮件交流的时候所表现出的睿智。他们在自己的岗位和职责中表现得经验丰富。而有些医生很明显不善于应对嗜酒者，他们想摆脱嗜酒者。这样的话，酒精治疗与预防专家面对的是一个没有任何要求、满腹否认和纵容自己醉醺醺去咨询的患者。嗜酒者酒后表现得意识清楚，这说明一种敏感的、不拒绝的真实言语也是必须的。嗜酒者只能接受冗长的道德说教。比起让他感觉自己非常窘迫或者不幸,让他笑笑更有效。他应该可以察觉到在自己对面就有一个治疗师,不管在什么条件下都随时准备全身投入来帮助他。这种付出回报的逻辑更容易让人接受。

这个阶段还涉及对亲属的咨询。一个亲属被告知家人有酗酒问题,并警示他家人可能会有的愚蠢行为,他往往能在短期引导嗜酒者采取步骤,可能在此之前,嗜酒者拒绝任何心理咨询。全科医生、职业病医生、精神科医生或者心理治疗师具有或者可能具有帮助嗜酒者进步的能力。他们必须表现出社交技能,这种技能建立在动机式访谈那一节描述的要求之上:几乎没有指向性,倾听,不要评价,讲实话,如有需要可以通过生理分析获得支撑。

酒精病学上的访谈,可以称为预访谈,是一些对话。这些咨询有时候很顺畅,也包括治疗师的开放问题,还有以临床问询和故事片段形式出现的"话语提示"。与其说谎被拆穿,还不如说实话,患者说的话会被强调、弱化、细化和补充。酗酒事实的存在以及其对当事人神志和心理预防的影响一上来就应该得到承认。有时,缩短咨询时间和建议转为另一种能更好交流的咨询方式也是合理的。信任是建立彼此关系的条件。即使患者决定自己照顾自己,也应该要知道在其对面有一个潜在的盟友。酒精病学专家习惯了这种矛盾情绪。但关键就是允许自己帮助这个天平倾向有利的一方。建议他们接受非住院式逐渐戒断;或者让他们一个人或在他人陪伴下参加一次交流会,不管是有主题还是没主题的交流会,当然没主题更好些;或看一本能反射和指引自己的书。这些都是好的方式,可以让他们朝着采取更坚定的步骤前进。

预访谈有个好处,就是可以确定接受指导陪护的候选人,让他加入短期住院疗程治疗的团体中，并尽可能保持团体协调。这样就可以尽快地为患者找到解决问题的办法。在预访谈结束后，每一位患者都必须有一个结合各自情况的治疗方案。一份住院小册子详细地描述了这一个星期的细节事宜，提供了短期住院疗程后的相关信息。

如果短期住院疗程是隔离开的话，那么就可以选择非住院式的照顾方式。如果当事人坚持不参加交流会，即使他已经开始节制饮酒，他也会因此被拒绝。如果他成为协会成员，他就可以参加团体活动。他可以掌握所有的资料，主要是会议报告。

正确的认识可以帮助他们在以下情况下不能接受短期住院疗程治疗：

- 行为过于消极或者过于矛盾；
- 有人格障碍，与契约逻辑不相容；
- 对其他神经活性物质的成瘾无法控制。

这些住院接收标准对结果会产生影响。如果当事人不满足这些先决条件，我们会建议他去别的可以提供封闭服务的医疗机构，在那里住几个星期的院。我们不反对后面进来接受团体陪护指导的患者，只要他能接受非住院式的跟踪治疗规则：每个月过来咨询一次以确定最近的状况，然后他可以在其他地方继续接受心理治疗。

我们接受冒险，也可以全情投入，但是我们会试着不浪费时间和精力。我们有时间来进行这些方面的讨论。短期住院疗程和真正的入院治疗不同，它不是灵丹妙药，只要大量吞药就能战胜酒精成瘾，我们反复清楚地强调了这一点。

## ➤ 短期住院疗程（简称为"疗程"）

在几年的过程中，这个疗程已经被完善细化了，与此同时还解决了资金缺乏的问题，与临床研究与互助协会紧密合作。如果我们没有获得正式的酒精治疗与预防机构的认证，就不能有自己的费用收支账本、权利和相应的资金来源，我们就不能提供服务，也不能招收护士。这些护士能很好地完成别人期待她们做的事情：跟踪患者的戒断情况，开药。不管患者什么态度或神情，在告知患者事情的时候都保持平淡中肯的姿态。酒精治疗与预防前阶段做得好的话，就能简化酒精的戒断。三分之二患者中的三分之一早上有明显气乏的迹象，他们在完成临床戒断或者几乎已经完全戒断后才能全情投入治疗。

我们设计这个疗程，是为了在嗜酒者的复现表象系统内建立一种危机。星期六到我们这来，就能发现可能存在的困难：

- ■　最后一刻的故障——在住哪一个病房的问题上出现混乱；
- ■　来的时候就喝得醉醺醺，这是一个不好的预兆；如果患者在周末这两天不能恢复镇静，那么在周一早上就可以结束这个疗程了。

候选人会发现这种可用性，但他不一定能适应。两个临床研究与互助协会（AREA）成员接待这些短期入住者。他们回答入住者的问题，安抚他们，给他们提供实用的信息，跟他们再次确认短期住院疗程面临的挑战和限制，还强调指导陪护的重要性。而酒精治疗与预防专家在现场是为了进行临床观察。每位入住的患者在 24 小时内能得到关于自己病程的报告，再配上一份概述。报告的结语部分要强调饮酒的理由，再一次重申患者病程的要点，这相当于临床鉴定。

短期住院疗程期间,入住患者们每天在其余的时间进行对话,这需要协会辅导顾问和酒精治疗与预防专家在场。在这一个星期里,我们会用一个影像设备放映三十多个小时的影像资料。我们还会组织三种不同类型的团体交流会——星期一、星期四和星期五交流会。患者还可以看这里提供的书、临床研究与互助协会的月刊。他还可以接待亲属的来访,只要后者能起到帮助作用而不是破坏作用。还建议他不要被外界烦心事干扰。"疗程"这个术语还是第一批入住的一位患者提出的。这个词符合在这不可预见的一个星期中可能发生的事情的实际状况。第二个个人访谈一般都会提供纸质资料,它也是在这个星期中进行的。最亲近的亲属有机会参加家庭成员团体。如果这位家属是患者必要的支撑,那在患者出院后他可以给患者提供指导陪护,从而可以在团体活动中提他想提的问题。

患者在最后一次见面获得医嘱后就可以结束临床治疗了。如果他明白了指导陪护的挑战,他会加入临床研究与互助协会,入会费很少。这样,他就可以获得相应的服务。

## ➢ 指导陪护

这个时候,指导陪护就开始了。

很多患者参加三轮交流会后才离开回去。还有一部分,人数没这么多,几个月时间里都一直坚持参加我们的整个活动,然后才离开。还有一部分人,数量也不少,他们会继续个人跟踪治疗。在参加的第一年后,少数人在团体中能找到自己的位置。这些人都有能力进行独立思考。在与个人时间产生关联的时候,他们完成了真实的心理活动。尽管他们会遇到无法改变解决的困难,但是他们还是很高兴修正了自己的轨迹。这时候,他们就可以加入协会参与者的行列,照顾新加入团体的人,参加在外面举办的信息咨询活动。如果时间允许的话,他们还可以担任临床研究与互助协会的行政职务。几位患者保留或者选择另一个专门使用某种特殊技术的心理治疗师接受治疗:比如精神分析法、压力管理和写作工作坊等。他们还可以重新探索一些文艺活动。活动中,我们不是和任何人竞争,我们只是为了满足患者表达的需求。重点是,每个嗜酒者永远都有一个框架背景,他们随时都可以重新与之建立联系,而不需要用酗酒的方式。我们的关联体系发展到了可以通过电子邮件来完成的程度。有时,电子邮件也是真正的咨询。那怎么计费? 如果我们没那么缺乏资金的话,我们可能提供更好的指导陪护,更加关注那些与我们关系疏远的人。

酗酒问题是关系到全部生活的事情。为了确保有一个结果,除生活事件外,基本的工作必须做好。不少患者心理又会出现问题:要想最终有个好结果,不能只看节制饮酒阶段。

我们要帮助每一个嗜酒者把他的心理问题转化成"虚拟疾病",同时在这个过程中遇到任何问题的时候,必须随时接纳嗜酒者。但是荒谬的是,对行政工作来说,长期酒精治疗与预防活动是一个陌生的概念。

## ➤ 当这种方法没效果的时候,怎么办?

简略地说,我们可以分三种假设的情况来分析。

- 还太早；

- 这是一个阶段；

- 情况太严重了。

  当出现下面情况的时候，短期住院疗程就可以早期介入：

- 当事人还可以从饮酒行为中获得好处的时候；

- 在他身上还根深蒂固地保留一些幻想，认为自己也许可以做到节制饮酒；满意自己可以管理自己的饮酒量，却忽视了**旁示损害**；

- 环境条件太好或者太差以至于患者不能优先地照顾自己。

  当事人用尽了各种治疗设计幻想时，短期住院疗程往往会成为一个留下有用痕迹的阶段。幻觉越不可思议或者越消极，痕迹持续的时间就越久。

  这种方法失效，经常是因为隐藏的病痛很严重，尤其是那些与否认现象有关的和被我们戏称为"四大问题"的那些强大事物。一个生活事件也许就可以破坏一个支撑，而这个支撑曾是让周围人赞叹的取得好成效的条件。

  下面七个不同的简短故事可以帮助我们明白预后的价值。

> → 奥嘉是一位精神病患者，她几年都没再喝酒了。尽管她难以连续地说完一句简短的话，但她还是继续每星期来看两次精神分析师。她时不时地借口肠胃不适过来看我是否一切都好，其实她没什么大碍。我其实成为了一个符号。而她的一位在节制饮酒的朋友不得不花几百个小时来确保自己是一个有血有肉的存在，这样才能帮助他继续生存下去。

→ **理查德**接受了短期住院疗程和一段时间的指导陪护,这些治疗足以让他建立起依赖联系。在之后几年的时间里,他在不同的医疗机构花了整整几个月的时间。有一天,他打电话告诉我他不再受那些送餐小推车的噪声困扰了,他又重新节制饮酒,有两年时间了。他还没找到稳定的工作。他还要照顾他年迈的父母。他多么希望他的酗酒病情能好转。

→ **马蒂尔德**不能摆脱这种颓废的状态。她失去了一切,除了学到了一些成瘾病学的理论知识。她又一次不断重复地入住与我们这边类似的医疗机构。她整个人都沉溺在否认和伟大的自我中,她常常被愤怒的情绪控制。她之前的医生资质让她忽视了自己的骄傲,掩盖了她的绝望。

→ **海尔姆特**在连续六个月的住院治疗后,又在团体圆桌会议上重新找到了自己的位置。他变得不爱讲笑话。他是否已经进入了一个极度忧郁的阶段呢？他的妻子和四个孩子都已离开他,幸好没有出现惨剧。在他很小时候他就患上了严重的心理疾病,但他还是一直活到现在。他能否让自己获得重生的权利呢？

→ **让-雅克**在等待提前退休的这段时间里,开始关注预防。这是一位长时间节制饮酒者,可以说这个时间已经超越了他的年龄。他把战斗精神结合到他节制酒精的条件中。他的全情投入让他可以好好生活,同时也反映出他内心对自己缺乏了解,但是他对此不知。其实他的经历代表了许多正常人会面对的情况。

→ **格雷瓜尔**因为一种强迫的防御心理系统而承受自己的极端性格。因为接受过良好的教育,他能有正常的社交生活。他有一份工作，但是能持续多久？他能够坚持接受指导陪护，这让他可以不再使用那些他曾经无法摆脱的药品。在三年内，他接受了三次短期住院疗程治疗。他很有耐心，虽然来的时候常常有点喝醉，还是能坚持一直参加交流会。当他实在受不了的时候，他就会离开。

➡ 我曾经亲切地告诉**埃尔维**这个曾经学法律的学生，他应该离开私立诊所。在精神病院待了一段时间后，他不能在私立诊所和精神病院这两种不同治疗机构的过渡阶段保持持续戒酒。这种中间状态让他无法加入我们的团体。虽然尝试否认抵赖，他还是曾经做过早上饮酒、晚上饮酒的事。他手头上有一堆最近的资料。他可能会打电话问我，让我给他安排住到别的地方去。当他再次节制饮酒的时候，他会重新回来参加交流会。目前，他不仅有酒精依赖问题，还有其他的心理问题：虚假自我、抑郁，还对一切都否定。他非常痛苦，这也让他很盲目。他的拳头让我们想到《西北偏北》这部电影，这部电影汇集了爱娃·玛丽-森和加里·格兰特两大主角。[1]

与其他机构建立合作关系可以改变病情最严重的患者的机遇。在这里我们必须指出，酗酒者互戒协会给予了难得的帮助，因为嗜酒者获得了病人的地位，这可以保证部分患者被定性为受保护者。然而，如果没有这种酒精治疗与预防机构的存在的话，就会损害那些希望从我们提议的指导陪护中获益且自身又有足够资源的那些人的机会。在我们微弱的帮助下，几十个患者避免了最糟糕的情况。如果有更好的组织和更适宜的机制，比很多癌症都严重的酗酒问题的预后就可能改变。也许有一天，在合适的时候，我

**我们的治疗过程**

　　**酒精使用障碍者和酒精病学专家见面主要应治疗师、患者亲属和当事人的要求。在 61% 的案例中，疗程的开始与全科医生无关。**

　　（来自南部—比利牛斯地区卫生部门 2002 年到 2004 年间完成的一份联合研究）

　　注：下表中的其他指企业、职业病医生、强行要求接受治疗、精神病组织机构、以前的患者和嗜酒者相关协会。

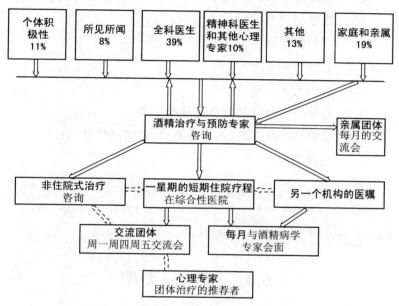

**整个过程使用的方法**

　　**指导陪护**如果有后续的每月**个人跟踪治疗**和患者定期参加的**团体交流会**的话，效果会更好。关键就是要让跟踪治疗有精神疗法的作用。先前与精神科医生、心理治疗师或者全科医生的任何联系都必须保持。

　　经过一次或几次提前的访谈后才决定是否让当事人接受**短期住院疗程**。

　　短期住院疗程（其中 80% 的病例是酒精依赖）有下列三种不同情况：

- 要求当事人参加团体交流会；
- 第一个治疗阶段是在其他地方进行；
- 在常规住院阶段（3 个星期以上）引导当事人去其他的医疗机构，比如戒毒中心或者精神病院。

　　而在 10% 的案例中，**治疗**是以**非住院**的形式完成的。

　　还可以通过**其他方式**进入我们这个治疗机制，就是得到团体或者另一位治疗师的推荐。

们会看到一个很了解我们实际情况的国家卫生局，它能听到我们的心声吗？

**请参考**

**影片目录**

[1] «La mort aux trousses», Alfred Hitchcock, USA, avec Cary Grant, Eva Marie Saint, James Mason, 1959.

# 6.4  牵连与类型

这关系到非当事人。

一段好的医患关系的前提是治疗师全情投入，借助智力的两个方面——辨别力和知觉，并能对其中的因素有所掌控。治疗的目的在于改变嗜酒者对成瘾问题的看法，进而改变对自己的看法。酒精病学专家绝不能先做评价，摆出高傲的态度，他们需要有耐心，把自己变成悲观挫折的朋友。治疗师应尽力改变产生负罪感、无力和失败的氛围。他必须让自己身上储备足够的精力和适宜的资源，从而帮助嗜酒者重新发现自己身上这些也存在的资源。

按照对立推理，治疗关系会有所发展。嗜酒者难道会不变或者犹疑不决吗？他会悄悄退缩吗？就像斗牛士一样，治疗师前进一点就用脚示意。他这样做是为了让牛奋起斗争。当牛冲着栅栏乱撞失去理智的时候，斗牛士还是要去制住它。在斗牛的时候，（斗牛士的）**红绒布**的作用就相当于否认。致对方于死地就像酗酒反射。在牛恢复平静前，斗牛士必须要先表现出勇敢无畏的精神。而酒精病学专家必须富有想象力。**推离步**会让愚蠢强大又反抗的牛头晕眼花。斗牛士也是在冒险，他要接受被牛角戳到的风险，但是他还是会参与这项竞技。他帮助牛表现力量，然后耗竭这些力量。因为相信之前彼此建立的关系，他可以背过身去，不理睬对方。虽然清醒，最后仍然插在牛角上的欲望之剑让斗牛从它的境况中解放出来。公牛就相当于嗜酒者，离开了这血淋淋的斗牛场，从而开始另一种新生。

非当事人（这里指那些理论上来说与酒、嗜酒者和治疗没有关系的人或者物）实际上在治疗关系中发挥重要的作用。


## ➤ 个人体验

通过阅读酗酒主题的相关资料，我们对酗酒问题有了进一步的了解。酒精病学就像一个熔炉，把从其他地方雕琢过的材料聚集到这里。关于情感心理发展、吸毒成瘾、饮食行为紊乱、社会学、人类学和其他任何人类科学的书籍明显对我们有吸引力。不管是涉及描述人类行为学还是描述自己周围生活，所有能对人类产生教育意义的东西都能帮助他们摆脱循规蹈矩的想法。酗酒者所处的条件必须变成开放精神的象征。

停止饮酒，获得关键信息，听从有时甚至是荒谬的命令，这都不是关键，而是必须在自己身上和自己周围找到强大的动机来摆脱酒精。理智上的好奇心和愉悦感能替代心理的空虚和无聊。

## ➢ 非当事人的益处

非当事人排除了酒精成瘾的浮夸。当前来咨询的人打算摆脱酒精的时候，他们经常说他们不愿意听到自己如何痛苦的那些证明。

非当事人用创造美好故事的名义参与更新这些智者的讲话内容。

非当事人提供了文化因素，这些可以帮助嗜酒者获得和丰富各种想象和象征世界。

它可以帮助当事人摆脱自己的困扰，考虑其他的看法。他让自己的嗜酒部分迷失方向，让自己一直困扰，处在对酗酒时期的反复描述中。

**米娅**是一位堕落的年轻女子。在短期住院疗程期间，她不能做其他的事就只能饮酒。这让他另外两位同伴感到不安稳。为了让她明白抗兴奋在精神分析上的概念，我打了个比方，就好像当战斗者出现在水田里，从机枪射出的子弹掉进水里，立马失去作用一样。米娅就像一个战士，在机枪扫射的时候，把自己的身体暴露出来。

非当事人用类似爵士乐演奏者即兴的创作方式把幻想和快乐带入治疗关系中。嗜酒者自愿提及饮酒初期那些良好的谵妄，他也验证了有可以被控制的和更微妙的谵妄。

它让这种治疗关系有了结合点。它赋予心理活动乐趣，用幽默和良好的心境减轻了负担。

## ➤ 一种简单的治疗工具

非当事人是由治疗师激发的，我们知道他在协会里的创造性角色。为一次交流会选择一个具有普遍意义的主题能激励大家摆脱简单说辞之类的。参加交流会的人无形中受到这种活跃交流的鼓励，让他们勇于去表达自己的担忧，说出在理性上与酗酒问题关系不大的有趣轶事或者梦境。

有时，表达的自由能让他们在短期治疗中就有所收获。

**妮可**是一位年轻女士，她一开始就经历了一段为期 2 年的黑暗节制饮酒阶段。慢慢地，她的客观状况有所改善。她经历了一个间断酗酒的阶段，就好像意味着她一直没有决定放弃酗酒带来的枯燥安全感。有一天晚上，团体谈及了梦境这个主题。很快，她告诉我们连续几个晚上她经历了同一个可怕的梦后自己就停止饮酒：她梦到自己醒来的时候被关在棺材里。好像预知一样，她是被产钳接生出来的。这个梦境也可以有其他的解释。尤其可以解释为当事人因为反复饮酒引起了极度的焦虑感。不管这个梦境的寓意是什么，妮可都变得安详，如果她想让自己的酗酒情况有所缓和，她可以先电话联系我们。

当事人可以更积极主动些。他可以把自己的知识和经验分享给别人,推荐一些参考书,带些报纸上的文章过来,谈谈电影和写写明信片等。

## ➢ 治疗关系的组成成分

非当事人的价值在于可以让当事人脱离酒精,脱离自己作为酗酒者的身份,让他关注别人,还包括通过他人代表的镜子效应的方式。他还让当事人看到被忽视的研究角度。这样,他内在世界就慢慢地改变了。

**阿兰**就是那种非常急躁,戒心重的人,但他为人宽厚。如果他对自己有信心的话,他也是一个招人喜欢的人。他是一位公安人员,一个人生活,晚上上班。当他接受短期住院疗程治疗的时候,他表现出难以处理周围关系,不能融入团体。他极其不愿意提及自己的事。他对自己生活的某些方面守口如瓶。他是个电影爱好者,一谈起电影就口若悬河,他就是一个移动的电影储存器。在之后的咨询中,我们主要的沟通方式是通过他和我说的电影,听他表达他的担忧、他的快乐和他对社会的批判。他自己决定咨询的频率。我们之间建立了这种慎重的对话,他还借给我一些影碟,而有时我也会带些给他。他的电影世界和心理世界暗淡,充满暴力,但又富于美感且真实。我尝试驯服他,对他表示出非假装的友好。一年来,他不再饮酒。当他来我这儿的时候,我们聊得很好。他来我们这就像是来吃一颗镇静药,也是为了保持联系。

## ➤ 公民的意义

在咨询的时候，经常会简单提到与人的接触、为治疗采取的步骤、协会创造性的活动和其中遇到的困难。因此，我们鼓励嗜酒者培养一种集体意识，以反映问题饮酒者境况的选择性公民身份。

在 2006 年的秋天，我们参加由社会保障部牵头在每个大区举办的"酒精使用普遍状况"会议。我们其中的一位人员参与了专家组前期准备工作。他是唯一有饮酒成瘾个人经历，且唯一曾经面对过嗜酒者又亲历过嗜酒患者整个病程的人。这次会议分成两组，一组是专家组，他们可以用部分视觉和并列视觉来看待问题。还有一组是由公民组成的裁判组，他们来自社会的各个领域和阶层。一位交通领域的专家提出必须加强交流。他们围绕道路交通工作方面的预防工作展开讨论。会场上的一幅横幅说明，酒是一个禁忌话题。一位酒吧老板说酒精饮料的零售不仅仅只占酒精消耗量的 7%。大家比较喜欢去超市和加油或维修服务站买酒。从大家的发言得知，节庆日基本上没有受到攻击，因为节庆意味着，大家在那时候可以集体精神恍惚。每个人都推卸责任，说是周围人不配合所以喝酒，但又都表明自己有意愿戒酒。社会救助中心的一位负责人给大家免费发放酒精测试仪。在一份酒精协议中，鼓励市政府工作人员把他们在工作中遇到的与酒精有关的困难反映给上级。会议结束后，大会鼓励公民组的成员在网站上发表自己的看法。这一切事务在巴黎都结束了。

至少我们产生了一个想法，就是在酒精病学中应用参与性民主的概念：在限定的框架内，就认识幻觉进行无关紧要的闲谈。如果嗜酒者观众不需要音像资料，之后就只能指望自己的力量。

**请参考**

# 6.5 酒精病学统一机构: 实践酒精病学机制的核心

我们怎么做才能让这个治疗组织机构的概念获得专利?

是时候需要阐述我们提出的组织概念,从而改变酒精病学上提供的治疗服务:酒精病学统一组织。在城区多功能医疗机构内部建立的小规模酒精病学统一机构,来增加照料和指导陪护机制的效力和效能。这个小规模的机构因为其内部交流团体发挥作用,可以成为有利于培养治疗各个因素的工具。很明显,其功能意义通过我们这里定义的临床酒精病学专家和临床研究与互助协会的合力作用来体现。借助协会和酒精病学统一机构对我们机制参与者的培养和患者跟踪治疗产生作用。这个统一机构还包括各种参与者涉及的具体预防措施。

## ➤ 普遍特点

这个酒精病学统一机构位于城区,乘坐公共交通和个人交通工具都能方便前往。这也是酒精病学和成瘾学方面自由治疗领域的一个环节：这是我们的机制需要的最重要的环节。

首先，它是一个功能单位，设置在非精神性的自由医疗机构内部。那里没有什么吸引人的服务，就是在医学部内部有空余的床位。最多四张床位和一个办公室就可以完成入住者的工作事宜，四张床可以分在两个房间或者几个房间。而咨询点在这个功能单位外，这样可以让这个机制有最大限度的灵活。协会的所在地也是在别的地方。

这个酒精病学统一机构建立在公共职能部门、机构管理人员、酒精病学团体负责人及其组成成员之间权利与义务的协议之上。协会是这个团体不可分割的一部分。

治疗师、每个入住者和协会通过一个专门的协议建立联系，这在预访谈时分发的小册子中就有所指明。在这本小册子中，明确告知短期入住包括什么，要遵守的规则，每一个即将成为协会成员的短期入住者要承担的费用。该费用在 2007 年是 150 欧，它包括短期住院疗程费用和临床研究与互助协会（AREA）第一年的指导陪护费用。

机构管理人员除了提供床位和给协会租一间办公室以外，还要提供后勤保障，以及亲自参加各种团体交流会。我们这种方法的灵活性还体现在它可以适应住院这种形式的限制。机构会给我们提供四张床位，分在两个房间，这种分法就让我们的辅导变复杂了。有时，我们会遇到特殊情况，把第五个人安排成非住院式，当然条件是他家离得近，而他自己的情绪必须稳定。在这一个星期里，他参加所有个人和集体时间的活动。他需要看我们这里提供的一系列完整的 DVD，这就当作家里的阅读。我们这里就好像是他的白昼医院。

在这个机制里，团体负责人在活动、治疗连续性和结果评估方面必须尽力遵守协议。公共职能机构则要做好保障工作，他们要根据短期住院疗程和团体工作所花的时间合理地支付所有专业人士的活动费用。

实际上,尽管这是我们与公共职能机构认真交流的开端,我们也从没获得他们的财政支持。从 2005 年 6 月我们这个方法的评估研究被承认有效后,我们的行政管理工作就不断被换来换去,但都是徒劳的。可以观察到对酒精滥用的大肆宣传和大家对这个问题完全冷漠的态度之间存在一个如深海般的鸿沟。

## ➤ 团体的组成

团体需要两位临床酒精病学专家、两位心理学家和一位家庭成员充当心理治疗师,他/她还要花时间做护士和社会家庭经济辅导顾问的工作。秘书处的预算必须给协会拨款,这样他们可以保障组织、指导陪护和评估的基本功能。每个职位必须要设双岗,这样可以确保一整年中活动的连续性。对每个专业人士而言,这都是一个兼职活动。治疗师也不是拿全职的工资。在整个活动中,可能要与个人分开,但是这种分开不能破坏整体的平衡。

我们不能仅凭自己获得的证书文凭就立即临时充当酒精病学团体中的成员。他先前必须接受团体内部的培训或者外部机构的培训。培训结束后在团体内部工作可以确保他们的资质达到要求,然后才融入团体。因为,实践和经验才能确保每个人的进步。

## ➤ 公益项目

我们希望能避开两大潜在的障碍:

1. 避免建立一个只会下命令,受限于毫无意义的文件主义的官僚集团;

2. 避免建立一个只针对那些有支付能力的人的酒精病学机构，而是要建立像公共酗酒和成瘾指导陪护治疗中心（C2A2）那样的诊所式酒精病学机构。

我们希望能吸引优质的临床师，因为酒精治疗与预防需要超一般水平的资质，要有协调关系的能力和全情投入的能力。比如，交流会的时间都是在下班后回家前的时间，而组织这些交流会需要多长时间、定在什么时间并没有规定。让志愿者参加实践对专业人士来说并不陌生。

要成功完成这个项目，我们认为社会保障部必须要介入：通过建立协议，明确各方的相互义务，把自由人士、社会人士和精英人士连接起来。原则上，这种协议类型可以减少关系僵化、权力滥用和财产定期利益受损的风险。

我们一直关心的就是强化指导陪护。全包价支付就可以方便地获得治疗师提供的个人和团体指导陪护服务。我们认为，建立压力管理和学习如何处理关系的小组对帮助远距离接受短期住院疗程的患者来说是首要任务。治疗师们开始没有患者的病情资料，为了强化对患者的跟踪治疗，在指导陪护的第一年就需要明确治疗期限，这样治疗师之间可以平分报酬。

嗜酒者占到我们机制中的三分之二人数，他们也是纳税人，他们享受社会保障部处给予的各种资源福利来治疗自己的病也是合理的。

## ➤ 酒精病学统一机构：接近酒精病学机制的核心

酒精病学领域向以下几个方面倾斜：

➡ 酒精治疗与预防前阶段：全科医生、职业病医生、精神病科医生，有意识的嗜酒者，也就是节制饮酒者（我从来不用"前饮酒者"这种说法来称呼他们）和公司里的同事或者领导，他们都可以与酒精使用障碍者探讨酗酒问题和其他成瘾问题；

➡ 酒精治疗与预防期：临床酒精病学专家，他们有治疗资质，并且对自己身份有认同感，有资格给患者给引导，让他们住院，对他们进行跟踪治疗。

我们这个机制并没有因循守旧地与其他互补的机构互结联盟：

➡ 从急诊部到封闭的精神病院；

➡ 从酒精病学统一机构到成瘾治疗中心，后者覆盖的领域倾向于物质交叉成瘾和社会最边缘的人；

➡ 不要忘记在城郊周围的酒精治疗与预防机构和自由精神病治疗中心的作用，那里接待的病人的心理问题比一般情况要严重。

在这里，每个人都有自己的工作和位置。

很明显，就近指导陪护必然关注谁统领整体，还有每一个治疗师从自己的专门领域，如精神分析、家庭分类、行为学或者修身养性等来分担这份工作。于是，由患者自己建立自己的关系网络。

## ➢ 必要的预算

所有额外的预算必须包括每年新增 200 例患者的费用，还有每年大约 4 000 次参加团体交流活动实施指导陪护的费用支出。还需要考虑到协调和评估的需要。这部分补充预算相当于一个肝移植手术的年均花费：大概 15 万欧。要完成一份高效的工作所需要付出的费用差不多就是用我们这种治疗方法能省下来的住院和工作费用。

　　这些建议对一个专业的会计来说很容易理解。已有的法规对他们来说并不是障碍。酒精病学统一机构仍然是一项计划，因为它还没获得政策上协调配合的意愿。

　　但是我们不会气馁。会有转机的，就如葛兰西所说的，旧的不愿意离去，新的也不可能出现。迟早，必要的事物终会成为必要。而相反事物的对抗让大家墨守成规，甚至变得更糟。这就需要打破常规，集聚重心往前冲。

## ➢ 支付心理治疗时间的费用

　　在某个时期，社会保障部门长期不介入这方面，而心理治疗报酬的问题又不能回避。这个问题很重要，它为可能成为公共卫生重大事宜之一——对酒精相关障碍者的指导陪护提出了一些适当的问题。社会需要，在我们可用的有限资源内，为指导陪护提出高效率的治疗与预防方式。但可用的有限资源并不能成为拒绝支付心理治疗的借口。事实上，问题是支付最合宜的心理治疗费用和做选择的问题。比如，让大部分患者入住几个星期，尤其是在没有后期指导陪护的情况下，这种做法是无用的。而第一次碰面不顺利，可能会让一个患者浪费几年时间。治疗中建立联盟对治疗来说是一个至关重要的方面。酒精治疗与预防需要很多时间以及关系上的可用性。就是这个原因，大部分实业医生不愿意涉足这个领域。尽管在心理治疗中可以使用各种技巧，但是不管从金钱角度，还是从概念上和地域上，每个患者都应该可以接受心理治疗。我们已经尝试展示治疗师的力量，和以折中整合心理治疗为主，借助一个志愿者协会完成的团体工作。在住院机构中配有指导陪护服务是酒精治疗与预防的一项活动。其余还关系到团队、培训、下面的子领域、合作者、时间和良好意愿。为一次有效果的心理治疗支付是一种强烈的义务,如果没有这种感觉,我们就只能纸上谈兵,而情况将会变得严重。

**请参考**

第六章的其他小节和关于酒精治疗与预防活动过渡到酒精病学统一机制的所有知识

**在非精神病院式的自由医疗机构内实施的酒精治疗与预防统一机制**
关键点

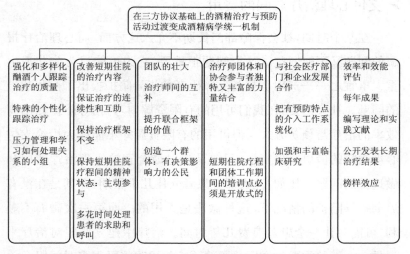

目前的酒精治疗与预防活动过渡已变成一种酒精病学统一机制,后者可以完全应对每年新增的 200 名患者,每年组织 4 000 到 5 000 次患者参加的团体活动,这种过渡可能会使这个费用超过换肝的费用。我们并没有评估采取选择性治疗方法和短期住院疗程能节省的开销。每年省下的钱一定可以支付几次换肝的费用了。这种方法免去了几百个小时的私人访谈时间。开放式住院场所的形式可以免去患者成瘾和精神问题双重标记的不便。如果没有协议约束,当发起者结束了他的专职职业变成了一种部分形式的志愿工作者的时候,酒精治疗与预防工作就会消失。

**指导陪护团队的组成人员**

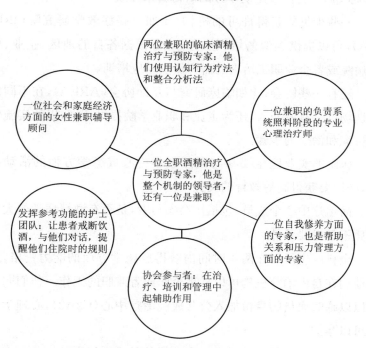

就是这个简单又经济的机制，在既没经过严肃的验证又没与任何人沟通过的情况下，被公共职能机构排除了。

AREA31　　2006

# 6.6　教育培训

一种多样化、开放又专业的培训。

## ➤ 培训场合

如今，一些比较专业的培训是通过法国酒精治疗与预防协会

（简称 SFA）支持下定期举办的研讨会来完成的。

一些少见的获得许可的机构，比如成瘾症教学研究院（IRE-MA），可以提供类似的培训服务，或者根据各自的地区、企业、精神病院或者企业职工培训的需要提供相应培训。

还有一些协会，比如临床研究与互助协会（AREA），在不同的培训场合下有所介入，还为企业和职业学院提供培训，以便实施信息咨询和治疗的步骤。

医院的实业医生要参与医疗教学中心成瘾学方面的活动的话，必须要获得高等教育的文凭。

而治疗中各个成员，包括协会参与者，是否有酒精病学的大学文凭不是必要条件。

全科医生可以在两年时间内获得成瘾学方面的能力资格，这让他们在自由治疗机构可以从事全职或者兼职的工作。他们同样可以以临时雇员的身份加入公共成瘾治疗中心（C2A2），心理学家也可以参加。

精神病学的特性就是患者会选择某种成瘾行为。

在长期的医学培训中，大家通常会建议讲解成瘾模型，时间常常在周末。小型的成人教育培训也可以以晚会的形式要求主讲人过来。

对医学专业大学生的教育不包括帮助关系的入门知识，还有成瘾学方面的系统知识。其他的治疗师和指导陪护者，比如护士、助理治疗师和救护车随车医生等，可以干涉讲座模式，这是不合理的现象。

从整体上看，酒精病学方面的培训和教育都是应社会需求而制定。除了确定的机构项目外，最大部分的教育培训费来自职员的培训预算。但是这些培训是非强制性的，也不包括实践实习。这部分培训只占到治愈因素的极小部分，它们还不算合格的教育。然而酒精病学和成瘾学上的医患关系形成有难度，医者也不能收取特殊的酬金。

目前的教育培训，鉴于其不完整和不够资质的特点，导致几乎所有人都被判定有酒精使用障碍的问题，也找不到有身份认同感的专业对话者。

## ➤ 几条建议

首先，初中和职业院校应该对青少年进行关于神经活性物质和成瘾行为影响的系统教育，好让他们意识到这些。这个计划首先要求必须对教师队伍进行教育培训，尤其是生物学、心理学和社会学方面的培训。在这个任务中，教师必须接受专业的培训，接受有成瘾学方面教育背景的专家的帮助。

医学专业的学生必须接受一系列完整的教育，包括必要的神经生物学、医药学知识，同时还有关于成瘾病理学、依赖问题系统、社会经济文化和象征因素的知识。这种教育应该让他们从这种帮助关系的理论实践教育中意识到自己承担的临床酒精治疗与预防专家的未来使命。与其说把他们培养成病理学学者，还不如让他们成为未来的实业医生，他们可能会意识到以前从没意识到的使命，最好帮助他们在面对可能直接或间接影响到 20％ 或 25％ 左右人口的大问题时，控制自己的本能态度。

选择成瘾学方面的教育培训，必须有足够的具体保障，好让这种教育培训成为职业教育计划的一部分。不要求这种培养将实业医生的教育变成一种独有的专业教育，因而他们还可以在能力范围内治疗其他的精神或躯体病患。一位成瘾学方面的专家必须能够通过处理一种或多种特殊嗜瘾病来增长自己的实践能力。

组织设立实践性的酒精病学和成瘾学专业应该成为首要任务。我们不需要替代那些负责教育培训的人，我们可以设计一种培训，让已有的治疗师臻于完善，并使他们认可酒精治疗与预防的作用。一位全科医生或者专家与患者的关系断裂后，他可以在职业实践中成为酒精治疗与预防专家。从事这一行的酒精病学专家很少，他们可以获得专业资质。这其中的金钱诱惑很大，因为这种咨询获得的报酬比一般精神病方面的咨询费用要高。实际上，任何一次能称得上这种类型的咨询服务时长不会少于半小时。像唐·吉诃德和特蕾莎修女一样的人充当先锋者的时代已经结束了。

第一阶段的教育培训，我们称为通识教育，可以对酒精病学领域的全体成员开放。它尤其可以用来判断参考医生、机构护士、社会医疗团体中的其他成员和协会参与者的资质，从而有权让他们获得官方认可和费用补偿。部分教师也可以参加这种培训。

第二阶段的教育培训准许他们开始参加和协助有偿的团体活动，这样可以让他们获得心理学家、心理分析师和近距离酒精治疗与预防医生的资格。第二年的培训让他们认识到不同的治疗法有不同的特殊作用。他们除了要通过期末考试，还要求完成一篇论文。

第三阶段的教育培训可以让他们拥有临床酒精病学和成瘾学专家的资格，但是必须完成一篇关于成瘾方面的论文。论文需要有临床研究的意义。

　　三个阶段的教育培训都有实践实习，主要看学业涉及的程度。在这些培训课程中，团体工作和联合管理的学习拥有特殊的重要意义。可以把酒精病学统一机构、成瘾治疗中心和培训与指导陪护方面的协会纳入大学教育中，让它们成为实习的单位。

　　为了把酒精病学和成瘾学团体纳入机构项目计划中，必须要满足的条件就是上述这些资质。成人教育培训的原则及对其监督也是协议的要求。

## ➤ 把信息咨询、培训、预防与治疗联合起来

　　在我们的信息咨询活动中，我们从来没有排除预防与治疗方面的事宜。治疗过程中任何时刻的所有介入都有嗜酒患者在场：嗜酒者包括正在住院者、在咨询时新发现的潜在对象，还有已经治疗几个月或者几年无果的患者。我们经常会发现，在这些公开参与的活动中，因为患者即兴的演说和与观众的即兴对话，会出现高效的治疗时刻。

　　教育和卫生应该成为一个国家凝聚力和活力的两大支撑。受酒精折磨的人局限于用一些药物就希望能起到威慑作用，这只是无用功，也不是上策。如果没有受过培训又有组织归属的实地参与者，要想尽早尽可能有效地参与到五百万嗜酒者的病程治疗中，期望获得任何重大的进步都是不可能的事。之前提出的建议让我们看到未来的希望，我们认为值得引起公共职能部门的关注。

　　在国家民航学校开展了一天的成瘾信息咨询活动。我们用参加晚会或者学校微型剧的方式介入。大学生们拍了一部去迪厅的启发性短片，并展示给大家看。摄像镜头捕捉了人物的面部。这

个短片有很多画面,从人们穿着的裤子,到出发去迪厅前喝完酒的酒杯,中间还经历了些波折,最后,出现一个洁白的盥洗盆,它立马就被呕吐物弄脏了。通过这样一幕情景剧,我们用淡入淡出的电影技巧结合了要做个规范公民的主题。为了这第一部短剧,一位新加入的很腼腆的患者愿意扮演一个不说话的角色。在这幕剧后,当她再次回到我们团体中的时候,她将是最优秀的参与者之一。因为此次经历,她就知道在协会团体内如何找到自己的位置。

**请参考**

# 6.7　重新发展酒精治疗与预防临床学

这样是为了最终把这门研究搞混淆吗?

## ➢ 可怜人和低能儿

《塔木德》指出,一个人在二十岁没有革命思想就是个可怜人;如果在四十岁还是这样,他就加入了低能儿群体。考虑到实际情况,这种状态可以缓解青少年时期的愤怒。

"革命"一词意味着转 360 度后又回到起点。我更愿意使用"自然演化"一词，要知道自然演化越来越受人类活动的影响。技术上的进步已经以成倍激增的方式发展改变了自然演化，还让人们意识到建立道德政策的必要性。因而，技术的进步就可能如一种强烈的义务一样成为必要。

## ➤ 有人文主义特点的临床专业

在现代医学史上，实践酒精治疗与预防不是唯一未被设为专业的领域。为了更好地从已有的医学专业和其他领域获得益处，任何一个临床专业都没有在整个难区分的医学领域中被单独辟为一个专业。通过增加与一些边缘行为领域的连接，这个专业被分割成几个方面，这样可以提高它的效率。就是因为这些进步，才能承认这是一门成熟的科学。酒精病学在法定规则上，不可能统一力量。希望这个专业不违反常规，作为成瘾学领域一个专业也能得到发展。

现在，要赶紧确定这个实践专业的其他框架。

在概念上，不要再认为进步就是用一个领域的知识和技能去替换另一个，就是被新生事物取代而让记忆和体验失去作用。没什么比象征进步的事物更短暂的了。

与其反对，最好还是进行争辩。这样，系统的研究方法可以丰富精神分析上的解读。系统的研究方法尽管会让位于行为研究技巧，但可以促使人们更加完善帮助关系。

精神病理学知识并不怀疑正确的认知。神经生物学不只是让人类的批评检验和城邦制下希腊人的实践哲学变成必需。

我们不需要把研究的严谨性和关系的创造力对立起来。预测可以良好地运用不可估量的因素。

我们认为，用来治疗嗜瘾人群的有用的和多样化的知识说明了设立有人文主义特点的临床专业的合理性。

## ➤ 承认临床酒精病学专家的法定身份并对其进行培训，可以改变治疗进程

2005 年的改革方案中具体描述的治疗进程让嗜酒者遭受损失。那时他们有唯一的直接渠道，就是公共成瘾治疗中心。这个治疗中心把他们当作被排除在外的人来看待，他们甚至不需要在病例相关文件上签字就可以获得治疗服务。嗜酒者在社会学上的境遇并没说明这种事实差距的合理性。嗜酒者不会一上来就遇到一个有资格治疗他们的专家，相反可能会是一个抑郁者，这个专家自己都需要直接咨询精神病专家，而且后者也不会被罚款。我们可以让嗜酒者感到羞耻，让他们别无他法，只有这样他们才能投入酒精治疗与预防工作中。事实上，嗜酒者必须接受过帮助关系和团体工作方面的知识培训，以得到在法定身份上和报酬上都获得认可的临床酒精病学专家的帮助。

嗜酒者和抑郁者都值得获得同样多的关注。嗜酒者为了戒酒实施的步骤需要更多的勇气。但是嗜酒者不能被幼稚化。因为是由他自己决定是否可以与全科医生对话，或者他是否应该转变成一个对酒精治疗与预防起作用的人。但是事实上很少人会这样。

我们必须让他们产生羞耻感，让他们意识到别无他法。

## ➢ 支付必要的费用

如果 45 分钟的咨询时间只要支付 3 分钟的咨询费，那我们就不可能进步。如果在实践医学上，我们根据支付多少钱这个唯一的标准来决定治疗质量，那么这个有人文主义特点的临床专业就不会向前发展。

而团体工作，我们可以用所花时间和质量标准来确定它的全包价。

协会的投入应该要加以鼓励，这样可以增强合作关系的效率和责任。

支付这些必要的费用还可以免去把钱花在药物和无用的住院服务上。

我们需要警惕，不要把钱花在那些不在治疗范围内完成的活动，比如文化活动和休闲或者体育活动。而后期康复中心是一个特殊的机构。

同样，我们必须明确地区分信息服务、预防和治疗，不要玩文字游戏。一种预防概念旨在提高警惕和阻止伤害。首先，这种概念会提到药物和制裁。在这个阶段，不需要治疗师。另一种预防设想就是改变对嗜酒者的看法并对周围环境产生影响，还有对治疗本身的看法。这个设想就需要治疗师，不可以逃避那些在社会上发挥作用的经济和意识形态的力量。

这涉及发展它们之间的互补性，区分它们之间的区别。尽管公共职能机构不再担心这些，但是它们也不会支付全部的费用。公共职能机构必须承认，把一个专业人士变成一个志愿人士不是一个好办法，因为这带来了很多事与愿违的结果。

## ➤ 帮助改变

　　鉴于一个酒精病学试验机构成功设立后产生的相继模仿效应，我们希望其他类似机构在法国大中城市慢慢开始成立。考虑到一个事实，就是酒精病学上十分之九的需要没有被满足，设立机构这种渐进式的发展不应该触犯任何敏感问题。相反，它需要促进对话，提高对话的质量效果和互补性。

　　这些酒精病学治疗机构可以接待嗜酒者短期入住，推进交流团体的工作。

　　在其他章节我们细讲过我们的方法论，应该没有任何不清楚的地方。在短期住院疗程这部分我们讲得少，因为我们要在指导陪护部分多介绍些。任何一个诚实的观察者都会承认，在酒精病学方面，一切都是在这个过程中发挥作用。能进入长期稳定的框架环境内，对接受就近的指导陪护工作和进入中长期治疗很重要。

　　要注意，患者入住精神病院的时间要尽可能短，除非他们的精神状态要求长期住院。我们认为，除了非常明显的抑郁和难以平衡的情绪障碍，大部分的嗜酒者都不需要离开自己平时居住的地方，去别处接受治疗。住院行为并不意味着替换家庭社会的不团结氛围。是时候给那些有理由走出饮酒困扰的人机会了。而酒精病学统一机构的概念则给了他们走出社交医学这种讨厌的逻辑的机会。

　　短期住院疗程的主要用处就是建立各种联系，促进关系的变化。在治疗期结束后，前后能发生变化的关键就看实际情况和指导陪护的质量。嗜酒者需要相信这种指导陪护，相信自己应该可以一直坚持接受一种指导陪护，而不需要换一种新的治疗。他周围的人也需要获得帮助，从而加强这种指导陪护的影响力，同时可以开始治愈自己的痛苦。

## ➤ 需要一点胆量吗？

有个简单的办法可以帮助他们走出死胡同：选择的一致性和协议的一致性。一个治疗师必须可以选择酒精病学，条件是他的这种想法被有资质的权威机构认为是可以接受的。同样地，一个团队应该提出一个项目计划，从而与公共职能机构协商建立一个协议。即使在最好的假设条件下，我们也不可能立马在全部范围内实施可操作的酒精治疗与预防实践计划。然而，通过让临床酒精病学专家和酒精病学统一机构发挥作用，给不是医生的治疗师有可能介入患者治疗的方式，这样我们就可以创造条件转化这种治疗服务。而其中，金钱没有发挥制止作用。在所有都要付费和所有都免费的问题之间，还存在公正和责任的问题。

传统的大学教育，即使可能会延长本来几年内完成的学制，还是不足以培养一位优质的临床酒精病学专家。必须在指导陪护机构内部组织短期住院疗程才能丰富这种教育培训。尤其需要承认，以遭受质疑的嗜酒者为榜样，我们通过学习，学完后再实践和体验最终才能成为酒精病学专家。酒精病学专家必须适应嗜酒者的协议。当酒精病学专家脱离酒精后，他还继续和嗜酒者一起工作对他只有益处。当酒精病学让酒精病学专家在思考嗜酒者引起的问题时开始研究自己，这时，酒精病学才真正变得有意义。

## ➢ 临床酒精病学必须成为一个政治问题

经过这些年,可以看到在成瘾领域方面,明智社会和那些管理社会保障的部门还是没能重新建立酒精病学。这是一个需要政治领袖们去完成的使命。只有他们才能把这个关系公共卫生和社会凝聚力的问题具体纳入政府计划里。同样,在这个方面,要找到适宜的答案必须打破常规,重新质疑左派和右派因循守旧的做法。可能,计划中使用的普遍哲学会些微中伤过分追求金钱的想法,指责他们因为图方便而习惯制定无法真正执行的政策,以及他们最小付出的原则。然而,目前这个问题的情况比较严重,为了不再光说空话或指手画脚而没有实际行为,我们必须要重新出发。为什么就不尝试着发挥人类的智力?

**请参考**

1.9　如何制定预防方案?

4.6　酒精治疗与预防中的帮助关系

4.7　临床酒精治疗与预防专家

4.8　交流团体的功能和参照作用

6.5　酒精病学统一机构:实践酒精病学机制的核心

6.6　教育培训

---

### 在这种治疗中,我们可以走多远?

在法国酒精治疗与预防协会①(SFA)举办的活动中的一份通告的标题是一个问题:"在分析心理治疗的道德层面上,我们可以介入到什么程度?"在治疗中,可以对抗专断态度的极限是什

---

① *Alcool et psychothérapies*, Société Française d'Alcoologie, mars 2011.

么？从伦理角度看,医生们因为谨慎的职业需求联结在一起。他们不可以揭露一些在他们看来不能接受的事实和行为。他们也可以向患者当事人表达自己的看法,还会加入一些格式表达。有时,当他们估计这种医患关系没有客体的时候,他们就会暂停这种关联。另外,如何声明自己的看法符合实际？一位患者为了不让自己受犯罪感折磨,为了让自己处于受害者的心态,他可能会大量歪曲真实情况,或者在少数情况下,因为撒谎癖而这样做。到最后,谨慎就更是正确的态度了,因为还是由当事人自己来采取相应的做法,或者改变自己的生存方式。在这种治疗中,我们可以走多远呢？这个问题需要考虑到技术上的可能性。然后,所有一切都依赖治疗师准备为这种医患关系带来什么,医患关系可以让什么变成可能。必要的距离概念是伦理道德的核心。治疗师必须让治疗变成对患者有用的东西。不管是否涉及交流团体、嗜酒者亲属或者合适的其他因素,作为交换条件,都可以以第三方的介入来调整这种关系。

## 一封写给南部—比利牛斯地区卫生部门领导的信
## 2011 年 3 月

尊敬的先生:

在几天前的区域技术委员会(COTER)成瘾研究第一次会议的时候,我们见过面。作为该委员会的成员,我写了我的第一份报告,您应该有所了解。会议上,大家的意见达到一致:酒精病学上的就近指导陪护是治疗结果的关键,但是很明显,我们缺少这个。一根链条要想运转起来发挥作用,就需要每个环节的配合。

我希望可以就我们在 P 诊所实行了 20 多年的指导陪护工作情况和您进行交流。很长时间来，我们已经到了一个断点，在南部—比利牛斯地区城市医学中唯一已实行的指导陪护能否长久发展下去在短期内已经受到严重威胁。

考虑到我们没有立马雇用一位全职的临床酒精病学专家，而在给为期一个星期的短期住院疗程恰当地配置相关人员和确保对患者的后续跟踪治疗中，这个角色是必不可少的。鉴于这个角色的缺失，我们没有坚持下去。

如果 P 诊所在城区中心位置不能发挥即刻治疗的作用，在搬到城郊去后，我们的这个冒险尝试就会结束，除非我们能在别处找到另一家诊所。我们之前就想到了 J 医院，但是这必须要获得政策和财政上的认可才行。

我们迫切需要可以确定的目标协议和可操作的方法，或者任何其他能保证未来的法律形式。

在这种目标下，我放弃了自己胃肠炎研究领域，而选择去获得精神病学方面的资质。如果我们不能得到有效的帮助，我们的活动可能也会结束。

## 学会愤怒[①]

虽然我们的报刊向我们阐释了，别处的草坪没有这么绿，但我们也没能很好地看清社会呈现给我们的面孔。我们就像爱丽丝的兔子，总是来迟，从没有空闲时间留给自己。我们缺乏倾听，

---

① *Indignez-vous*! De Stéphane Hessel，Manifeste，2010.

不懂沉默。我们以提供效率为名行事，却不断产生了相反效果，还有决策者和参与者间的鸿沟，这些都充斥在我们周围的环境中。

在经济体系中，因其存在的不可控制和不合逻辑的规律，所以必须制定经济法。金钱使一切变得不可信，也让自己变得专横。有一个绝对的悖论：技术带来难以置信的进步却加深了社会的不公平，让整个世界处在危险中。人虽然比以前聪明或者更好，但是他们却受到了制约。

因而，就会出现不安全感、孤独感和不开心的情绪。这就是在《现代启示录》这部电影里人们沿着湄公河逆流缓慢而上的途中播放的滚石乐队《无法满足》这首歌所表达的意思。

愤怒可以表示拒绝。此外，它并不意味着蠢蠢欲动的危机或者违反原来的状态，这是现在大众媒体很喜欢采用的方式。愤怒如果是一种有创造性①、有耐心、非暴力又慎重的反抗的话，它就具有其原本的意义。

①  Nouvelle revue de psychosociologie, *La résistance créative*, printemps 2009, Eres.

# 结　语

　　临床酒精病学并不真实存在。它借用了很多其他的资源。它的理论支持是依赖问题和身份认同困扰的系统分析概念。它借用了认知行为疗法，还有戒酒后不再饮酒者的经历。它也没有忽视社会经济的实际情况。

　　临床酒精病学并没有设定规范化饮酒者的目标。它的目标是一种文化的转变——大家乐于去承担职责。因而，它有伦理和政治的意义。

　　酒精成瘾是一面歪曲和夸大人类状况的镜子。没有什么是确定的，不管是它的起源还是它的表现方式，但是从对嗜酒者相关人员的指导陪护来看，没有任何东西需要隐藏。

　　酒精不再是一个禁忌。如今，真正应该避免的是不能提供合适的治疗这个问题。为了结合治疗的效率和效能，必须要创造临床实践酒精病学得以开展的条件，在选择治疗方法和合作伙伴上可以既严格又灵活。

　　与医药产业奉行的科学观念相反，酒精病学的实践强调团体工作和帮助关系的重要作用。这种实践需要创造力，也需要制定协议框架，还有资金资助。融入协会又涉及指导陪护工作的嗜酒者角色至关重要。就如我们之前描述的那样，酒精病学统一机构对下属领域的自由划分和就近治疗是一个必要的环节。为了应对这些挑战，酒精病学不能再保持类似于精神病学这种可怜的身份，或者作为社会医学的普通领域，它必须从嗜酒者的文化和精神资源中获取优势。

嗜酒者需要的是像如今系统化的行为医学那样可以获得发展的组织化治疗。酒精病学需要我们重新审视医学，更公平的社会秩序。是时候在任何场合地点下强调社交饮酒的必要性，但这不是指酒精类饮品。是时候用各种讽刺的方式，正面对抗大家认为节庆就要喝得醉醺醺的逻辑和喝酒者唯利是图的阴谋诡计。

尽管任何一个酒精病学专家可能必然要成为一个成瘾专家，但不是每一个实业医生都能治疗各种强迫行为和依赖症。很少人会在职业生涯开始的时候选择从事酒精病学工作。酒精治疗与预防专家和嗜酒者一样，也是来自各个领域。单从基因宿命来说，没有人会是天生的嗜酒者；单从医学院毕业后取得的文凭来说，没有人必然会成为酒精病学专家。他们都是在实践中认同自己的身份。酒精病学强调开放特性的重要性，而不是某种特权。

本书用"指南"一词，是意识到了做哪些我们能力范围内的事情可以帮助酒精使用障碍者。这份指南可以供各读者群参考。

如果读者是嗜酒者，我们想我们已经询问了他的情况。目前，他可以寻找治愈因素，建立合适的关联。

如果在家里或者公司里，他身边也有一个嗜酒者，那么他就知道怎样更好地给自己定位。因此，他能花最少的精力发挥自己的作用。

　　如果他已经涉及治疗和酒精治疗与预防行为,那么他在大部分章节的内容中可以找到自己的定位。他也能欣赏自己为改善工作质量所做出的贡献。

　　如果读者是决策者,他真的花时间读了这本书,那么我们只能献给他一个省略号,因为内容太多了。

# 术语表

下列术语由作者自己定义，旨在帮助读者理解作者想要表达的意思。

**节制饮酒**（指状态）：滴酒不沾。

**接受**：这个词源于哲学上的斯多葛主义，用来形容那些难以放弃的人。这是一种可以在实用主义者身上找到的品质。它提倡"放手"。这种品质既省时又省力，因而可以保持长久的妥协。通过训练，一旦这种"放手"的状态被改变，意识里又会萌生那些无法容忍的想法。接受与辨别力密切相关，后者可以辨别哪些会被改变，哪些不会被改变。接受来自观察和体验。尽管它避免挫折，但它绝不同于宿命论。

**指导陪护**：该词包含谦卑之意。治疗过程中，治疗师不能取代嗜酒者自己，只能陪伴协助他，接受患者病情变化出现的任何变数。广义上讲，这指的是一个后勤范畴，包括酒精治疗与预防团体，临床研究与互助协会的参与者，交流会形成的时空框架，协会和就近的治疗师们。在形式上，它不同于住院阶段。

**首字母缩合词**：取一组词的每个词的第一个字母，创造出一个新词。行政部门特别喜欢使用这样的缩写词,然后创造了一套新的语言。比如,在困难的时候,只要通过短信发个 SOS 就可以了。

**活动**:休息的最好方式就是变换活动:体力活动可以让我们放松精神,睡觉可以让身心得到休息。一个活动要与自己的生活轴有关联。

休闲活动可以是两个或者几个人一起玩,这样可以分享当时和事后的经历。那些非必要的事可以增强关系的有利面。个人活动可以让人找回内在的平静。关键是要会选择个人活动。

异质活动则必须要逐步地避免。异质活动意味着在不合时宜的情况下做出受他人支配且节奏不同于自己节奏的行为,而且没有象征性的补偿。

可以被控制住的活动明显不同于宣泄行为和用来打发时间的活动。活动必须是快乐和全面发展的载体。

**行动**:存在方式和节约思想的方式。自动自发的活动可以填补精神的空虚。

**血醇**:指血液中酒精含量,每升中含有多少克酒精。刚开始来咨询的人常常说血液中酒精含量超标,这涉及病理学、生物学和违法事件。

**嗜酒者**:很长时间来,这个词等同于我们常说的酒精依赖者。这里,我们给出三种定义,它们囊括了所有相关的概念:

——不会喝酒的人,他对自己和他人都没有任何偏见;

——那些喝酒首先是为了追求喝醉的人,他们只要一喝,就不能控制自己的酒量(参考:有害饮酒和滥用酒精);

——那些失去正常饮酒能力的人,其实他们可以不饮酒:因而,即使他们不再饮酒,他们仍是嗜酒者。

嗜酒者身份是后天获得的。嗜酒者身份只有在团体工作框架内才是一个正面的角色。对嗜酒者而言，在治疗之外，无需拒绝这种身份。他可以只用一句话就拒绝别人的饮酒提议："不，谢谢了。"还有，如果他认为有用，还可以补充一个如酗酒问题一样高深的解释："我不胜酒力。"这种谨慎做法是因为与他对话的人对嗜酒者的理解和他学会探索的复现表象有差距。对他人而言，嗜酒者身份至少意味着一种能力的缺失。对那些再也不饮酒的人和他的治疗师而言，用嗜酒者来形容他们，就意味着他们是精神开放的状态。

**他异性**：不是自己，但是我们又可以靠近。他者是如此相似又如此不同。

**创伤性背景**：临床医生能辨别硬性和软性创伤性背景，前者会明显地攻击他人，而后者是隐性的，指让别人失去价值、不安稳以及降服他人的心理操作。

**双重性**：两种矛盾的想法同时存在。

**非住院式照料阶段**：在假设的情况下，酒精病学指导陪护可以免去预先的住院阶段。这种照料阶段的前提是嗜酒者能快速找到足够的冲劲来停止饮酒。患者开始讲述自己的故事，这样就建立了一种依恋关系，后面的治疗就可以开始了。这时候，当事人经常感觉不到频繁参加交流会的需要。

**晚宴东道主**：指晚宴上接待他人的人。这个词也有讽刺的意味，它指无法限制嗜酒投机者的诡计，比如莫里哀笔下的伪君子达尔蒂夫。

**人类学**：确定人群的行为和习惯的研究，与动物生态学接近。

**格言**：凝聚了科学观点的意象。我在上大学的时候，有一句格言我很喜欢："这不是一只碗，是一只碟子。"这个格言的意象是指在髋骨先天脱臼的情况下，可检验股骨头的骨槽被压平的特点。作为这句格言暗含的角色之一——解剖学教授，就是翁布雷丹手术中的外科大夫。这是我梦寐已久的头衔。

**依恋**：在鲍比的理论中，依恋这个整体概念指的是孩子与父母或类似人物间永久强大的关联。在任何一个婴儿身上，都能感觉到母亲或母亲的替代者在身边或者给予抚摸就可以填补的安全感。这可以让我们联想到心理个性化的不足。

**自闭症**：这种心理疾病指的是个体与其环境最大程度的分隔，个人掩饰内心强烈的不安全感，这种不安全感让他的行为变得仪式化。表现为患者不能通过语言和触摸来表示自己的情感，但通常他智力还是活跃的。

**建构性自我批评**：自我批判从普通意义上来看指一个被认为有错的人强迫自己公开承认自己的错误。这种听从和自我否认的态度在面对诚实可靠的权威面前是必要的，而现有力量的不平衡造成无法确认的态度：一方面是当事人，另一个方面是已建立的秩序。极权制和专横严格的审查制在这种力量制衡练习中不断得到完善。很明显，建构性自我批评不同于此，因为它是由当事人在每次出现人际关系问题的时候，自己发起的一种自由检验。它的前提是考虑他人，对人仁慈以及想要克服人际关系问题的困难。因而，这种建构性自我批评还意味着必须足够摆脱情感束缚，对自己足够重视以及对他人足够尊重。即使它需要依赖合理的批评，它也不需要当事人当众认罪。它可以让人重新思考是否有判断失误，调整不适宜的态度，并且承认对立面中也有真实的情况，然而并不会因为这样就让自己被一种轻视的感觉控制住。它旨在尽可能找到最好的折衷妥协。当然，它也不同于别人的批判精神。它省去了行为举止等的夸张表示，它更偏向采用幽默的方式。当事人避免表现出攻击性和无用的不满足的表现。他避免进行道德批判，他熟悉如何去表现中肯的友善。

嗜酒者和这种辨别力有很复杂的关系。其中几个特点对建构性自我批判的发展意味着一些束缚；与酒精相关，自我认识，自我否认，自恋症患者的易感性，可能存在的阐释障碍和心理僵化等有关事物。在饮酒阶段，不管是否实行自我批评都必须带着顺从的心态。然后，这种自我批判会因为一些承诺而延长，而这些承诺能让不理智的人感到欣慰。

建构性自我批评是在治疗关系框架内，与治疗师和团体一起完成的整个变化过程的反射。在节制饮酒的第一阶段，当事人有了更适度的目标。当事人必须克服羞耻感和犯罪感，学会对抗别人的意见，学会锻炼自己的清晰意志。

他必须养成精神上诚实的习惯，从而拒绝求助谎话、借口和其他诡计，这些都是酒精依赖会带来的不良习惯。他更看重当下，坚持工作能提前完成的周期状态。有时，他需要许多时间来与自己和解，表现出对他人的喜爱和欣赏。

嗜酒者既批评酒精也自我批评。他注意区分两者的细微差别，又把两者相对化。他最大的担忧就是呈现自己最好的形态，做好提前量，不要做只有他一个人是对或者错的事。

**话语提示**：在与嗜酒者初次接触的时候很有用的访谈技巧。当事人说出自己酗酒问题的一些特点因素，治疗师继续这个话题，而嗜酒者知道治疗师知道这些。这是建立信任的表现。嗜酒者的羞耻感也可以因此得到缓和，应用这个技巧以治疗师专注倾听为

371

前提。

**老虎机：**只有单个拉杆的赌博机。

**蛮劲：**这里说的是不可能或者拒绝控制的冲动。我很喜欢这个表达，因为通过对立推理，暗含文明化、控制和礼貌等的意味。

**副优势：**当一种原则上不能接受的情况长时间持续的时候，就可以提出副优势问题，也就是隐藏的优势。副优势这个事实不能让我们忘记旁示损害的存在。当孩子们因为关系问题酗酒时，"酒鬼"杜邦先生可以让美丽的杜邦夫人化身为圣洁的妻子、勇敢的母亲。

**透明无菌者：**精神错乱者胡造的有争议的新词，是包含隐蔽空间意义的泡泡和意为"管理"的希腊语后缀 *crate* 的结合。这个词指既享受舒适又不接受社会处分的个体，他们甚至在很小或者很大的层面上拥有一种权利。他们绕开了靠个人或者更具体的意图得到的一丁点权利：实物报酬或金钱报酬。他们在国家的上层到处存在，他们聚合成相辅相成或者完全相反的力量，这些力量可以被取代或者消失，他们也可以保障此类人长久存在，到处繁衍。他们无产出、无意义，顺从是他们能长久存在和演进的条件。透明无菌者偏爱那些既可以获得最多优势又能避免繁重工作的地方。因而，证券交易散户是他们最好的盟友。他们因为不明显的憎恶、鄙夷、厌恶和害怕混杂的情绪而结合在一起，其中还包括主观上被剥削和操控的各个阶层的人。

**分类：**嗜酒者和酒精病学专家不同，他们可以被划分成很多类。这里我提出我的分类，这可能会弄得更混乱。通过强调分类变化和重组的频率，我提出了三种实用分类：

——传统嗜酒者，数量不是很多。随着时间的推移，他们身上的身心疾病会有所发展。这些人中既有勇敢的人,也有家里的专制者。对他们来说,全科医生可能会一直是或者变成帮助关系中的主要角色。时代变化后,未来可能的嗜酒者是那些每次在节庆中都过量饮酒的人。

——社交嗜酒者,他们是典型的交叉成瘾者,在饮酒的时候还吸毒。他们的心理极其紊乱,而且这种状况会因为职业经验缺乏和文化缺失而变得更严重。他们总是有某种精神疾病,这种精神疾病从一种精神狂热变成一种边缘人格组织。在照料阶段,他们首先就会想到成瘾治疗中心和公共心理医疗中心。

——精神病理性嗜酒者,他们在社会各个阶层存在。这里还可以发现其他两大饮酒群体的代表,还有在家庭影响下的隔代酒精嗜好人群。尽管因为自闭症、人格分裂、认知障碍和情绪障碍,以及不适宜的预防和不成熟给他们带来了心理病理困扰,这些人变成了敏感、拥有各种资源的人。尽管我们现在缺乏法律和资金支持,他们这群人的存在完全证明我们尝试的实践酒精病学是合理的。

很明显的一点,问题、整体预后和结果因患者的情况不同而各异。

治疗的目标是把尽可能多的交叉成瘾者归到能从事心理活动的精神病理性嗜酒者行列,而交叉成瘾者在这之前没有在传统的不饮酒者群体中找到自己的位置。

**精神发泄**:一个相当于化学兴奋剂的事件引起的危机。它的特点是情绪释放,最后达到心理的缓和。这是解除债务的危机。夫妻间吵架就可以产生精神发泄的作用。

**分裂**:人格一分为二。在没有饮酒的时候,是理智的;而在酒精作用下，丧失理智。这就是双重人格者，就好比右手完全忘记左手做的事。

分裂是一个普遍存在的特点。我们甚至在酒精治疗与预防专家的身上也能发现这点。

**认知和认知行为治疗法**：这个词来自拉丁的 cognitio，意思是认识。认识还包括阐释能力。即使我们认为以矫正客户缺陷行为为目标的认知疗法发展迅速，现代人的认知还是越来越混乱。

**契合**：兼容和适应。

**消费(社会)**：就是指消费型社会。一切都可以成为商品，产生利益，与社会有益性和生态学没有关系。除非生态学成为销售依据的时候，那么它也就牵涉其中。

**反态度**：一种对干扰行为的态度反应。治疗师必须注意控制可能让他远离治疗精神的情绪。因为治疗师专有的定位会变成对抗治疗的态度，或者由病人的态度来决定失去控制的治疗师是否没问题。比如，不成熟会引起治疗师身上严厉父亲的那部分做出一些行为。

**资料集**：能够强化团体凝聚力的所有知识、记忆和规则的集合。

**旁示损害**：嗜酒者满意自己可以管理自己的酒精消费，而忽视了酒精滥用对躯体、情感连接和社会职业地位的影响。他主动专注于自己和家属，尤其是他说喜欢的孩子的痛苦。

**否认**：对外在或内部明显的事实缺乏复现表现：不注意照顾自己的躯体和限度，无法正确分析自己的心理运作和情感情绪状态。节制和努力反思能缓解这种精神病性预防，但是不能一直忽视它。

否认绕过了检验，挑战了正确的认识。这构成了对事实行为

374

的不了解。嗜酒者感到痛苦又没有临床实践酒精病学的时候，就会出现一种社会否认。

**依赖**：是活着的生命体的正常状态。治疗的目标是通过互相依赖和互相帮助，强化自主和社交生活，而不是分化它们。

在贬义的意思里，它指异化的依赖和成瘾。

**打破常规**：不管是涉及预防政策的内容，酒精病学专家的身份，还是对嗜酒者的定义，这种隐喻的矛盾是推动进步的动力。

**辩证思维**：在这种思维里，使用了矛盾作为进步的推动力。它与逻辑思维下的线性发展不同。当辩证思维脱离了经验，就只能是空谈。辩证思维的鼻祖是苏格拉底：他提出了通过揭露对方矛盾的方式助推出预先就有的事实的方法，也就是助产术。

**字典**：为了填补法语上的空白而必备的工具。

**斋月效应**：因为一个重要的文化客体，酒精依赖患者可以在固定一段时间内滴酒不沾。对穆斯林来说，就是斋月的时候。还有女性，在孕期被警告不能饮酒。这样，我们可以把这种暂停不饮酒的行为和更明确的目的联系起来，比如为了重新取得驾照。嗜酒者在期限结束前不饮酒。

**被爱幻觉**：发生在一个人、两个人或者几个人之间的强迫性和冲动的性爱行为。

**戒酒硫**：这种药有时又叫"负隅顽抗之药"，因为它是被用作最后救命的。早上不饮酒的想法最终因为晚上有饮酒的需要而被打破。我更愿意把这种药叫作"互相谦卑之药"，因为治疗师作为附属的当事人，承认在见证患者不饮酒的意愿时，他什么也做不了。特意食用这种药具有道德意义，因为每天早上，当事人可以决定这一整天是否随意饮酒。为了后续的治疗，在治疗师与被治疗者已经建立对话关系的情况下，开这种药是有效的。

**支撑**：一个人依靠的人或者物，可以让他"站起来""向前走"。支撑开始是个体之外的人或物，然后参与建构当事人的身份，比如职业、规律性的体育或艺术活动、归属群体和稳定的情感。在与支撑割裂的时候，任何一切都可能发生。

**道德**：应用于自己的规则和评价的总和，在自己的追求和需要中寻求一个平衡点的同时不伤害别人和自己。对我们来说，道德是个人的，可以自己建构。根据情况，它还可以包含情绪或者与之区分开来。

**动物生态学**：研究确定动物群的行为和习惯（参考术语：人类学）。

**创伤性事件**：就事件本身而言，并不是创伤性的。事后，因为它对心理平衡和发展产生了持续的影响，才有了这个特点。

**回避**：一种心理防御，可以让人忘记让人困扰的问题。不断换频道就是我们通俗语言中表示同等概念的词。

**体验性的**：从体验这个词变化来的。体验性预防，比如通过体验某种行为的有害性来改变这种行为。

**虚假自我**：人格的表面特点。讲话与借用态度，可以是模仿来的，而没有通过批评性的检验。

**反馈**：对一个行为做出相反效用的反应。禁止会引起走私，有羞耻感会引起虚伪。

**精神错乱（认知失调）**：在过量饮酒后不久，嗜酒者害怕有精神错乱。尽管埃拉斯姆大力推崇理性，但是理性也可以是一种精神错乱。引用一个在接受认知行为治疗前的小故事：

一个疯子被人看成一颗小麦谷粒。他承认说他以后不会这样,但是在看到母鸡的时候,他会继续逃避,因为这只母鸡还没有被治愈。

**弗洛伊德学说(概念有:本我、力比多、超我、自我和内在自我)**:

——本我指力比多和冲动。

——力比多指性方面的,它有很多变量:从狂热到不存在;甚至是排除强制暴食症或者过度饮食的口唇欲;还指自恋和关系方面。

力比多是任何形式的乐趣和创造力的源动力。

——超我指内在的父亲和社会规则的整体部分。与原始渴望的对抗是犯罪感的来源。

超我可以溶解在酒精中,而自我也是一样。

——自我原则上指的有意识的人格,是一种审议和仲裁的存在,在这个基础上发展了内在自我和超我。在嗜酒者身上自我的发展经常会带来问题。它带有发展中灾难性的标记:分化的,不成熟的,过量的或压缩的,分割的发展。因为缺少一层非常僵硬或者非常容易被渗透的膜,就会让它难以体验情感关系和情绪。内在自我,经常会被另一个概念——虚假自我——的外表掩盖或者被其替代。在一些情形下,一盒肥鸭肝的意象不夸张:一旦溶解,就没有肝,也就是没有自我,而只剩下零散的一块一块。

**家族基因谱**:基因谱可以帮助寻找确定先前是否就有可能导致这些问题的因素,比如酗酒问题、抑郁和家庭秘密等。

**治愈**:在酒精病学上,这是没有意义的,不管是关于近视、同性恋还是肤色问题,这都是无意义的。

对治疗师而言,这个词指:

——在当事人意识和无意识中轻视饮酒行为时,帮助他找到其他的方法来完成他的社交和感到满足的需求。

——理解饮酒状况的意义,让当事人找到其痛苦和需求的其他解释。这样,可以把一种积极产生作用的病变成一种虚幻的病,从而让当事人的健康处在一种有条件的良好状态下。

**习性**:这个词的意思是皮埃尔·布迪厄提出的。这个社会学概念指一个社会群体的结构性思维和相符行为的图式总和。个体拥有个人的思维和生活方式,然而他只能对被那些形成他个人轨迹的干扰物调整的、从社会和家庭中他继承的资源进行再创造。习性概念似乎有决定论的意味,但相反地,它却考虑个体发展的环境。这个术语意味着人由社会中的个人故事和位置决定。但是他们的故事和位置要经受各种偶然风险。饮酒就属于国家历时性的习性。这种习性会因为外来其他的习性而变化,比如来于北边和西边的人们饮用越来越多的啤酒和威士忌,还有来自南边的大麻。布迪厄最有深度的一本书——1979年出版的《区分》(*La Distinction*)说明了这个概念的意义,习性除了建立构造性和被构造的实践,也可以评价和判断不同的实践。我们也可以理解不饮酒社交的缺位,因为不饮酒的嗜酒者作为正面分类的社交团体是不存在的。

**内稳态**:一个整体的内在平衡。

**幽默**:和沉默一样,当我们称之为幽默时它就消失了。

**卫生学**:卫生学通过结合禁烟立法找到一种新的能量。这种禁烟立法是要让人们在家庭内部和企业等公共场合完全隔绝烟瘾。在比利时,休息一下抽根烟是工作时间内可以做的事。禁烟政策在舆论中承认了禁烟的手段可以给其他成瘾行为树立榜样。因此任何精神病理性的、家庭的和社会的关于酗酒问题的现实都可以被掩盖。这种方法鼓励实行禁止生产和销售某种药物的政策,尽管社会在自己的定位中还从没遇到这般不堪,也还是可以这样做。卫生学根据这个愿望,参与发展一个有社会监控的社会。最终在这种控制下,不宽容、走私和反社会行为会增加。请参考"反馈"。

**催眠药**:属于让人昏昏欲睡的一类药,对心理机能运作方式有影响,可以让人摆脱因为意识缓和产生的意念。像团体工作、一种有声的音乐背景和长期的运动都有催眠的作用,能解放大脑,让大脑放松。

**嗜酒者身份认同**:嗜酒者身份是后天获得的。嗜酒者身份只有在团体工作框架内才是一个正面的角色。对嗜酒者而言,在治疗之外,无需拒绝这种身份。他可以只用一句话就拒绝别人的饮酒提议:"不,谢谢了。"还有,如果他认为有用,还可以补充一个如酗酒问题一样高深的解释:"我不胜酒力。"他的这种谨慎做法是因为与他对话的人对嗜酒者的理解和他学会探索的复现表象有差距。对他人而言,嗜酒者身份至少意味着一种能力的缺失。对那些再也不饮酒的人和他的治疗师而言,用嗜酒者来形容他们,就意味着他们处于精神开放的状态。

**意识形态**:指对超越时间无争议的信念传递出来的东西的理解总和。不接受矛盾,在这种情况下对恐吓的措施采取主动不容忍的做法,这就是精神上恐怖主义的表现。而新话就是一个例子。

**内在**:字面上与超验相反。酒精病学上讲内在就意味着变化的可能性是出现在嗜酒者的心理现象中,而不是从外在对其产生影响的力量。这两个词互相不排斥,因为它们在当事人心理现象内共同存在(参考:嗜酒性和精神病性),这个术语也意味着在酒精病学领域,如果期待神意的干预,比如国家干预,那就错了。

**未开化**:一种文化跨越国界的现代形式,这种文化内容很少,少于1 500字就能说清楚。省去了记忆的必要性和系统怀疑的用法,确保在有限生命期限里不可动摇的确信,允许普及和概括,支持宣泄行为和所有秩序滥用的行为,但很明确它与愚蠢不同。

**心理个性化**:个人心理世界的获得,不同于初始影响和被灌输的理解。

这在自我思考能力中得到检验。婴幼儿通过模仿父母思考而开始心理个性化。有时候,也有相反的表现。在成年的时候,当事人有了属于自己的一套对世界理解的体系。嗜酒者通常有心理自主方面的问题。

**拉康主义**:一种被占领者和权利拥有者共有的武器。

——它可以不必细说就被有共同感受的人理解。

——可以保护自己,免遭有害和冒失行为的烦恼。

**力比多**:参考"弗洛伊德学说"。

**原始联结(依恋)**:与母亲或者类似母亲角色的人之间的关系,比如父亲、祖母或者保姆等在婴幼儿长时间替代母亲角色。

**治疗关系**:任何一个嗜酒者都需要时间和第三方来让自己摆脱各种依赖以及有效控制隐藏在饮酒行为下的相关事物。第三方可以是一个人或者两个人:治疗师和交流团体。与酒精关系有关的病理障碍的存在改变了嗜酒者身上人类发展和任何组织固有的特点。只有将工作团队引入治疗对话中,两人间的治疗关系就能有效发展。酒精治疗与预防专家为了做好访谈工作,需要完全参与到交流团体中去。第二种双方关系可以建立在当事人和团体之间。从心理活动角度来看,这种关系有限制,必须以一种或另一种方式来干预治疗师的存在。酒精病学上最好的治疗关系是三者间的：当事人，治疗师和团体。大家会普遍错误地认为，节制饮酒就等于治愈，一个参与活动很久的嗜酒者就可以免去团体活动和与治疗师的对话联系。比如，协会的管理因其决断性的特点而不至于被当权者遗弃，因此他们可省去双重监管。心理活动对协会的管理者而言是必须的。在对新加入者咨询时，必须要有一个高效的复印机（以便准备所需材料）。

**记忆**：如果酗酒当事人过早遭受记忆障碍的困扰，那么躯体则保留了依赖的记忆。他迟早会复饮，这时间可能会很短，它会唤醒依赖的记忆而当事人又回到原来的状态，因为那时候与酒精的关系早已经到了临界点。

**酒精滥用**：从关系的角度看，酒精的饮用产生了不幸的结果。用一个晦涩的词，就是要避免这种结果。参考：有害饮酒。

**玄学**：通过明显对立的事物来表达的思想，比如美与丑，好与坏，真与假。伦理话语就是一种玄学。中世纪，人们可以烧毁能让人提出令人困扰的问题的事物。今天，人们做到让这种问题不存在。

**方法论**：为了某种目标而采取的做事方法。参考：风格。

**(斗牛士的)红绒布**：用一根棍子支撑的红布。斗牛士拿在手里可以用来指挥公牛。

**多因素的**：若干不同属性的因素相互作用的结果。比如，酗酒问题就包含了基因、生物、精神病理、关系、社会、文化和治疗因素。

**撒谎癖**：当事人对经历的事实的曲解再构建。美化谎言带有谵妄的意味。在没有第三方的确认下，相信某个讲述荒谬事情的人的话就是冒失。有撒谎癖，那么必然存在双重问题，一是心理机能紊乱问题，二是造成当事人养成撒谎癖的环境或者人也存在问题。

**自恋**：这与对自己的理解有关。至少存在三种类型的自恋情况：一种来自父母的眼光，一种是与自己所处环境的价值观保持一致，还有一种依赖于所认可的东西。对自我认识和理解的紊乱可以被定性为障碍。这些障碍可以是支配型的长久障碍，这让人联想到自恋症。在这种情况下，他者就是一种威胁、一种方式和一个对象。自恋症的表现可以是对自己过高评价，认为自我伟大甚至到了狂妄自大的地步，或者对自己过低评价。后者就会产生被轻视的感觉，缺乏自信和自尊。

**不饮酒文化**：一种关注不再饮酒的人的哲学文化。

**疾病分类**：用来参考疾病的分类和根据同一种起因的重新分类组合。酒精病学和成瘾就是两种疾病的分类。

**伏隔核**：是大脑里的灰色核团，刺激它就能引起强烈的快感。实验中的小白鼠只要借助连接插入其下脑丘部位的电流的开关就可以获得飘飘欲仙的快感。它最终只想得到这种快感，以至于忘记吃东西而死亡。酒杯就相当于这个开关，而酒精能产生快速强烈的感觉。当事人就慢慢忘记其他循环，而这些循环带来的快感没有那么强烈却更好。

**神意裁判行为**：指那些旨在享受由冒险带来的体验情感的常规风险做法。

**边缘人格组织**：介于精神病结构和神经结构之间的心理结构。嗜酒者常常被定性为边缘组织。最严重的情况就是被叫作精神病疑似病例。

**范式**：典范、模板或者典型阐释。

**抗兴奋**：在人身上，有个内在的后天形成的调节和缓解情绪的系统,被称为抗兴奋。在成瘾者身上,这种系统失去作用。进行治疗的话,就会有进步。

**宣泄行为**:在那些把虚拟世界和真实世界混淆的人身上可以观察到这种行为。这种行为通常是冲动行为和暴力行为,躲避理性,这些行为要么是对抗别人要么就是对抗自己。宣泄行为经常会成为社会新闻栏目的话题。参考:抗兴奋。

**新话**:这是一种词汇不超过 1 500 个的语言,它可以限制大家的思维能力。"新话"一词出自乔治·奥威尔著名的作品《一九八四》。就如同所有被加工的语言一样,这门语言包括以下几方面的使用层级:

——给穷苦人使用。

——给博学者使用。

——给那些我们应该坚信他们知晓一切的人使用。

这是一种麻痹和操控大众的方式。它使用含有教训意义的话语和选择性的信息。整个体系都是新语。官方陈词滥调就是逻辑有误的话,而一种修辞可以中和其中的批判精神。参考:催眠药。

**生活心态**:这属于跨行为分析语言的词语。指个体偏向的社会心理姿态,比如受害者心态、拯救者心态或者说教者心态。阿尔塞斯特是一个因为爱情而变得性格阴郁孤僻的人,他摒弃莫里哀笔下人物费兰特那样的生活心态:"人类的朋友完全不是我追求的目标。"

**饮水癖**:饮用大量液体的需求。嗜酒者因为垂体紊乱,会对水有极大的需求。

**务实主义**:看重行为和发生的事情。

**实际运用**：辩证连接话语与实践的哲学态度。它的实践者声明反对新话的信奉者。

**预防**：这个词容易与偏见混淆。这个词通常用来指治疗的遮羞布。这个法文单词与浮夸、谨慎、提防和告知信息这几个法文词押韵。

**照料阶段**：在我们的用语中，照料阶段指的是短期住院（为期一个星期的住院治疗）或者非住院协议的第一阶段的治疗。这个阶段是治疗关系建立的阶段，目的在于实行指导陪护工作。

**酗酒问题**：这个术语不应该包含贬义。它指在一个整体中，包含各种复杂因素、相互作用和变化。在夹杂大量英语词语的法语中，多数情况下人都偏爱使用酒精"有害使用"这个术语。参考 5.1 节。

**治疗计划**：把治疗行为（咨询、住院和开药）纳入相干连续变化的计划中，这种变化既是目标又是方式的变化。如果指导陪护的原则被相关人员接纳和理解，就可能与之谈论治疗计划的事。

**心理**：个体的心理世界。

**精神病性**：在神经组织中常被忽视。在边缘组织中，一部分精神生活与现实分开，因而让思维、话语和行为出现了前后不一致的情况。而行为在患者出现谵妄和幻觉的阶段表现最为明显。谵妄症状出现在酒精戒断并没有服药来保护自己的情况下，尤其在大量酗酒后。这部分精神生活似乎与大脑活动的原始形式有关系。这部分出现问题，就可以发现在服用成瘾药物后出现的缓和、表现、再加重的模式，因此就有了人格中的成瘾性或者嗜酒性的这种表现。

**无酒精式复发**：这个术语意思模糊，因为它指一种常见的临床实况。当事人一直保持不饮酒的状态。然而尽管他节制饮酒，他还是会在酗酒最糟糕的状态下出现机能紊乱。这些问题出现却无法控制，心理活动又无效，这都是在没有饮酒的时候会出现的倒退情况，因而有时亲属也会说："我还是宁愿你喝酒。"无酒精式复发总是可能会出现，因为在夫妻、家庭、协会和社会中都有精神病理性的特点出现。

**参考(医生)：**属于酒精病学某一领域的实业医生，因为他的能力适合从事对酒精使用障碍者的陪护指导工作，还包括团体工作。这种身份可以让他有权利根据咨询的时长，在团体工作花费的时间和组织工作实行收费的照料阶段服务(参考临床研究与互助协会的酒精病学统一机构的项目计划)。在 2006 年法国前外长杜斯特·布拉齐推行的改革中，这个词有了另一个意思，指任何纳税人为了报销医疗费用，在治疗过程中，限制加入某一个全科医生的治疗团体。

**(病痛)暂时减轻：**现在，当嗜酒者在个人跟踪治疗中，长时间饮酒量越来越少可以被看作病痛的暂时减轻。酗酒引发的疾病同样也被看作癌症。

**(病情)反弹：**要理解这是身体自我保卫的本能。

**抵抗精神：**尊敬他人或物本来的样子，接受不同，在窘迫的时候仍体现出抵抗精神。有勇气对你认为不能接受的事说"不"，但是也要有谨慎的一面，并且讲究效率。

**科学思维：**一种避免想当然地认为一个观点就是事实的思维方式。应该反对权威观点，尤其当这些观点以"科学"的名义发表的时候。注重有条理的怀疑，体验和证明。用爱因斯坦式的方式相信真理是相对的。反对形而上学的思维。

**口号：**

——比如，对于驾驶行为，因为要求血液中酒精含量不超过 0.5 g/L，所以可以用：

"一杯可以，三杯就要找麻烦了。"

——对于嗜酒者，可以用：

"一杯就太少了，十杯还不够。"

"我以前喝酒，因为我是嗜酒者；而现在我不饮酒，因为知道自己是嗜酒者。"

**反社会：**因为自己在社会中的位置而痛苦。不爱社交人格最大的困难就是融入一个社会团体。各种宣泄行为说明了他的痛苦，比如社交退缩，暴力行为尤其是自我攻击行为和成瘾行为。

**短期住院疗程：**这是酒精病学上用来表示为期一个星期的短暂住院的词语。它与简单的酒精戒断不同，虽然时间可以一样长，但是后者没有后勤来保障这种短期住院的照料阶段，并通过这种照料阶段建立联系。它与为期三个星期的住院也不同。

**类型：**作为关系模式和表达模式被使用的一种方式。参考：方法论。

**丁丙诺非：**合成的海洛因，通过医生开处方药的方式给吸毒者服用。因为信息技术的应用，为了避免过量服用，药剂师开这种药有严格的监管。有些吸毒者不是口服这种药，而是通过注射的方式。有些吸毒者为了转卖超出他们需要的服用量，会向药剂师要求增加他们对这种药的需求量。

**监管：**一种预防措施，用来让人控制自己的态度和对第三者的立场。对心理治疗师而言，这是一个愿意看到并且必需的步骤。一位酒精治疗与预防专家可以被另一个专家或者心理学家或者心理分析师监管。而交流团体也有监管的作用。面对一个不按规则办事的中间调停者必须做出反应。

**酒精治疗与预防前阶段**：这个术语指的是沉默之墙破裂，自我克制系统开始错乱的阶段：比如从小孩嘴里说出的一个事实可能触及饮酒者，配偶承认被他/她的行为打败，医生谈及酒精问题等等。而这个时候，嗜酒者真正开始打算做点什么事。

**交流会主题**：交流会有主题的好处在于它比一次大会的主题要明确很多，同时可以让出席者广泛公开参与。比如几百个主题的其中一个："控制和克服口唇欲"，一位嗜酒者可以首先提出在个人问题中存在过度口唇欲的问题，或者认为这是可以忽视的。

因而，我们必须让自己了解什么是过度口唇欲。

在第一阶段，为了替代烟草，追求固体或者液体的填充，这是一种行为的轻微调整，但是这很好地证明了口唇欲的存在。

不管冲动是不是设计好的，都能够让我们靠近过度口服的问题：因为问题的不稳定性，一旦行动开始，就会抑制不住。

在一种被想象的普通层面，我们可以看到对某个目标过度贪恋时，口头上就会对其极其渴望，比如权利（这个单词大写第一个字母是指对权利的一种幻想），一位亲属对治疗师的需求也是如此。通过口唇欲相互连接的方式就好比给其提供食物、糕点或者任何其他东西，而不需要在某个时刻问受体是否相容。

在极其渴望的口唇欲中，有一种对囤积、盗窃和投射于个人或者物品的需求。因此，这种关系就可能在一种混沌、拒绝或者驱逐中向前发展。

口头的强烈欲望在人际关系的口述阶段，似乎表现出了极大的未满足。一位女性患者在过去的三十年中发现她母亲不会照顾和喂养她姐姐的孩子:因为她看到小孩吸着奶瓶,大口地不停喝奶的场景会产生不安全感。她还会因为看到这个感觉到很大的怒气。

很明显,可以在一段我们想建构或者活跃的关系里提供自我,但是这在心理上不是同样的操作,而应该是通过不断发现自我,不断驯服自己,从而遇见他者的行为。力比多可以供养维持这种关系,它在性上被控制和升华。

"在您的反应和行为中,是否发现有利于过度口唇欲的因素?讲得更通俗些,您是否有了知道给予的感觉?"

**创伤:**在当事人情感心理发展阶段突然发生的事件,会带来隐藏的有结构性破坏作用的心理障碍。心理分析的目的是把这种创伤从无意识中唤醒过来。

**趋向性:**指重力方向的力量,能让人或物回到先前的状态。

**情绪障碍:**这里不指任何个体的情绪化,甚至是当情绪化立马打乱了情感关系的平静的时候。在月经周期的时候,情绪化是很正常的,就好像因为某种确定的原因短暂或长久的情绪转变。当在我们所说的交替性精神患者身上发现这种情绪变化表现为无理性反复发作时,我们可以称之为情绪障碍:"克莱尔,今晚,您是如此阴郁。"情绪障碍这种修饰定性是一个精神病学术语,它包括明显的抑郁状态,躁狂症状,还伴有过度活跃和沮丧阶段等。如果不接受治疗,就会出现所谓的躁狂或者轻度躁狂,也叫作轻躁症。最明显的躁郁症能解释这个术语,更早的时候被叫作躁狂抑郁症或者简称 PMD。抑郁状态经常出现在嗜酒患者身上,尤其会以一种产后沮丧或者反复抑郁的形式出现在母亲身上。还有一些被称为忧郁的精神病性状态,这种状态被一种表面情绪无异样的假象掩盖,有时当事人会做出惊人的自杀行为。

**酒精的有害使用:**相比较酒精的正常使用,这是一种过度饮用而导致危害的酒精消耗。参考:过度使用。而在英语中,这两个术语包含的内容是相反的。

**推离步:**这是斗牛的一种技术。红色斗篷来回转动让牛一直低头不停地转动,直到让它跪在地上。

**基础暴力:**要理解这是一种生存本能。

**辅导顾问:**协会成员,主要负责与短期住院疗程期间的嗜酒者对话。相当于美国人所说的顾问。

# 上海社会科学院出版社心理类图书目录（部分）

书中内容译成 23 种文字
重印 8 版长销不衰
一本书掌握心理咨询核心技巧和策略

本书是当代心理咨询大师艾伦·E.艾维的名作。书中所介绍的会谈和咨询微技巧的有效性已得到 450 余项以数据为基础的研究的证明。学习者可以通过阅读和实践，逐步掌握咨询的基本技能，使用倾听和影响技巧顺利完成会谈。

## 心理咨询的技巧和策略：意向性会谈和咨询（第八版）

（美）艾伦·E.艾维
玛丽·布莱福德·艾维
卡洛斯·P.扎拉奎特　著
陆峥　何昊　石骏
赵娟　林玩凤　译

心理咨询师必备工作手册。

新版向广大心理咨询师提供了从业过程中一系列关键问题的个性化应对方案，助益咨询师个人发展与职业发展。本书可搭配同作者的《心理咨询导论》（第四版）学习使用。

## 心理咨询师手册：发展个人方法（第二版）

（英）约翰·麦克劳德　著
夏颖　等译

心理咨询技术的 A 到 Z，你想知道和应该知道的都在这里！

心理咨询教授麦克劳德教授的畅销之作，提供有效帮助疲于应对日常生活问题的人们的实践方法和策略。

## 心理咨询技巧：心理咨询师和助人专业人员实践指南（第二版）

（英）约翰·麦克劳德
茱莉娅·麦克劳德　著
谢晓丹　译

行为疗法从纸上到实操，只需：①翻开这本书，②阅读，③实践。

本书系统全面地介绍了当代行为疗法，囊括加速/减速行为疗法、暴露疗法、示范疗法、认知行为疗法、第三代行为疗法等。

## 当代行为疗法（第五版）

（美）迈克尔·D.斯宾格勒
戴维·C.格雷蒙特　著
胡彦玮　译

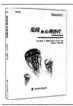

心理治疗师真的更容易变成精神病患者、瘾君子、酒鬼或工作狂？

迈克尔·B.萨斯曼博士携近三十位资深心理治疗师、精神分析师、社会工作者详细回顾从业历程，真诚讲述亲身经历，深刻反思工作得失。

**危险的心理治疗**

（美）迈克尔·B.萨斯曼　主编
　　　　　　　　高旭辰　译
　　　　　　　　贺岭峰　审校

心理治疗师在治疗你的心理问题？
——不，是你在治疗他。

"你为何而来？"来访者的治疗通常开始于这个问题。那么驱使治疗师选择这一职业的真正动机是什么？请带着疑问与猜想，翻开本书，寻找答案。

**心理治疗师的动机（第二版）**

（美）迈克尔·B.萨斯曼　著
　　　　　　　　李利红　译

65个咨询技术，总有你想要的！

这是一本由一群心理咨询师共同编写的关于心理咨询技巧的书，每篇中作者都非常清晰地告诉你该如何操作这种技术，该注意些什么。

**最受欢迎的心理咨询技巧（第二版）**

（美）霍华德·G.罗森塔尔　著
　　　　　　　　陈曦　等译

揭秘"我所欲"。

本书悉心甄选了众多日常生活中的案例，从自我经历谈起，为读者清晰描绘了各种典型的动机行为。通过对情境激励的分析，逐步过渡到经典动机心理学理论。

**动机心理学（第七版）**

（德）法尔克·莱茵贝格　著
　　　　　　　　王晚蕾　译

用最翔实的案例告诉你，心理的"变态"是如何悄然发生的。

本书是异常心理学研究领域的经典著作，美国300多所院校均采用本书作为教材。任何一个想让自己的未来更加美好、生活更加快乐的人，都应一读本书。

**变态心理学（第九版）**

（美）劳伦·B.阿洛伊
　　约翰·H.雷斯金德
　　玛格丽特·J.玛诺斯　等著
　　汤震宇　邱鹤飞　杨茜　等译

一天最多看一篇，看多容易得精分。——豆瓣书友

本书通过丰富的案例对成人心理疾病的本质进行了生动描述，分析心理疾病是如何影响受精神困扰的人及其周围人的生活。

**成人变态心理案例集**

（美）欧文·B.韦纳　主编
　　张洁兰　王靓　译

（续表）

家庭，你最熟悉有时却最陌生的地方，你真的了解吗？

作者全面回顾了 20 世纪 50 年代至今系统化理论发展历程中出现的核心概念和思想，囊括了该领域最新的研究和发展，让读者对家庭疗法有了一个全方位的认识。

**家庭疗法：系统化理论与实践**

（英）鲁迪·达洛斯
　　　罗斯·德雷珀　著
戴俊毅　屠筱青　译

重温精神分析之父弗洛伊德经典之作。

本书精选弗洛伊德笔下的五个最为著名的案例：小汉斯、"鼠人"、"狼人"、施雷伯大法官和少女多拉，细致且精辟的描述和分析展现了精神分析理论和临床的基石。

**弗洛伊德五大心理治疗案例**

（奥）西格蒙德·弗洛伊德　著
　　　　　　　　　　李韵　译

成为一名合格的心理治疗师，你需要越过这些障碍。

作者尝试从心理咨询/治疗学员的"角度"，探索专业的和个人的困难、焦虑、情感困惑和缺陷，帮助学员学会控制和改善这些困难。

**如何成为心理治疗师：
成长的漫漫长路**

（英）约翰·卡特　著
　　　　胡玫　译

北美地区广受欢迎的心理学导论教材。

本书系统介绍了心理学基本原理，涵盖认知心理学、发展心理学、人格心理学、临床心理学、社会心理学等领域，同时联系实际生活，带领读者走进引人入胜的心理学世界。

**心理学的世界（第五版）**

（美）塞缪尔·E.伍德
　　　埃伦·格林·伍德
　　　丹妮斯·博伊德　著
　　　　　　　陈莉　译

是性格决定命运，更是人格决定命运。

玛丽安·米瑟兰迪诺女士向读者介绍了人格心理学领域的基础和最新研究成果，向读者娓娓道来个体差异研究及每个人是如何成为这样的人。

**人格心理学：基础与发现**

（美）玛丽安·米瑟兰迪诺　著
　　　黄子岚　刘昊　译

以心理学和社会学视角，重新探究"年少轻狂"

本书立足文化背景和个体成长视角，着重探讨出现在青少年向成人过渡阶段的冒险行为问题，并对病理性冒险行为的预防与诊治给出现实而积极的建议与指导。

**青少年期冒险行为**

（法）罗贝尔·库尔图瓦　著
　　　　费群蝶　译

何处磨砺的刻刀，要在少年的身上留下疼痛的徽章？

越来越多的青少年出现自残行为，这些行为的根源往往在于家庭，而不是社会。本书建议以心理治疗结合药物治疗，制定多渠道的完整治疗方案。

**青少年期自残行为**

（法）卢多维克·吉凯尔
里斯·科尔科　著
赵勤华　译

用正确的方法，带领孩子在游戏与网络中收获快乐与成长。

本书分析了电子游戏与网络本身的特点，从精神病学角度揭示网络成瘾的原因，详细介绍以青少年为主的各类人群的网络成瘾评估方法和治疗方案。

**青少年电子游戏与网络成瘾**

（法）卢西亚·罗莫　等著
葛金玲　译

每一个来自星星的弗朗索瓦，都应遇见方法与温情并重的艾米女士。

作者用 12 年时间潜心为一位自闭症儿童提供咨询、治疗、训练服务，理论结合实践，向读者展示了如何实施治疗、如何与家长合作，从而帮助自闭症儿童发展、成长。

**如何帮助自闭症儿童：
心理治疗与教育方法（第三版）**

（法）玛丽-多米尼克·艾米　著
姜文佳　译

黄蘅玉博士将几十年心理咨询和治疗时的生死自由谈记录在此，希望与大家一起探讨生死难题。该书分三个部分，儿童篇、青年篇、成人篇。生死是所有人迟早会面对的事实，耸立在人生终点的死亡界碑不该是令人焦虑或恐惧的刺激物，而是提示我们要更好地珍惜当下之乐的警示牌。

**你，会回来吗？
——心理治疗师与你对话生死**

黄蘅玉　著

本书记录了黄蘅玉博士在加拿大从事儿童（按加拿大法律，指未满 19 周岁者）心理治疗工作 18 年所积累的丰富经验，以生动的个案展示了儿童心理治疗的规范化、人性化、团队化以及儿童特性化的工作方式。

**对话孩子：我在加拿大做心理咨询与治疗**

黄蘅玉　著

香港教育学院讲师与一线教师、辅导人员和社会工作者携手合作的心血结晶。收录了 15 个主题下的 49 例个案，围绕学校、家庭、环境和创伤介绍实用的青少年辅导技巧。

**心理辅导个案：示例与启迪**

郭正　李文玉清　主编

**图书在版编目(CIP)数据**

如何帮助酒精成瘾者:酒精相关障碍者陪护指南:第二版/(法)亨利·戈梅兹(Henri Gomez)著;何素珍译.—上海:上海社会科学院出版社,2017

ISBN 978 - 7 - 5520 - 1713 - 7

Ⅰ.①酒… Ⅱ.①亨… ②何… Ⅲ.①醇中毒—精神障碍—诊疗—指南 Ⅳ.①R749.6 - 62

中国版本图书馆 CIP 数据核字(2017)第 276377 号

Originally published in France as:
*Guide de l'accompagnement des personnes en difficulté avec l'alcool,* by Henri Gomez
© DUNOD Editeur, Paris, 2011, 2nd edition
Simplified Chinese language translation rights arranged through Divas International, Paris 巴黎迪法国际版权代理(www.divas-books.com)

上海市版权局著作权合同登记号:图字 09-2014-050 号

**如何帮助酒精成瘾者:酒精相关障碍者陪护指南(第二版)**

| | |
|---|---|
| 著　　者: | [法]亨利·戈梅兹 |
| 译　　者: | 何素珍 |
| 责任编辑: | 赵秋蕙 |
| 封面设计: | 式夕制作 |
| 出版发行: | 上海社会科学院出版社 |
| | 上海顺昌路 622 号　邮编 200025 |
| | 电话总机 021－63315900　销售热线 021－53063735 |
| | http://www.sassp.org.cn　E-mail:sassp@sass.org.cn |
| 照　　排: | 南京理工出版信息技术有限公司 |
| 印　　刷: | 上海新文印刷厂 |
| 开　　本: | 890×1240 毫米　1/32 开 |
| 印　　张: | 13.125 |
| 插　　页: | 2 |
| 字　　数: | 292 千字 |
| 版　　次: | 2018 年 10 月第 1 版　2018 年 10 月第 1 次印刷 |

ISBN 978 - 7 - 5520 - 1713 - 7/R · 038　　　　定价:55.00 元